# GESUNDHEIT UND WELLNESS

# GESUNDHEIT UND WELLNESS

Claus Spitzer-Ewersmann

André Chales de Beaulieu

## MÜNSTERLAND

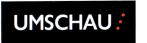

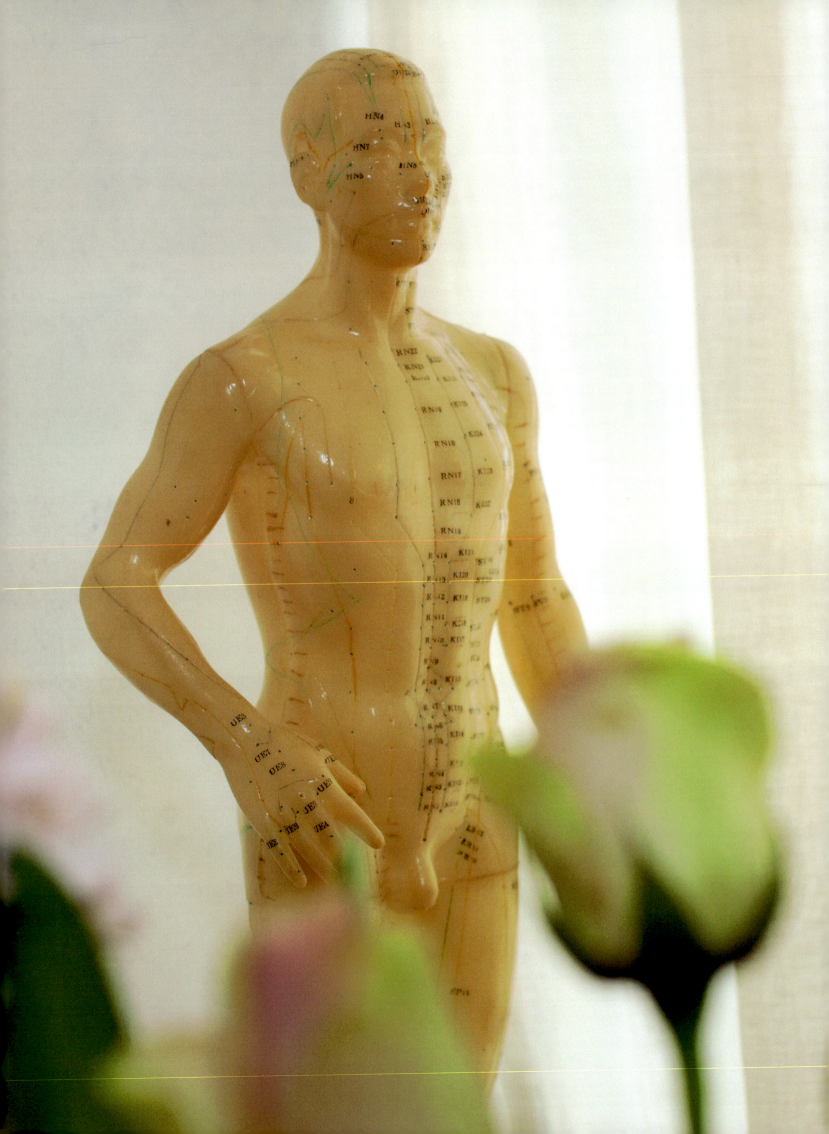

# INHALT

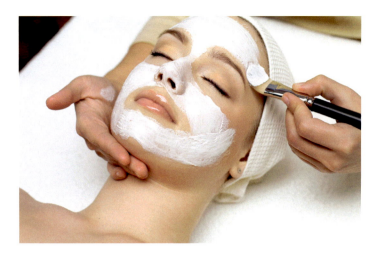
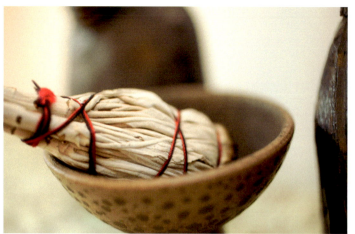

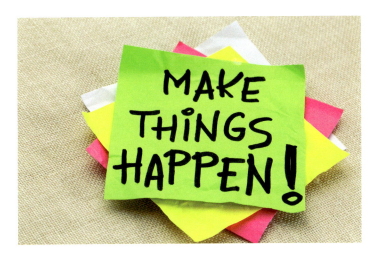

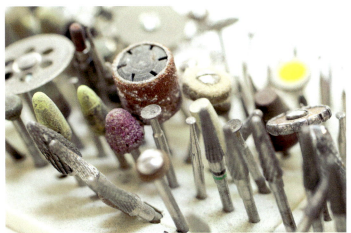

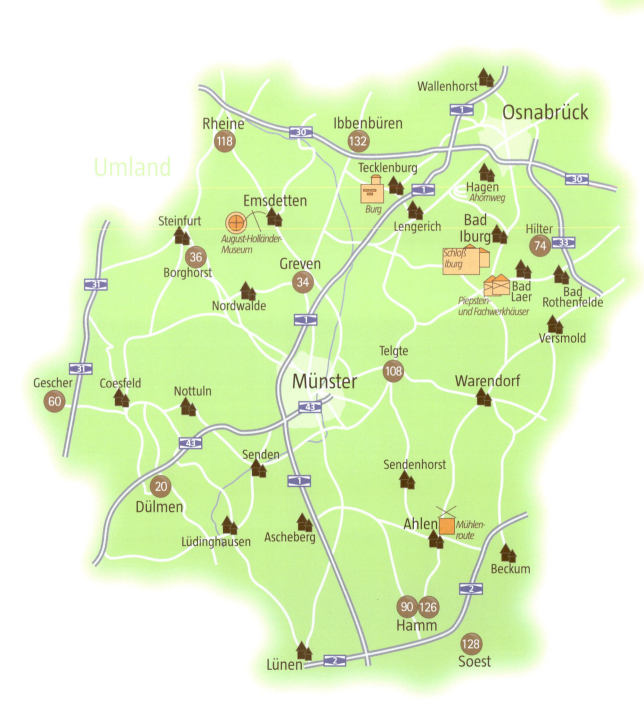

Die Zahlen sind identisch mit den Seitenzahlen der jeweiligen Klinik, Praxis oder Einrichtung in diesem Buch und bezeichnen ihre Lage in der Region.

Osnabrück

134

42

Wilhelmstr.

Richard-Wagner-Str.

Rheiner Landstr.

Kurt-Schumacher-Damm

30

Adolf-S.

Wallenhorst

1

Osnabrück

Rheine
118

30

Ibbenbüren
132

Umland

Tecklenburg

Burg

1

Hagen
Ahornweg

30

Emsdetten

August-Holländer-Museum

Steinfurt

Lengerich

Bad Iburg

Hilter
74
33

2

36

Greven
34

Schloß Iburg

Borghorst

Bad Laer

Bad Rothenfelde

31

Nordwalde

Piepstein- und Fachwerkhäuser

Versmold

1

Telgte
108

Münster

Warendorf

31

Gescher
60

Coesfeld

Nottuln

43

Senden

43

Sendenhorst

20

1

Dülmen

Ahlen
Mühlen-route

Lüdinghausen

Ascheberg

Beckum

2

90  126

Hamm

Lünen

2

128

Soest

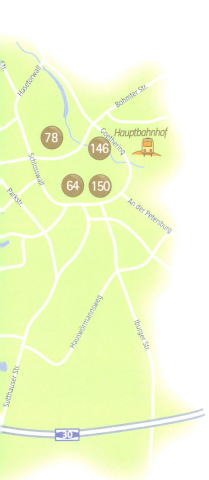

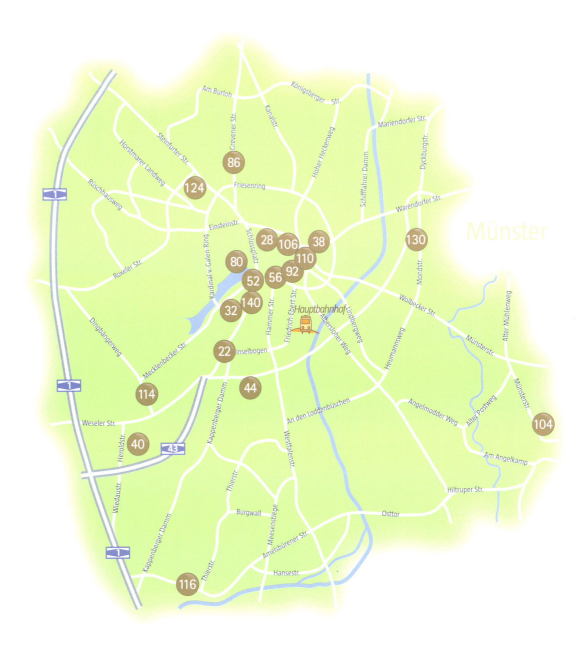

# Vorwort

Willkommen in der „lebenswertesten Stadt der Welt". Seit dem Jahr 2004 darf Münster diesen Titel tragen. Verliehen wurde er der westfälischen Metropole durch das Umweltprogramm der Vereinten Nationen. Die Verantwortlichen waren damals mächtig stolz darauf – immerhin war Münster die erste Stadt Deutschlands, die in dieser Art geehrt wurde. Überrascht allerdings hat sie die Auszeichnung nur bedingt: Die Münsteraner wissen einfach, dass sie es ziemlich gut getroffen haben.

Besonders die Bewahrung des historischen Erbes habe sie in ihrer Entscheidung beeinflusst, ließen die Juroren des Wettbewerbs wissen. Zugleich schätzten sie die Bemühungen, die Zukunft zu planen und zu gestalten. Genau dieses Zusammenspiel aus dem, was war, und dem, was wird, macht heute den speziellen Charme und Charakter des einst aus der Siedlung Mimigernaford hervorgegangenen Oberzentrums des Münsterlandes aus. Münster ist modern, bekennt sich aber zu seinen Wurzeln. Münster ist großstädtisch und weiß sich dennoch eingebettet in seine ländliche Umgebung.

Menschen, die zufrieden sind und sich wohlfühlen, verfügen über die besten Voraussetzungen für ein gesundes und erfülltes Leben. Die Weltgesundheitsorganisation definiert Gesundheit nämlich längst nicht mehr nur als bloße Abwesenheit von Krankheit, sondern als „Zustand des völligen körperlichen, geistigen und sozialen Wohlbefindens". Dass die Lebenserwartung der Menschen im Herzen Westfalens besonders hoch ist, kann also kaum erstaunen.

Wer ein langes, schmerz- und beschwerdefreies Leben führen möchte, ist in der Regel aber auch auf eine exzellente medizinische Unterstützung angewiesen. Münster versteht sich als Gesundheitszentrum im nördlichen Westfalen und kann allein im zentralen Stadtgebiet neun Krankenhäuser vorweisen. Auch in der näheren Umgebung – in Hamm wie in Osnabrück, in Dülmen und

Greven ebenso wie etwa in Ibbenbüren – ist geballter Sachverstand anzutreffen. Das gilt sowohl für den Bereich der klassischen Schulmedizin wie für die Naturheilkunde.

Viele Mediziner kommen direkt aus der Region. Sie haben an der 1925 gegründeten Medizinischen Fakultät der Westfälischen Wilhelms-Universität Münster studiert, die zu den renommiertesten und forschungsintensivsten ihrer Art gerechnet werden darf. Forschungsschwerpunkte sind Entzündung und Transplantation, Herz- und Gefäßmedizin, Tumormedizin, Neuromedizin, Regenerative Medizin und Reproduktionsmedizin. Wichtigster Kooperationspartner ist naturgemäß das Universitätsklinikum Münster (UKM) mit rund 1400 Betten.

Dieses Buch zeigt in Wort und Bild das ganze Spektrum der medizinischen Dienstleistungen im Münsterland und gibt auch Wellness-Aspekten den erforderlichen Raum. Als Leser und Betrachter werden Sie so manch überraschende Entdeckung machen, innovative Ansätze erkennen und Menschen kennenlernen, die sich der Gesundheit und dem Wohlergehen mit großer Hingabe und Fachkenntnis widmen. Darüber hinaus kommen ausführlich Experten der verschiedenen Disziplinen zu Wort. Sie verdeutlichen, worauf es bei der Suche nach dem richtigen Arzt oder Heilpraktiker ankommt.

Einer indes bleibt außen vor, der vermeintlich berühmteste Mediziner Münsters: Karl-Friedrich Boerne. Der allerdings praktiziert nicht im wahren Leben, sondern lediglich im „Tatort" der ARD. Seit 2002 spielt Schauspieler Jan Josef Liefers den Gerichtsmediziner an der Seite von Axel Prahl. In Umfragen werden sie regelmäßig zu Deutschlands beliebtestem Ermittler-Duo gewählt. Solche Auszeichnungen haben in Münster bekanntlich Tradition.

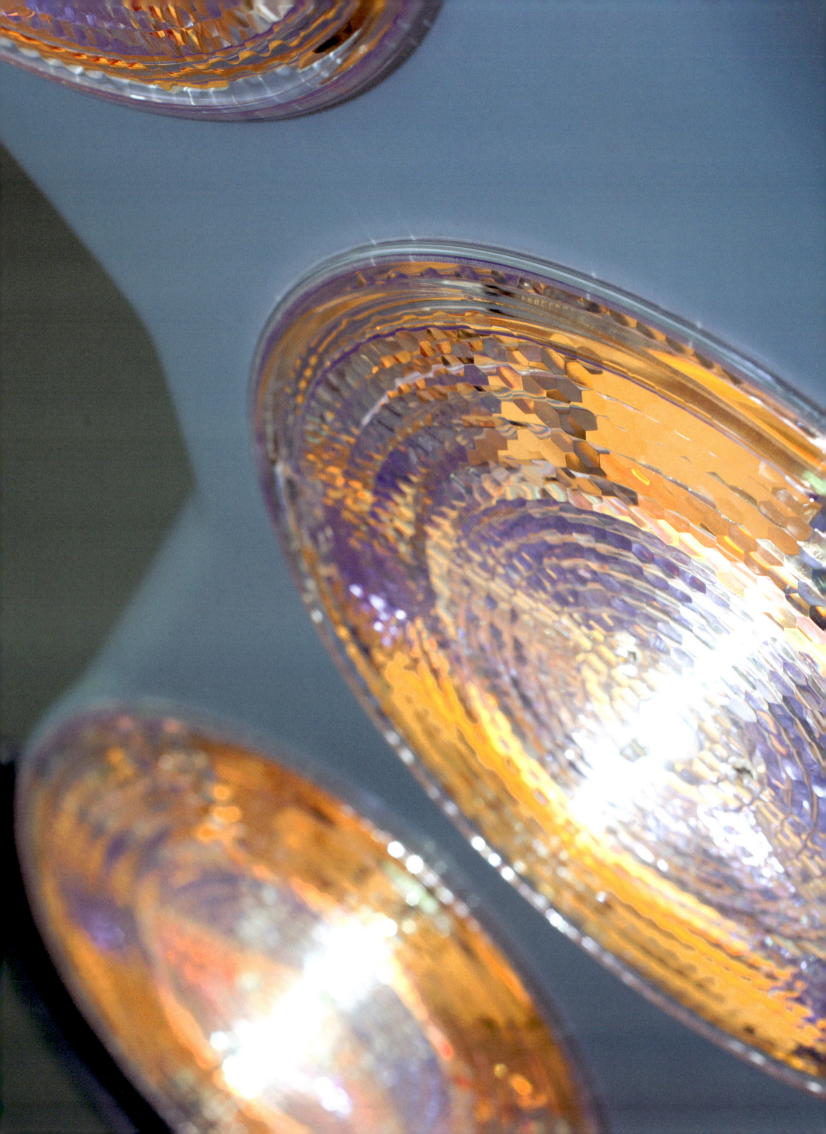

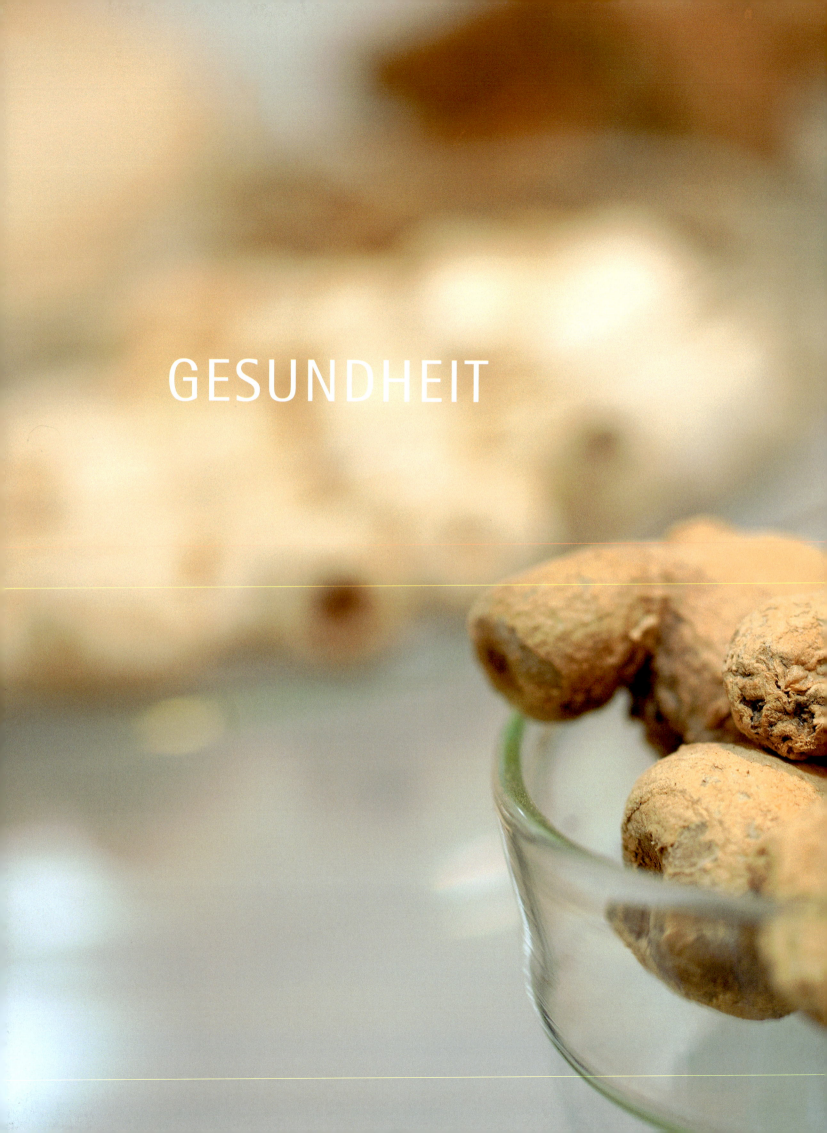

GESUNDHEIT

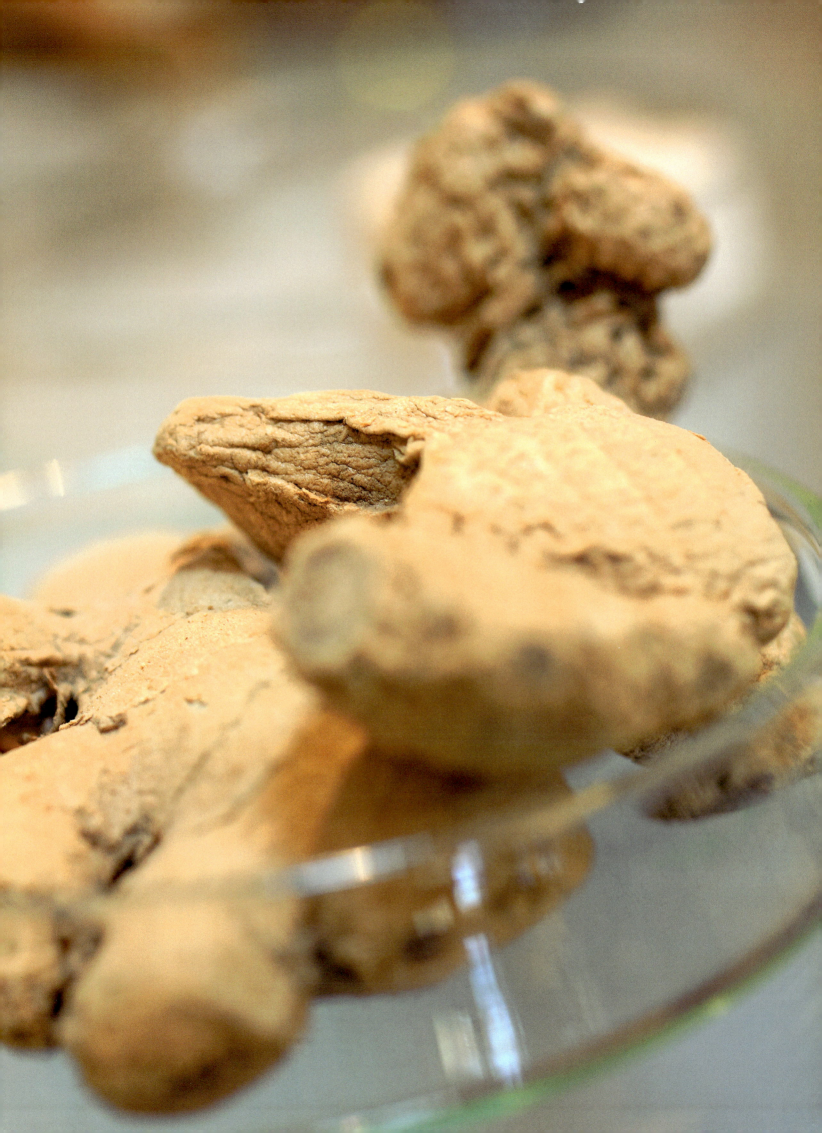

# Gesundheit

„Wer heilt, hat recht", pflegte der Begründer der Homöopathie, Christian Friedrich Samuel Hahnemann (1755–1843), seinen Kritikern entgegenzuhalten. Die moderne medizinische Wissenschaft würde ihm heute widersprechen und auf den Placebo-Effekt verweisen. In Studien lässt sich zweifelsfrei feststellen, dass Scheinarzneimittel heilen können, wenn der Patient glaubt, ein wirksames Medikament eingenommen zu haben. Warum dieses Placebo wirkt, das konnte die Wissenschaft bis heute nicht genau erklären, obwohl dies dem geheilten Patienten vermutlich ganz gleich wäre. Hätte der Arzt, der seinen Patienten per Placebo kuriert hat, etwa unrecht gehabt?

In der medizinischen Wissenschaft tobt ein Streit über die Wirkung von konventionellen und alternativen Therapieformen. Auf der einen Seite die Schulmedizin mit ihren streng auf medizinischer Evidenz beruhenden Konzepten. Evidenz, aus dem englischen Wort für „Beweis" abgeleitet, bedeutet, dass nur jene Therapien verordnet werden dürften, deren Nutzen zweifelsfrei bewiesen ist. Am besten durch randomisierte Doppelblindstudien, das heißt, dass weder der Versuchsleiter noch die Probanden wissen, wer eine Medizin und wer eine Scheinarznei geschluckt hat.

Verfechter von alternativen Heilverfahren stehen solchen Konzepten skeptisch gegenüber, weil sie die Bedürfnisse der Patienten und vor allem die Tatsache, dass jeder Mensch ein Individuum ist, außer Acht lassen. Dabei ist auch unter Schulmedizinern Allgemeingut, dass nicht bei jedem Patient jede Therapie anschlägt.

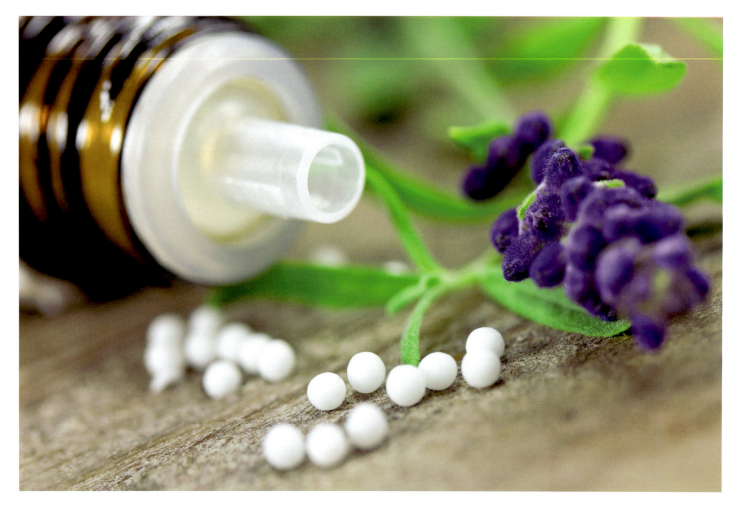

Ärzte und Akteure aus anderen Heilberufen, die Naturheilverfahren anwenden, betrachten den Menschen in seiner Gesamtheit – nicht nur die Krankheitssymptome, sondern auch Lebensgewohnheiten und Umstände.

Für Prof. Dr. Gustav Dobos ist der Königsweg nicht ein „entweder oder", sondern ein „sowohl als auch". Der Mediziner ist Inhaber des einzigen Lehrstuhls für Naturheilkunde und Integrative Medizin in Deutschland am Akademischen Lehrkrankenhaus der Kliniken Essen-Mitte. Integrative Medizin, das heißt für ihn Schulmedizin, ergänzt mit Naturheilverfahren. „Unter dem Begriff Naturheilkunde verstehen wir die Lehre von den Naturheilmitteln und Naturheilverfahren sowie in erweiterter Definition Maßnahmen, die mit natürlichen Mitteln als therapeutischem Reiz auf eine aktive Beteiligung und Nutzung selbstregulierender Prozesse

des Menschen in Richtung Gesundheit zielen", erklärt Dobos. Naturheilverfahren seien in besonderem Maße in der Lage, die Selbstheilungskräfte des Patienten in Gang zu setzen.

Das Forschungsteam um Dobos nimmt seit Jahren Verfahren wie die Traditionelle Chinesische Medizin, die Phytotherapie, Hydrotherapie nach Kneipp, aber auch überlieferte Hausmittel unter die Lupe. „Ich kann mit Sicherheit sagen, dass zum Beispiel ein Brustwickel mit Quark bei einer akuten Bronchitis hilft, aber ich kann dies nicht durch eine randomisierte Studie nachweisen." Aufwendige Untersuchungen, wie sie etwa der Pharmaindustrie für neue Arzneimittel zwingend vorgeschrieben sind, seien für Naturheilverfahren nicht finanzierbar. „Wer würde schon eine Studie zur Wirkung von Hühnersuppe bei Erkältungen auflegen?"

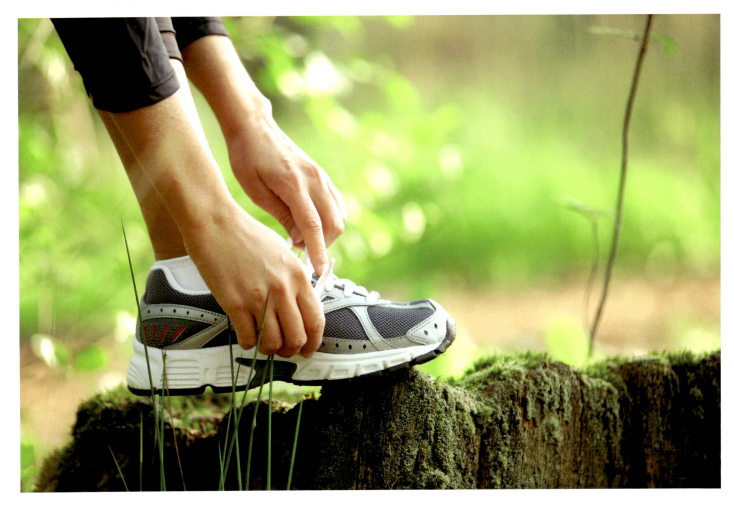

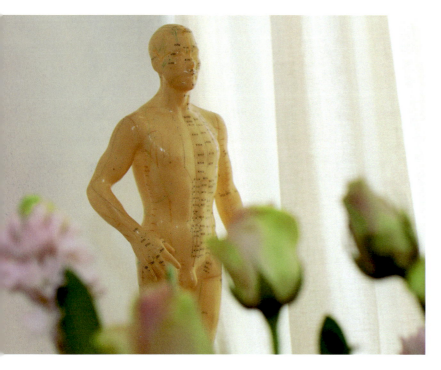

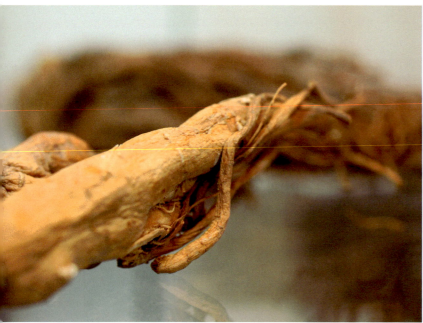

überdies mindestens drei Monate anhalte. Noch ein Jahr später nehmen die Patienten weniger Schmerzmittel ein. „Damit übersteigt die Wirkung der Blutegel die Effektivität aller bisher bekannten schmerzlindernden Therapien der Kniegelenksarthrose bei Weitem."

Den Bedürfnissen vieler Menschen kommt die Integrative Medizin sehr entgegen. Dass sich eine Krebserkrankung nicht mit Kamillentee kurieren lässt, ist den meisten klar, wie die immer noch aktuellste Allensbach-Umfrage zum Thema Naturheilverfahren aus dem Jahr 2005 zeigt: Etwa die Hälfte aller Deutschen möchte im Krankheitsfall mit einer Kombination aus konventionellen Methoden und Naturheilverfahren behandelt werden. Ein Drittel würde ausschließlich der Schulmedizin vertrauen – und lediglich sieben Prozent nur auf natürliche Verfahren.

Noch aussagekräftiger werden die Antworten, wenn explizit nach der Traditionellen Chinesischen Medizin (TCM) gefragt wird. 61 Prozent der Deutschen würde eine Kombination aus Schulmedizin und TCM bevorzugen. Unter denen, die bereits einmal mit TCM in Berührung gekommen sind, waren es sogar 89 Prozent. Und dies, obwohl das Konzept der TCM mit den fünf Säulen Arzneitherapie, Akupunktur, Moxibustion, Massagetechniken wie Shiatsu und Bewegungsübungen wie Qigong und Tai-Chi Quan nicht auf Anhieb leicht zu verstehen ist. Darüber hinaus wird die Wirksamkeit der TCM von Wissenschaftlern bestritten und ihre Wirkung auf Placeboeffekte zurückgeführt. Dennoch sind es oft gerade Schulmediziner, die sich nach eingehender Beschäftigung mit TCM von den Möglichkeiten dieser 2000 Jahre alten Heilkunde überzeugen lassen – und sie oft in ihr eigenes Therapiekonzept aufnehmen.

Die Fortschritte der modernen medizinischen Wissenschaft sind beispiellos. Die Diagnose Krebs ist heute kein Todesurteil mehr, sondern in 60 Prozent der Fälle kann Krebs geheilt werden. Herzinfarkt und Schlaganfall sind in einem Ausmaß therapierbar, das vor 20 Jahren noch undenkbar schien. Selbst chronische Erkrankungen wie Rheuma können heute in ihrem Verlauf gestoppt oder zumindest verzögert werden. Dennoch regt sich bei vielen Menschen das Bedürfnis nach „sanften" Methoden. „Ein wichtiges Kriterium bei der Auswahl eines Therapieverfahrens ist neben der wissenschaftlichen Evidenz und den Kosten bei vergleichbarer Wirksamkeit auch die Einstellung des Patienten zu den Therapieverfahren", sagt Prof. Dr. Gustav Dobos. Selbst die wirksamste Therapie muss wirkungslos bleiben, wenn die Menschen kein Vertrauen zu der Methode entwickeln.

Dennoch seien unter den 130 bis 200 international bekannten Naturheilverfahren auch Therapien mit hoher wissenschaftlicher Evidenz zu finden, aber eben auch unseriöse Verfahren. Die Spreu vom Weizen zu trennen, ist Aufgabe solcher Forschungseinrichtungen wie der von Dobos. Der Mediziner warnt jedoch davor, Naturheilverfahren bei schwerwiegenden Erkrankungen anstelle einer schulmedizinischen Behandlung einzusetzen. Sie können jedoch konventionelle Therapien ergänzen und zum Beispiel Dosierungen von Medikamenten senken helfen. So habe sich bei der schmerzhaften Arthrose des Kniegelenkes die Behandlung mit Blutegeln bewährt. Drei Tage nach der Therapie stelle sich bei 80 Prozent der Patienten eine deutliche Schmerzreduktion ein, die

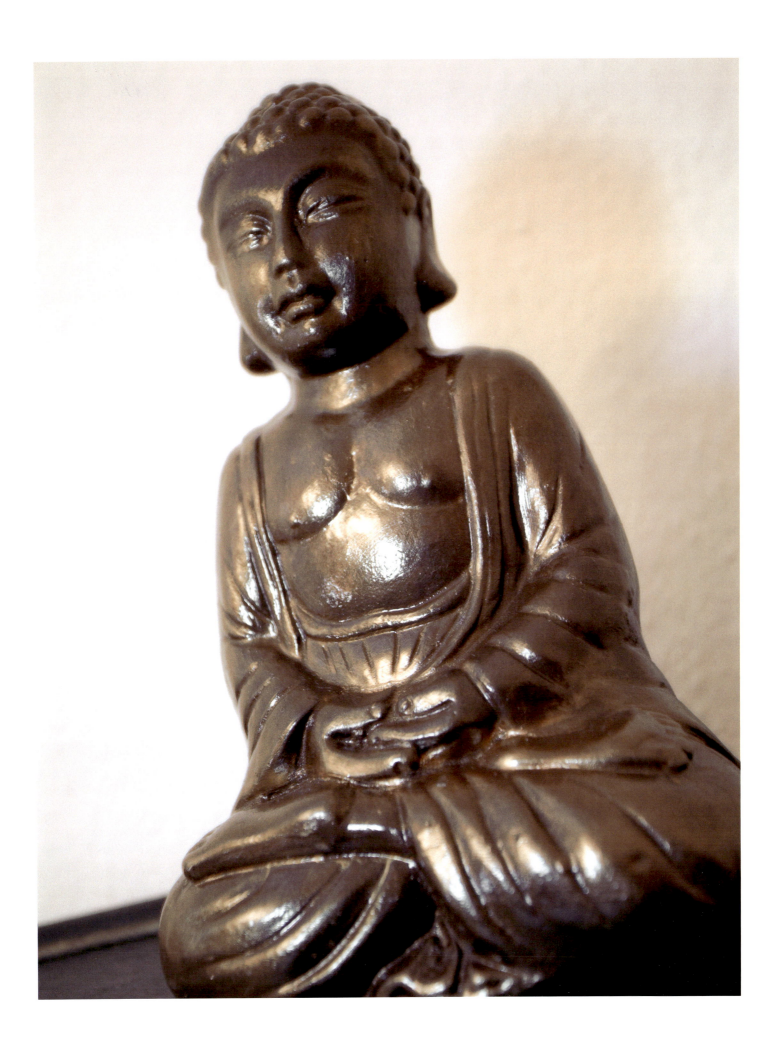

# Patienten möchten verstehen, was mit ihnen geschieht

Die Natur- und Erfahrungsheilkunde stehen im Mittelpunkt der Tätigkeit von Heilpraktikern. Was sie konkret von Schulmedizinern unterscheidet, erläutert Dieter Siewertsen, Vorsitzender des Berufs- und Fachverbandes Freie Heilpraktiker e.V.

Dieter Siewertsen

**Frage: Was macht ein Heilpraktiker anders als ein Arzt?**

**Siewertsen:** Ist eine Erkrankung mit heilpraktiker-typischen Methoden behandelbar, zeigen sich viele Unterschiede. Die meisten Heilpraktiker sind dem ganzheitlichen und nicht dem Fachschema-Denken verpflichtet. In der Regel wird die gesamte Konstitution angeschaut, die Lebensumstände und psychische Befindlichkeit werden mit einbezogen und eine Therapie wird darauf abgestellt. Das Gespräch und die Untersuchung dauern daher sehr viel länger als gewohnt. Die nächste wesentliche Unterscheidung liegt in der Therapiewahl. In der Regel wird mit den Methoden der Natur- und Erfahrungsheilkunde gearbeitet. Die eine oder andere Form hat auch in anderen medizinischen Praxen Einlass gefunden. Das Verschreiben eines pflanzlichen Präparates macht aber noch keine naturheilkundliche Behandlung aus. Pflanzenwirkstoffe und Mensch müssen zusammenpassen, um eine Wirkung auf die Krankheit ausüben zu können. Das gilt für alle weiteren Anwendungen ebenfalls. Heilpraktiker haben sowohl den Wirkmechanismus zu kennen als auch den ganzen Menschen zu erfassen.

**Viele Menschen wünschen sich eine „sanfte Medizin" und suchen daher lieber einen Heilpraktiker auf, anstatt zu einem Schulmediziner zu gehen. Woran liegt das?**

**Siewertsen:** Patienten möchten verstehen, was mit ihnen geschieht. Ein chemisches Präparat, die monumentale Gerätediagnostik oder Kliniktherapien machen oft Angst, weil sie nicht erklärt und verstanden werden. Der Umgang mit dem Menschen ist manchmal funktional und wenig menschlich. Der Mensch mit seiner Krankheit gilt als defekt, die Reparatur ist Sache der Fachleute. Begleitwirkungen von Operationen oder Medikamenten werden als Kollateralschaden abgetan, der Patient wird damit alleine gelassen, die Seele ausgegrenzt. Die Heilpraktiker-Heilkunde dagegen macht keine Angst. Sie erklärt Zusammenhänge und bezieht den Erkrankten in die Therapie mit ein, was für Heilungsprozesse auch nach moderner Erkenntnis das A und O ist. Auch bei Heilpraktiker-Anwendungen kann es Nebenwirkungen geben, diese sind aber in der Regel überschau- und vor allem erklärbar.

**Wie finde ich als Klient einen passenden Heilpraktiker?**

**Siewertsen:** Als Orientierung kann gelten: Heilpraktiker definieren sich in der Regel über ihre Methoden. Suche ich eine bestimmte Therapie für mein Leiden, grenzt das die Auswahl ein. Bin ich ganz allgemein auf der Suche nach alternativer Hilfe für eine Erkrankung, wird es etwas schwieriger. In beiden Fällen helfen die Berufs- und Fachverbände der Heilpraktiker. Zu empfehlen ist die Kontaktaufnahme mit den Verbänden des Dachverbandes Deutscher Heilpraktikerverbände. Um die eigene Erfahrung kommt aber niemand herum. Die Chemie muss stimmen. Wer während der ersten Behandlung merkt, hier fühle ich mich unwohl, sollte auf das eigene Gefühl vertrauen, gehen, und einen anderen Heilpraktiker suchen.

## Woran sollte ich denken, wenn ich das erste Mal einen Heilpraktiker aufsuche?

**Siewertsen:** Erste Fragestellung: Ist dieser naturheilkundliche Therapeut wirklich ein Heilpraktiker? Es darf sich nur so nennen, wer eine Erlaubnis zur Ausübung der Heilkunde besitzt. Wer alternative Heilkunde anbietet, aber die Berufsbezeichnung Heilpraktiker nicht führt, hat keine überprüfte medizinische Ausbildung und Zulassung und bewegt sich in einer unkontrollierten Grauzone. Zweite Fragestellung: Was kostet die Behandlung? Am Anfang steht das Vertragsgespräch. Hier wird besprochen, was die Behandlung kostet. Hier sollte man schauen, ob es schriftliche Unterlagen gibt, die ausgehändigt werden, und ob die Möglichkeiten und Grenzen aufgezeigt werden. Dritte Fragestellung: Kann ich die Behandlung abbrechen? Wer merkt, dass er mit dem Heilpraktiker oder der Therapie nicht oder nicht mehr klarkommt, sollte das offen aussprechen und/oder die Behandlung beenden. Gegenseitiger Respekt und Vertrauen sind für den Erfolg einer Behandlung unabdingbar.

## Bei welchen Krankheitsbildern raten Heilpraktiker, einen Arzt aufzusuchen?

**Siewertsen:** Es gibt gesetzliche Regeln, die jede Praxis einzuhalten hat. Alle Erkrankungen, die im sogenannten Infektionsschutzgesetz aufgeführt sind, darf der Heilpraktiker nicht behandeln. Er weiß das und überweist in so einem Fall an einen Arzt oder eine Klinik. Hierzu gehören die gefährlichen Infektionskrankheiten oder viele infektiöse Kinderkrankheiten. Heilpraktiker dürfen keine rezeptpflichtigen Medikamente verordnen. Patienten mit Erkrankungen, die ausschließlich oder auch mit rezeptpflichtigen Mitteln behandelt werden müssen, sind immer auch in ärztlicher Behandlung oder werden dorthin verwiesen. Zahnheilkunde darf von Heilpraktikern nicht ausgeübt werden, ebenso darf keine Geburtshilfe

vorgenommen werden. Zudem ist jeder Heilpraktiker so ausgebildet, die Grenzen seines Könnens zu erkennen und bei Beschwerden, die die eigenen Möglichkeiten übersteigen, an den Arzt zu verweisen. Dieses Herangehen ist aktiver und moderner Verbraucher-, sprich Patientenschutz und eine tragende Säule der Ausbildung an den Heilpraktikerschulen und in der Überprüfung beim Gesundheitsamt.

## Sehen sich Heilpraktiker eher als Partner der Ärzte oder als deren Konkurrenten?

**Siewertsen:** Die Berufsordnung der Ärzte schließt sehr pauschal die Zusammenarbeit mit Heilpraktikern in der unmittelbaren Patientenbehandlung aus. Heilpraktiker haben umgekehrt diese Einschränkung nicht. Es gibt trotzdem im Interesse der Patienten stillschweigend oder auch offen eine Zusammenarbeit mit couragierten Ärzten, die sich über die engen Regeln ihres Standesrechts intelligent hinwegsetzen. Heilpraktiker sind Partner der Patienten und über diesen Weg oft auch Partner der Ärzte. Das funktioniert immer da besonders gut, wo man sich persönlich kennen und schätzen gelernt hat. Es wäre wünschenswert, wenn der Standesdünkel abnehmen würde.

## Inwieweit kann die alternativmedizinische Therapie eines Heilpraktikers eine schulmedizinische Behandlung sinnvoll ergänzen? Bei welchen Krankheitsbildern ist dies vielversprechend?

**Siewertsen:** Die Ergänzung oder Heilpraktiker-Alleinbehandlung ist vom Krankheitsbild und dem Patienten abhängig. Hier können keine einzelnen Aussagen gemacht werden. Erst kommt die Diagnose, dann die Therapie. Allerdings ist der große Anteil der chronischen, allergischen und psychosomatischen Erkrankungen die eigentliche Domäne der Heilpraktiker. Je schwerer ein Krankheitsgeschehen ist, desto eher ist auch die universitätsmedizinische Diagnose und Behandlung primär und die der Heilpraktiker als Begleitbehandlung hilfreich – am besten im gegenseitigen Wissen zwischen Patient, Arzt und Heilpraktiker. Hat der Patient allerdings einen Arzt, der mit Heilpraktikern nicht klarkommt, wird es eine stillschweigende Begleitbehandlung werden.

# Heilpraktiker
# Martin Witt

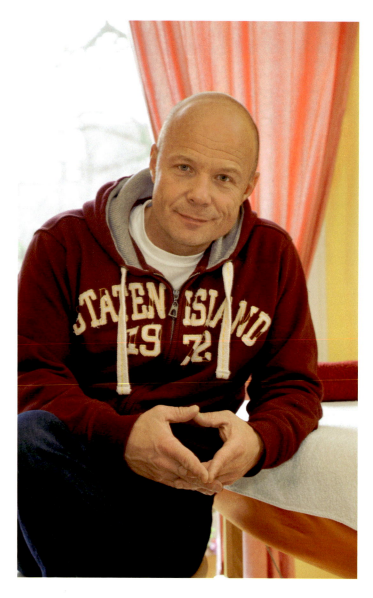

Heute weiß Martin Witt: Gesundheit im ganzheitlichen Sinne bedeutet Balance. Gleichgewicht zwischen der Innen- und der Außenwelt, das sich aus den Wechselwirkungen zwischen körperlicher, geistiger und seelischer Ebene ergibt. Gesundheit bedeutet jedoch auch Ökonomie, weshalb jedes Ungleichgewicht, gleich welcher Art, auf Dauer Konsequenzen nach sich ziehen kann. Dass sich fehlende Balance zeigen wird, steht für ihn außer Frage. „Wie, wann und wo, das ist offen", sagt er. Als Ziel seines therapeutischen Handelns gibt Witt deshalb die Harmonisierung sämtlicher Vorgänge des Organismus aus – individuell auf den Einzelnen ausgerichtet.

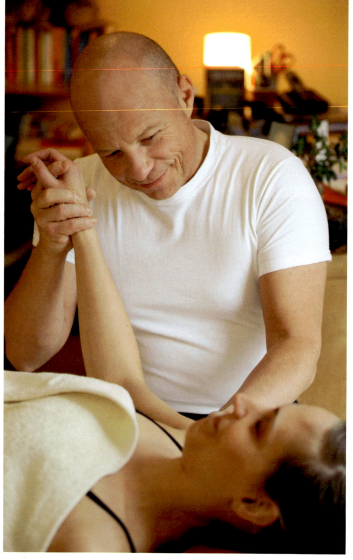

Pine Ridge in South Dakota, Moyobamba in Peru, Mzuzu im afrikanischen Malawi – Stationen einer ungewöhnlichen Bildungsreise. Martin Witt hat sich nie darauf verlassen, in Europa alle Antworten auf die Probleme des menschlichen Daseins zu finden, sondern in aller Welt danach gesucht. Im Indianerreservat von Pine Ridge machte er erste Bekanntschaft mit schamanischen Heilmethoden, in Südamerika ließ er sich von ortsansässigen Curanderos inspirieren, in Malawi lernte er die Gebräuche des schwarzen Kontinents. „Überall habe ich Erkenntnisse gewonnen, die in meine heutige Tätigkeit eingeflossen sind", sagt der Heilpraktiker aus Dülmen rückblickend.

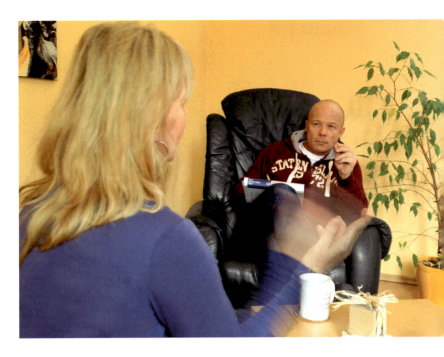

Um Genesungserfolge zu erzielen, appelliert der Dülmener an die Offenheit und Mitarbeit seiner Patienten. Aber er weiß auch, dass Ängste viele Menschen unnötig lange davon abhalten, eine therapeutische Praxis zu besuchen. „Niemand gesteht sich gern ein, mit seinem Leben nicht mehr zurechtzukommen." Diese Erkenntnis ist aber Grundlage für eine Verbesserung der Lage. „Ich mache meinem Klienten ein Angebot, das er annehmen oder ablehnen kann", sagt Witt und verweist darauf, dass er jedem Gast vorbehaltlos gegenübertritt: „Wesentlich ist, ein Gefühl der Wertschätzung zu vermitteln, das es dem Klienten erst ermöglicht, sich selbst zu erfahren, Erkenntnisse und Einsichten zu erlangen, die es ihm ermöglichen Chancen zu ergreifen, die vorher nicht wahrgenommen wurden."

Vorbehaltlose Wertschätzung und Achtsamkeit – beides ist insbesondere für Stresspatienten unverzichtbar. Erst durch Bewertungen entstehen die Emotionen, die sie belasten. Achtsam handelt also, wer sich voll und ganz dem zuwendet, was gerade geschieht, ohne diese Geschehnisse oder Gedanken und Absichten zu bewerten. „Mit dieser Sichtweise tun wir uns als lösungsorientierte Westeuropäer oft schwer", räumt Martin Witt ein.

Folge eines fortgesetzten inneren Ungleichgewichts können Erschöpfungszustände mit Schwindel, Müdigkeit, Kopfschmerz oder gar Tinnitus sein. Bewusst-Werdung und Bewusst-Sein kommen hier möglicherweise eine tragende Rolle zu. Im Sinne von Burn-out-Prävention wird dieser Prozess begleitet von aktiven und passiven Entspannungstechniken aus unterschiedlichen Bereichen. Aber auch Aromaölmassagen bieten hier eine hervorragende Möglichkeit zur Tiefenentspannung und um wieder in Kontakt mit sich selbst zu treten.

Neben der humanistischen Psychotherapie mit der Gesprächstherapie nach Rogers und der Gestalttherapie nach Perls setzt Heilpraktiker Witt auf die Osteopathie und insbesondere die Craniosacral-Therapie. Beide bieten als rein manuelle und sanft korrigierende Techniken ein breites Spektrum von Möglichkeiten, in aktuelle aber auch zurückliegende Geschehnisse einzugreifen. Weil die Osteopathie davon ausgeht, dass der Körper eine Funk-

tionseinheit bildet, kann er über diesen Weg behandelt werden. Die Hände des Therapeuten dienen dazu, Funktionsstörungen aufzuspüren. Die Kombination aus Psychotherapie und Osteopathie macht Witts Erfolg aus. Sein Mut, über den Tellerrand hinauszusehen und sich für neue, unbekannte Impulse zu öffnen, kann seinen Patienten als Vorbild dienen.

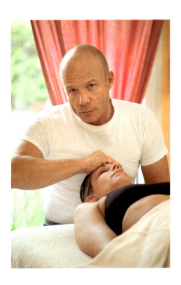

### HEILPRAKTIKER MARTIN WITT

Alter Ostdamm 28
48249 Dülmen

Telefon 0 25 94 / 8 93 42 97

www.heilpraktiker-witt.de

# Anja Heinisch –
# Praxis für Physiotherapie

Schluss mit dem Lärm. Pause von Unruhe und Stress. Wer die Praxis für Physiotherapie in Münster betritt, fühlt sich gleich eingefangen von einer entspannten Atmosphäre. Ruhe, Freundlichkeit und ein angenehmes Ambiente empfangen den Gast. „Die Hektik soll hier keinen Zugang haben, wir wehren uns dagegen", sagt Anja Heinisch. „Wir wollen für unsere Patienten das Tempo rausnehmen, sie sollen ankommen, wir wollen auf sie eingehen, um Ihnen helfen zu können."

Die dafür notwendige Zeit nehmen sich Anja Heinisch und ihr Team. Sie hören zu, denken nach, reflektieren. Die Übergänge zwischen Gesundheit und Krankheit seien oft fließend, da nütze schnelles Reagieren nach Schema F gar nichts. „Wir müssen Zugang zu den Patienten finden und den Dingen auf den Grund gehen, um auch versteckte Ursachen aufzudecken", betont die Münsteranerin. Vertrauen ist eine wichtige Voraussetzung für eine erfolgreiche Arbeit der Physiotherapeutin.

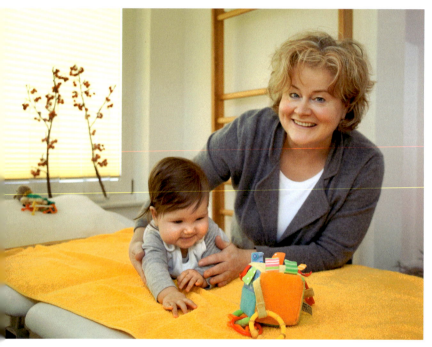

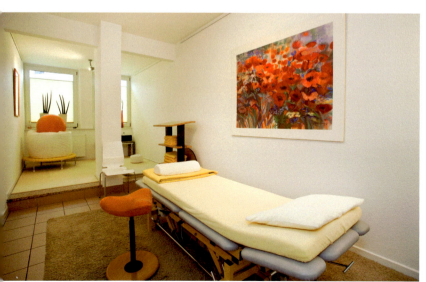

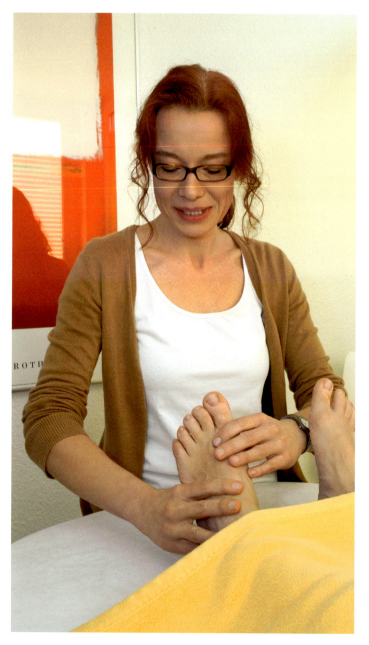

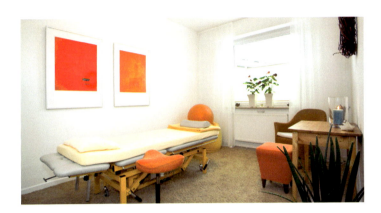

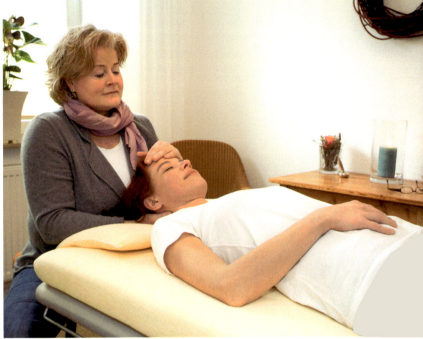

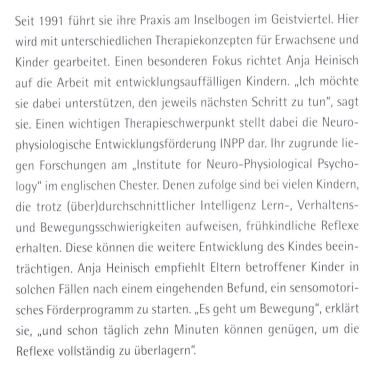

Seit 1991 führt sie ihre Praxis am Inselbogen im Geistviertel. Hier wird mit unterschiedlichen Therapiekonzepten für Erwachsene und Kinder gearbeitet. Einen besonderen Fokus richtet Anja Heinisch auf die Arbeit mit entwicklungsauffälligen Kindern. „Ich möchte sie dabei unterstützen, den jeweils nächsten Schritt zu tun", sagt sie. Einen wichtigen Therapieschwerpunkt stellt dabei die Neurophysiologische Entwicklungsförderung INPP dar. Ihr zugrunde liegen Forschungen am „Institute for Neuro-Physiological Psychology" im englischen Chester. Denen zufolge sind bei vielen Kindern, die trotz (über)durchschnittlicher Intelligenz Lern-, Verhaltens- und Bewegungsschwierigkeiten aufweisen, frühkindliche Reflexe erhalten. Diese können die weitere Entwicklung des Kindes beeinträchtigen. Anja Heinisch empfiehlt Eltern betroffener Kinder in solchen Fällen nach einem eingehenden Befund, ein sensomotorisches Förderprogramm zu starten. „Es geht um Bewegung", erklärt sie, „und schon täglich zehn Minuten können genügen, um die Reflexe vollständig zu überlagern".

Bei Kindern und Erwachsenen mit Bewegungsstörungen und Lähmungserscheinungen setzt Heinisch das bewährte Bobath-Konzept ein. Es basiert auf der Annahme, dass neurologischen Störungen des zentralen Nervensystems, mit wiederkehrenden sensiblen Reizen und dem Angebot normaler Bewegungsabläufe beizukommen ist und eine weitgehend normale Bewegungsentwicklung erreicht werden kann. „Wichtig ist, dass wir mit der Therapie so frühzeitig wie möglich beginnen", erläutert Anja Heinisch. Für jeden Patienten stellt sie – möglichst im Team mit dem Betroffenen und seinen Betreuern – einen persönlichen Therapieplan auf, der die Grundlage ihrer Arbeit bildet. Das ist vor allem deshalb entscheidend, weil im Unterschied zu anderen Therapieformen beim Bobath-Konzept keinerlei Übungen vorgegeben sind. Im Mittelpunkt stehen individuelle und alltagsbezogene therapeutische Aktivitäten.

„Wir sind jeden Tag mit anderen Fragestellungen befasst", sagt die Praxisinhaberin. Die Physiotherapie sei heute so vielfältig wie niemals zuvor. Für Sportler müssen andere Lösungen gefunden werden als für Kinder, der beruflichen Überlastung vieler Menschen muss ebenso begegnet werden wie der fehlenden Mobilität von Senioren. „Das macht unsere Arbeit so interessant." Um allen Erwartungen – auch den eigenen – gerecht werden zu können, benötigt die Münsteranerin neben fachlicher Kompetenz wie alle Berufskolleginnen und -kollegen vor allem eines: Zeit.

ANJA HEINISCH –
PRAXIS FÜR PHYSIOTHERAPIE

Weseler Straße 265
48151 Münster

Telefon 02 51 / 77 67 03
Telefax 02 51 / 7 18 45 50

www.muenster-physiotherapie.de

# TCM-Zentrum Osnabrück

Ganz im Süden Osnabrücks, kurz vor der Landesgrenze zu Nordrhein-Westfalen, liegt der Ortsteil Sutthausen mit dem prächtigen, im Jahr 1282 erstmals urkundlich erwähnten gleichnamigen Gut. Inmitten des Parks finden sich eine kleine Kapelle und eine Mühle, idyllische Teichanlagen und ein Streichelzoo. Vervollständigt wird das Bild vom imposanten Schloss, das sich seit 1935 im Besitz der Thuiner Schwestern des Franziskanerordens befindet. Sie betreiben hier eine „Berufsbildende Schule im Marienheim".

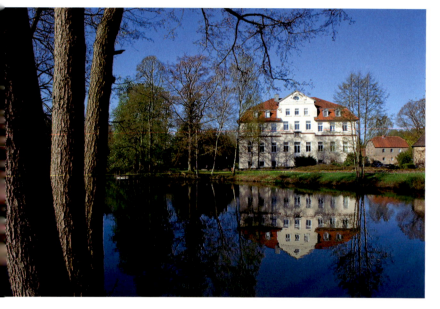

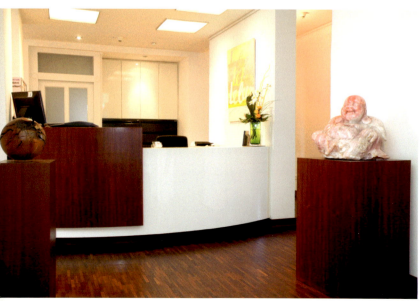

Im zweiten Stock des Gebäudes haben Dr. Judith Hampel und Dr. Joachim Hampel im Jahr 2005 das TCM-Zentrum Osnabrück eröffnet. „Wir haben uns damals nach einem Standort umgesehen, der eben nicht in der Innenstadt liegt und wie ein Bürohaus daherkommt", sagt die gebürtige Rheinländerin. Als ihnen dann eine Etage im Gut Sutthausen angeboten wurde, wussten beide schon nach der ersten Besichtigung: „Das ist es!". Tatsächlich ist die Umgebung ihres heutigen Domizils das was viele selbsternannte Wellness-Tempel gern wären: eine Oase der Ruhe, ein Refugium der Sinne mitten in der Natur. „Wir haben es wirklich gut getroffen", bestätigt der aus dem Schwäbischen stammende Joachim Hampel. „Hier verbinden sich Räume für Medizin, Natur, Kunst und Religion harmonisch miteinander."

Das Paar – beide sind Facharzt für Allgemeinmedizin und Naturheilverfahren – hat sich der Traditionellen Chinesischen Medizin verschrieben. Judith Hampel wurde bei den Kölner Akupunkturtagen und an der Universität im chinesischen Nanjing und in Tokio ausgebildet, ihr Mann Joachim war lange Zeit an der ersten Deutschen Klinik für Traditionelle Chinesische Medizin in Bad Kötzing tätig und weilte mehrfach ebenfalls zu Studienaufenthalten in Nanjing. Bei einem davon lernten sich beide kennen.

„Die Traditionelle Chinesische Medizin (TCM) versteht den Menschen als Einheit aus Körper, Geist und Seele und unterteilt ihn nicht wie die westliche Medizin in einzelne Bereiche", erläutert Joachim Hampel. Dieser Lehre zufolge liegt einer Krankheit stets die Störung des inneren Gleichgewichts zugrunde. „Das ist manchmal schwer erklärbar", räumt Judith Hampel ein, „man wird es aber sofort verstehen, wenn man es einmal gefühlt hat." Auch sie selbst hatte zunächst Zweifel an der Wirksamkeit von TCM. Dann aber kam das Schlüsselerlebnis: Sie war in der Anästhesie tätig und hatte es mit einem Patienten zu tun, der trotz größter Anstrengungen nicht schmerzfrei zu bekommen war. „Die Kolleginnen hatten schon alles vergeblich probiert." Schließlich habe sie es mit Akupunkturnadeln versucht – und nach einer Stunde war der Patient von seinen schlimmsten Schmerzen befreit. „Da habe ich gesehen, was mit TCM alles möglich ist."

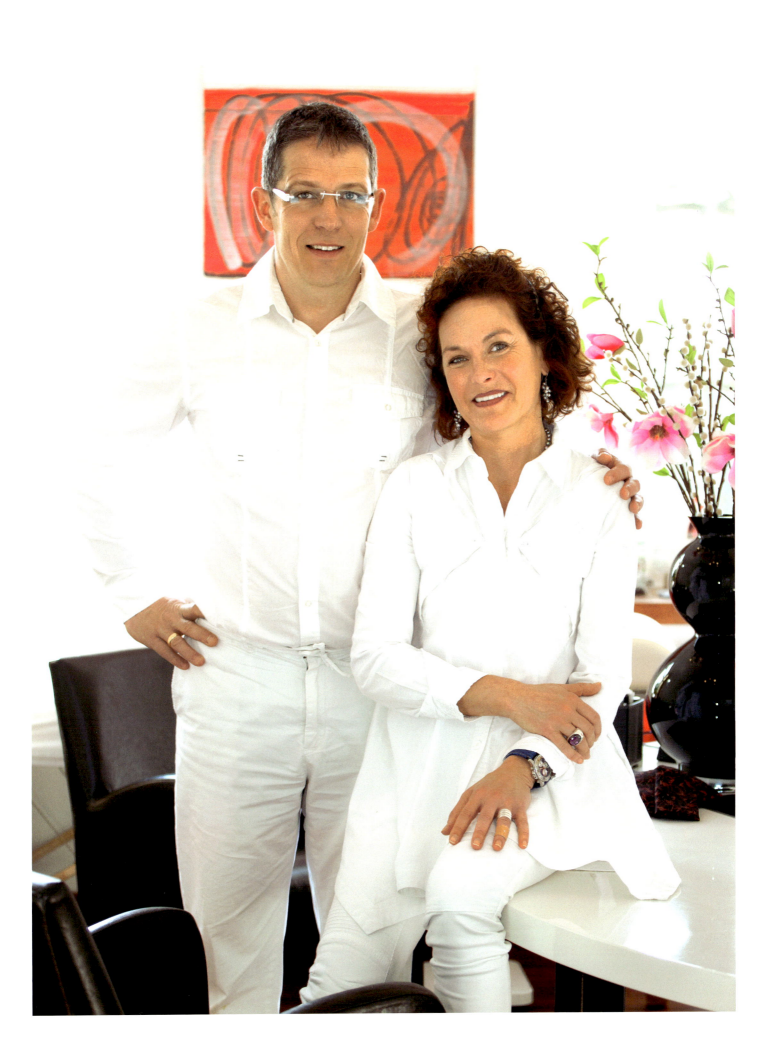

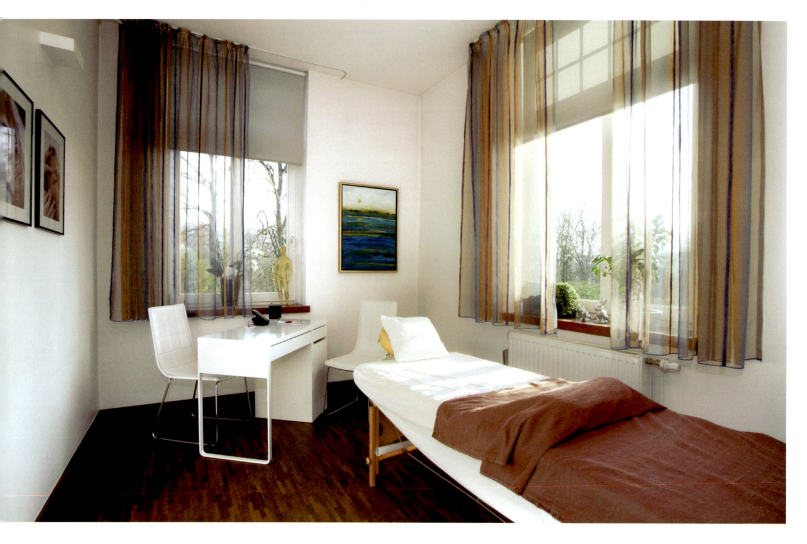

Heute stellt die Akupunkturbehandlung einen ihrer Praxis-Schwerpunkte dar, ebenso die Phytotherapie mit Heilkräutern und die Ernährungsberatung nach den fünf Elementen. Ziel ist dabei stets die Wiederherstellung der inneren Harmonie durch die Aktivierung der Selbstheilungskräfte – immer unter Berücksichtigung der individuellen Konstitution eines Patienten. Je nach Krankheitsbild werden etwa durch Akupunktur und Moxibustion Energieblockaden und Schmerzzustände therapiert oder spezielle Kräutermischungen zusammengestellt. Die verschiedenen Inhaltsstoffe wirken zusammen harmonischer, milder und ausgewogener als einzelne, chemisch isolierte Stoffe. Durch das Kombinieren unterschiedlicher Heilpflanzen ergibt sich eine große Vielzahl an Rezepturen, in denen sich die einzelnen Bestandteile ergänzen. So ist es möglich, durch angepasste Mischungen auf die jeweiligen Bedürfnisse eines Patienten einzugehen.

„TCM ist eine sehr sanfte Medizin, die fast keine Nebenwirkungen mit sich bringt, aber dafür vor allem bei chronischen Leiden einen etwas längeren Zeitraum benötigt, um die volle Wirkung entfalten zu können", unterstreicht Joachim Hampel. Dabei dreht sich alles darum, nicht nur die oberflächlichen Symptome zu beseiti-

gen, sondern der Krankheit auf den Grund zu gehen und eine wirklich dauerhafte Heilung anzustreben. Ein wichtiges Anwendungsgebiet sind die sogenannten funktionellen Störungen ohne organischen Befund, an denen die westliche Medizin häufig scheitert. Aber auch chronische Schmerzen, rheumatische Erkrankungen, Hauterkrankungen, Asthma und viele andere Beschwerden können wirkungsvoll behandelt werden.

Einen großen Stellenwert nimmt bei Judith Hampel darüber hinaus das Thema „Akupunktur bei Kindern" ein. Dabei bedient sie sich vor allem der japanischen Akupunkturverfahren (Toyohari, Shonishin und Manaka). Selbst Säuglinge können so schmerzlos und ohne Schädigungen der Haut behandelt werden. „Je kleiner die Kinder sind, desto schneller schlägt die Behandlung an", sagt die Ärztin. Bei einem Asthmakind beispielsweise geht sie von etwa einem halben Jahr aus. Auch bei älteren Kindern zeigt Akupunktur die erhofften Ergebnisse, bei Konzentrations- und Schlafstörungen ebenso wie beim Einnässen. Als sehr angenehm wird daneben Shonishin empfunden, eine sanfte und nicht invasive Behandlungsform, bei der entlang der Meridiane massiert wird.

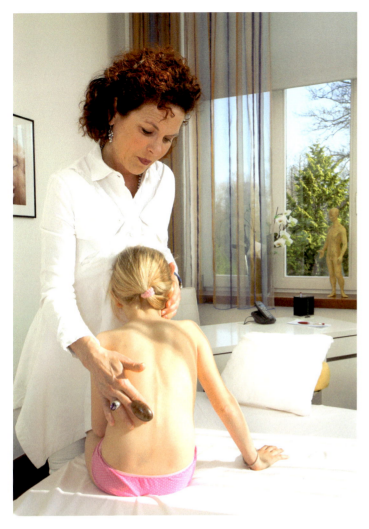

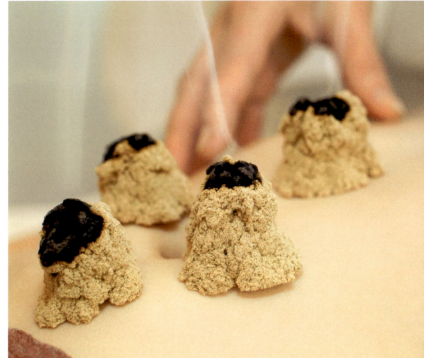

Symptome wird beim Toyohari mit speziellen Nadeln, die nur mit der Haut in Kontakt gebracht und nicht gestochen werden, behandelt. Die japanische Akupunktur unterscheidet sich von der chinesischen im Wesentlichen durch eine verfeinerte Nadeltechnik und besseres Nadelmaterial.

Judith und Joachim Hampel sehen ihren Beruf keineswegs dogmatisch. Entscheidend für sie ist die Linderung und Heilung von Beschwerden und Schmerzen. „Traditionelle Chinesische Medizin, japanische Heilmethoden, westliche Naturheilverfahren und Elemente der klassischen Schulmedizin – sie alle bilden die breite Basis für unsere medizinische Arbeit", sagt Joachim Hampel. Jede Erkrankung und jede Missbefindlichkeit, mit der Patienten auf das Gut Sutthausen kommen, wird von ihm und seiner Frau aufmerksam und mit dem Wissen um die vielfältigen Therapiemöglichkeiten der verschiedenen Heilkünste diagnostiziert und therapiert.

Shonishin wurde Überlieferungen zufolge erstmals im 17. Jahrhundert angewandt und stammt aus Japan. Auch wenn gelegentlich ein gegenteiliger Eindruck entstehen mag, beschränken sich die fernöstlichen Heilverfahren nämlich nicht nur auf die Traditionelle Chinesische Medizin. Noch eine Weiterentwicklung der Akupunktur, die nach ihrer Ausbildung bei Stephen Birch in Amsterdam auch von Judith Hampel praktiziert wird, ist das ebenfalls aus dem Land der aufgehenden Sonne kommende Toyohari. „Es hat zum Ziel, die vitale Kraft und physische Konstitution des Menschen zu stärken", erklärt die Expertin.

Die Toyohari-Behandlung beginnt ebenso wie die TCM-Behandlung mit einer ganzheitlichen Anamnese. Die Therapeuten nutzen alle Sinne, um den Patienten zu analysieren und entwickeln daraus den Behandlungsablauf zur Balancierung der Lebenskräfte. Neben dem Zuhören und Betrachten kommt auch der Puls- und Zungendiagnostik eine zentrale Rolle zu. Auf diese Weise erhalten Akupunkteure während der gesamten Behandlung Rückmeldungen des Körpers und können ihr Vorgehen individuell an den Patienten anpassen. Durch sanfte Berührung erfühlen sie Zustand und exakte Position der Behandlungspunkte. Abgestimmt auf die

TCM-ZENTRUM OSNABRÜCK

Gut Sutthausen
49082 Osnabrück

Telefon 05 41 / 26 05 04
Telefax 05 41 / 2 02 69 37

www.tcm-zentrum-osnabrueck.de

# Birgit Kelker
## Praxis für Akupunktur und TCM

Alles hat seinen Raum. Ein Fresko in Tiefrot begrüßt die Patienten am Eingang der Praxis von Birgit Kelker, nachdem sie per Fahrstuhl vom Prinzipalmarkt direkt in die Praxis gefahren sind. Die Ärztin für Akupunktur und Traditionelle Chinesische Medizin, kurz TCM, hat ihre Räumlichkeiten nach Feng-Shui-Gesichtspunkten gestalten lassen. Das Farb- und Materialkonzept zeigt die Räume in ganz unterschiedlichen Stimmungen. Alles im Einklang und ausgerichtet nach den fünf Elementen der chinesischen Medizin. Man wird empfangen von sichtbarer und fühlbarer Harmonie. Entspannen und Heilen fängt in dieser Praxis schon beim Eintreten an.

Alles hat seine Zeit. So auch die Traditionelle Chinesische Medizin. Erst war sie nur als Ergänzung zur westlichen Medizin gedacht. Doch in den letzten Jahren hat man mit ihr immer häufiger nachweisbare Heilerfolge. Immer mehr Menschen haben genug von der symptomorientierten Medizin und vertrauen sich der Naturheilkunde aus dem Fernen Osten an. Nach einer Umfrage des Allensbach-Instituts würden sich fast zwei Drittel der Bundesbürger im Krankheitsfall am liebsten mit einer Mischung aus Schulmedizin und TCM behandeln lassen. Bei Menschen, die bereits entsprechende Erfahrungen gesammelt haben, liegt der Wert gar bei 89 Prozent. Die Zahlen zeigen ganz deutlich den Trend zu dieser erfolgreichen Medizin auf.

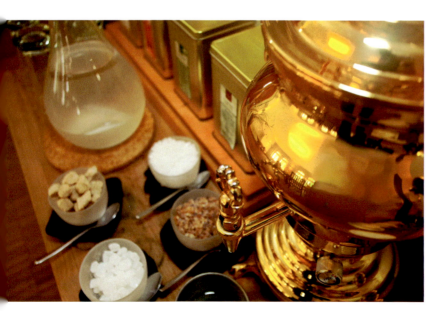

„Das wundert mich nicht", sagt Birgit Kelker, die sich nach ihrer Ausbildung zur Rechtsanwalts- und Notariatsgehilfin ihren Traum erfüllte und an der Westfälischen Wilhelms-Universität Humanmedizin studierte. Schon während ihrer Ausbildung zur Fachärztin für Gynäkologie und Geburtshilfe begann die Münsteranerin, sich für Akupunktur und TCM zu interessieren. Seit November 2003 betreibt sie im Herzen Münsters ihre liebevoll eingerichtete Praxis für Akupunktur und Chinesische Medizin. Da sie beide Therapiemethoden kennt, weiß sie, dass da, wo die Schulmedizin endet, die TCM mit ihrem vollends anderen Ansatz Konzepte und Therapien bereithält, die Erfolge versprechen.

In der TCM sind Yin und Yang die Schlüsselbegriffe. Wenn beide – Yin, die ruhende, und Yang, die aktive Kraft – im Gleichgewicht stehen, ist der Mensch gesund. In unserer hektischen, schnelllebigen Zeit fällt es dem menschlichen Körper immer schwerer, dieses Gleichgewicht zu halten. Im harmonischen Wechselspiel der beiden Pole wird die menschliche Lebensenergie, das Qi, erzeugt und in Balance gehalten. „Qi fließt in definierten Leitbahnen, den Meridianen. Es folgt bestimmten zeitlichen Rhythmen und unterliegt jahres- und lebenszeitlichen Veränderungen", erklärt Birgit Kelker. Kommt es hier zu Problemen, gerät das Gleichgewicht von Yin und Yang aus den Fugen, denn alle inneren Organe sind diesem System untergeordnet und stehen in Beziehung zueinander. So wie nach chinesischer Ansicht in der Natur die fünf Elemente Holz, Feuer, Erde, Metall und Wasser als Grundelemente des Lebens miteinander in Wechselwirkung stehen, so entspricht das auch den Beziehungen der Organe zueinander. Es entsteht ein gesamtes, ganzheitliches Bild des Organismus, das die Basis der chinesischen Heilkunde bildet.

Jede Krankheit ist Zeichen eines inneren Ungleichgewichts. Mehrere Faktoren tragen zu ihrem Entstehen bei und müssen vom Therapeuten erkannt werden. Lebensumstände wie Stress, Ängste, Abneigungen, Ärger, Trauer etc. haben einen schädigenden Einfluss auf den emotionalen Zustand. Auch Kälte, Wind, Hitze, Feuchtigkeit, Trockenheit oder plötzliche Klimaveränderungen können den Organismus schädigen. Körperliche und seelische Verletzungen sind ebenso zu nennen wie Drogen, Medikamenten-

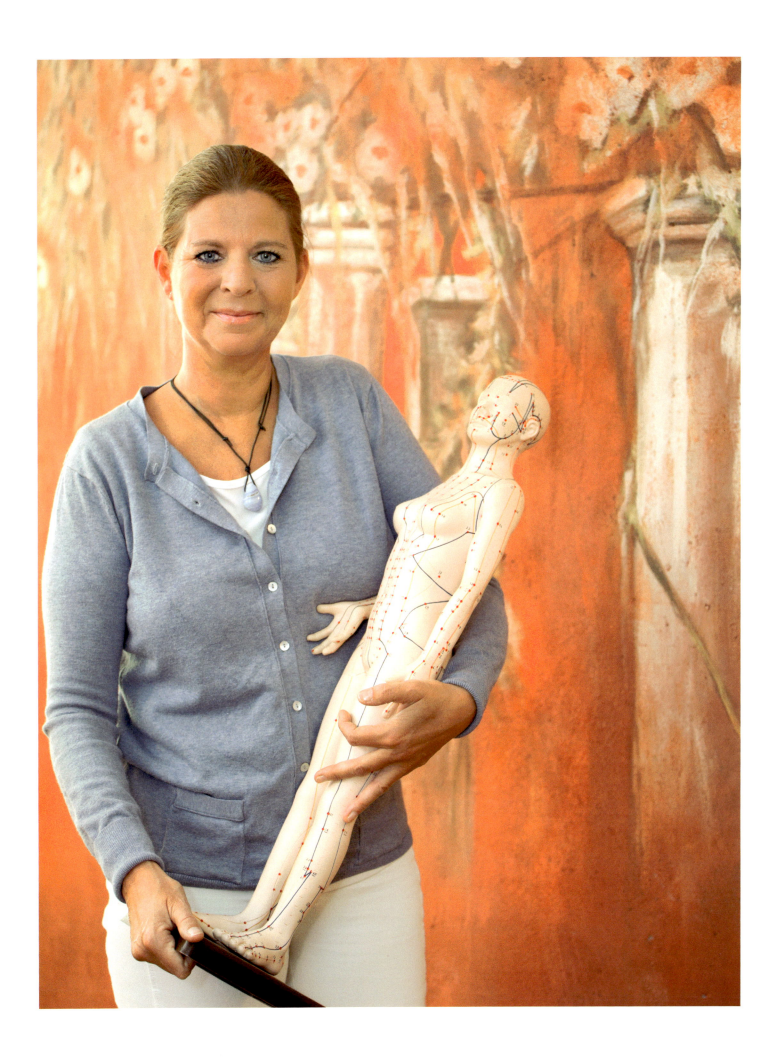

nebenwirkungen und übermäßiger negativer Medienkonsum. Zuletzt darf auch das genetische Erbe eines Menschen nicht vernachlässigt werden.

Fünf Bausteine zählen zur klassischen TCM: Akupunktur, die Ernährungslehre nach den fünf Elementen, die Kräutertherapie, medizinisches Qi Gong und die Tuina-Massage. Auf die Ernährung und Akupunktur legt Birgit Kelker den Schwerpunkt ihrer Arbeit. Die Akupunktur ist das fernöstliche Therapieverfahren, das im westlichen Gesundheitssystem bislang am meisten Akzeptanz gefunden hat, und zugleich die älteste und am weitesten verbreitete Heilmethode weltweit. Durch Anordnung feinster Nadeln in spezifischen Körperpunkten gelingt es, die Gesundheit durch körpereigene Kräfte wiederherzustellen und zu erhalten. Die Auswahl der richtigen Stellen ergibt sich aus dem Studium der Meridiane, auf denen mehr als 360 Hauptakupunkturpunkte lokalisiert werden. Diese Reize regen den Organismus an und regulieren den Energiefluss. So lassen sich Störungen lindern und beseitigen.

Die Akupunkturnadeln bleiben zwischen 20 und 40 Minuten im Körper. Während dieser Zeit ruht der Patient. Einsatzgebiete für die Körperakupunktur sind etwa Bronchial-, Haut-, Herz-Kreislauf-, orthopädische, psychische, urologische, gynäkologische

Erkrankungen. Zudem wird sie begleitend zur Kinderwunschbehandlung angewandt.

Die sogenannte Ohrakupunktur geht auf eine Entdeckung des französischen Arztes Dr. Paul Nogier zurück. Er fand Anfang der 1950er-Jahre heraus, dass die verschiedenen Körperregionen des Menschen jeweils eine Entsprechung im Ohr haben. Tatsächlich bildet die Ohroberfläche eine Reflexzone, auf der alle Organe des Körpers abgebildet sind. „Wenn ich die Ohrreflexzonen untersuche, kann ich genau sagen, welche Bereiche des Körpers bei Beschwerden betroffen sind", erläutert Birgit Kelker. Ferner lassen sich weitere Störungen ausfindig machen, die den Heilungsprozess oder Organismus dauerhaft belasten können. Die Ohrakupunktur gilt wegen der kurzen Reflexwege als besonders wirksam. Der im Ohr ausgelöste Reiz gelangt über neuronale Schleifen direkt zum Gehirn und über Nervenbahnen weiter zum entsprechenden Bereich im Körper.

Am Ohr befinden sich über 200 Reflexpunkte. Jede Erkrankung führt zur Veränderung des Punktes, der mit der betroffenen Körperregion in Zusammenhang steht. So lassen sich Störungen durch gezielte Reize behandeln. Bei schweren Erkrankungen reicht die kurzzeitige Stimulation durch eine einfache Ohr-Akupunktur indes nicht aus.

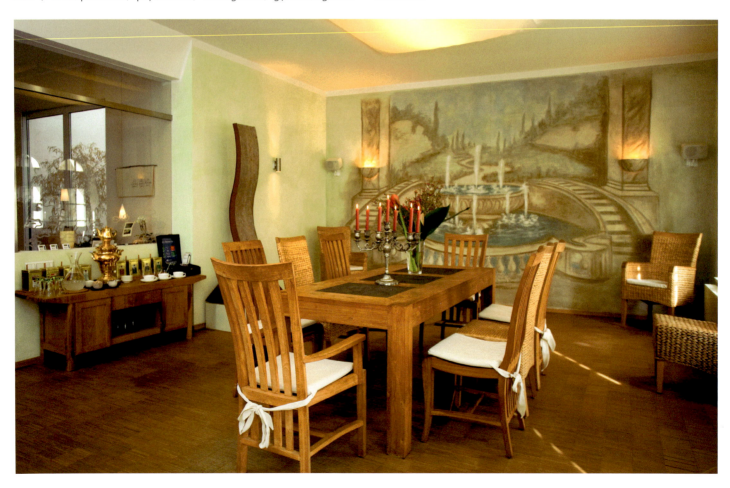

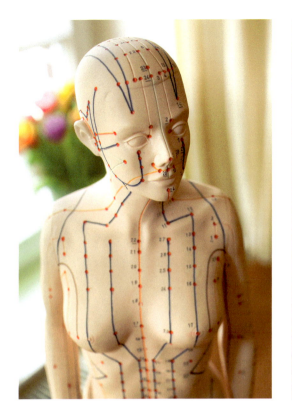
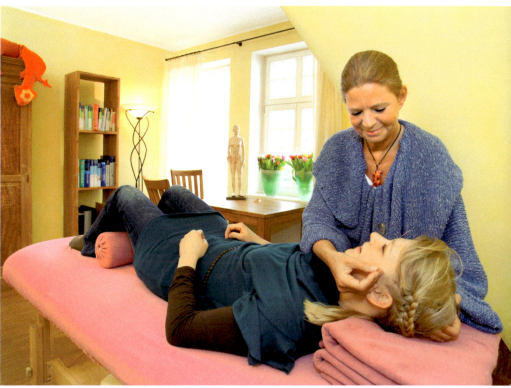

Hier setzt die Methode der Implantat-Akupunktur an: Durch die Implantate entsteht ein gezielter Dauerreiz an den entsprechenden Reflexpunkten. Das zentrale Nervensystem wird konstant stimuliert, um die Selbstheilungskräfte zu aktivieren. Dazu werden winzige Implantatnadeln aus Titan oder Resomer in die Punkte gesetzt. Sie wachsen nach kurzer Zeit unsichtbar in der Ohrmuschel ein. Durch Implantat-Akupunktur können sich bei schwer behandelbaren oder chronischen Krankheiten hervorragende Behandlungserfolge erzielen lassen – beispielsweise bei Morbus Parkinson, dem Restless-Legs-Syndrom, Multipler Sklerose, Amyotropher Lateralsklerose und chronischen Schmerzerkrankungen. Auch bei weniger komplexen Krankheitsbildern wie Nikotinsucht, Tinnitus, Migräne oder Übergewicht zeigen Akupunktur-Implantate eine positive Wirkung. Für den Patienten kann das bedeuten: weniger Medikamente und Nebenwirkungen sowie Rückgang von Symptomen und Verbesserung des Allgemeinbefindens.

„Diese Behandlung wird von mir immer häufiger durchgeführt, da sie enorme Heilerfolge zu verzeichnen hat", sagt Birgit Kelker. Patienten kommen von weit her, da es noch nicht so viele Kollegen gibt, die sich darauf spezialisiert haben. „Wir werden in Zukunft immer mehr Therapeuten auf diesem Gebiet ausbilden", prognostiziert sie, zumal mehrere Implantat-Ohr-Akupunkturstudien über verschiedene Erkrankungen deren Wirksamkeit belegen.

Grundsätzlich geht einer Behandlung mit Akupunktur eine fundierte Untersuchung voraus. Die Anamnese umfasst frühere Krank-

heiten, Familienerkrankungen und Traumatisierungen genauso wie Fragen zum allgemeinen Befinden, zu aktuellen Krankheitserscheinungen, Ernährungsgewohnheiten und zu den Ausscheidungen des Patienten. Birgit Kelker begutachtet zudem das Äußere des Kranken und achtet auf seinen allgemeinen Ausdruck und sein Auftreten. Bei der körperlichen Untersuchung werden Auffälligkeiten der Haut, des Gewebes und der Körpertemperatur ertastet. Dabei kommt der Puls- und Zungendiagnostik eine besondere Bedeutung zu.

„Vielen Patienten muss ich vorab auch einiges über die genaue Wirkungsweise und die Erfolgsaussichten erklären", sagt Birgit Kelker. Dass sie auf Erfolge der jahrtausendealten Therapieform verweisen kann, kommt ihr dabei zugute. „Denn wer heilt, der hat recht!"

BIRGIT KELKER

Prinzipalmarkt 22        PRAXIS FÜR AKUPUNKTUR
48143 Münster        UND TRADITIONELLE
        CHINESISCHE MEDIZIN

Telefon 02 51 / 87 14 80
Telefax 02 51 / 8 71 48 11

www.tcm-kelker.de

# bauchgefühlt.

Motive, die Ernährung umzustellen, kann es viele geben. Verdauungsbeschwerden etwa. Eine Nahrungsmittelunverträglichkeit vielleicht. Oder auch die angestrebte Reduktion des Gewichts. Sabine Vaaßen kennt sie alle – und noch viele weitere. Neben den allgemein bekannten Beweggründen können auch ständige Müdigkeit, Süßgelüste, eine geschwächte Abwehrkraft, Schlafstörungen, Wechseljahresbeschwerden oder Kältegefühle positiv durch eine Ernährungsumstellung beeinflusst werden.

Die Münsteranerin, die des Studiums wegen nach Westfalen kam, ist zertifizierte TCM-Ernährungsberaterin und verfügt über eine vieljährige Erfahrung mit der „Fünf-Elemente-Ernährung". Sie weiß: All die Tipps, die es in den Medien zum Thema Ernährung gibt, sorgen bei vielen Menschen für Überdruss: „Da kommen manche in meine Beratung, die einfach nicht mehr wissen, was sie essen sollen." Die Lehre von der Fünf-Elemente-Ernährung zeichnet einen möglichen Weg vor. Dabei handelt es sich nicht, wie Sabine Vaaßen klarstellt, „um eine neue Mode-Diät", sondern um eine ganzheitliche Ernährungsform, die Genuss, Wohlbefinden und Bekömmlichkeit in den Vordergrund stellt. Sie fußt auf dem Erfahrungsschatz der Traditionellen Chinesischen Medizin (TCM) und überträgt deren Erkenntnisse über die Wirkungsweise von Nahrungsmitteln auf unsere europäische Küche, unsere heimischen Nahrungsmittel und heutigen Bedürfnisse.

Fernab von dem uns im Westen bekannten rein nährstoffbezogenen Denken, bei dem einzig Vitamine und Kalorien im Vordergrund zu stehen scheinen, wird in der chinesischen Ernährungslehre jedem Nahrungsmittel eine „thermische Wirkung" zugeschrieben:

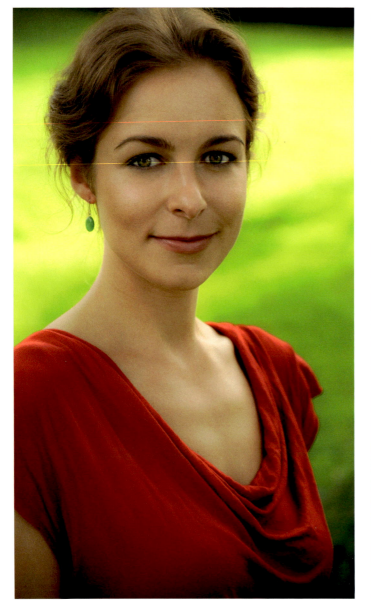

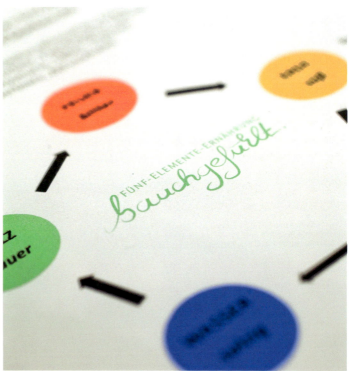

So hat die Chilischote eine wärmende Wirkung auf den Organismus (Yang), die Wassermelone eine kühlende (Yin). Daneben sind die Lebensmittel in Gruppen nach den fünf Elementen eingeteilt: Holz steht für den sauren, Feuer für den bitteren, Erde für den süßen, Metall für den scharfen und Wasser für den salzigen Geschmack. Allerdings muss niemand Vorkenntnisse in der chinesischen Medizin aufweisen, chinesisch kochen oder Listen auswendig lernen, um sich nach der Fünf-Elemente-Lehre zu ernähren. Im Gegenteil – die Wiederentdeckung des eigenen Bauchgefühls steht für Sabine Vaaßen im Vordergrund.

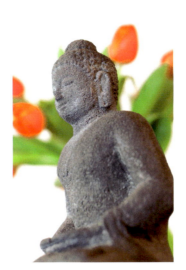
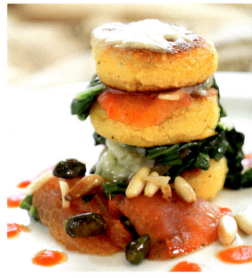

Das Zentrum der Fünf-Elemente-Ernährung bildet der einzelne Mensch mit seiner individuellen Konstitution. „Die Ernährung sollte den persönlichen Bedürfnissen gerecht werden", sagt Sabine Vaaßen, „denn jeder Mensch is(s)t anders." Welche Nahrungsmittel dabei für den Einzelnen bekömmlich und gesund sind, ist von Fall zu Fall verschieden. Genau deshalb hält sie die pauschalen Ernährungsempfehlungen aus Zeitungen und Zeitschriften für „sinnlos". Wer mit Freude essen, mit allen Sinnen genießen und mehr Wohlbefinden erreichen wolle, dürfe sich nicht von starren Regeln, Kalorientabellen, schlechtem Gewissen und kurzlebigen Ernährungstrends leiten lassen, sondern müsse auf das eigene Bauchgefühl vertrauen. Diesem Gespür zu folgen, sei fast immer die richtige Entscheidung.

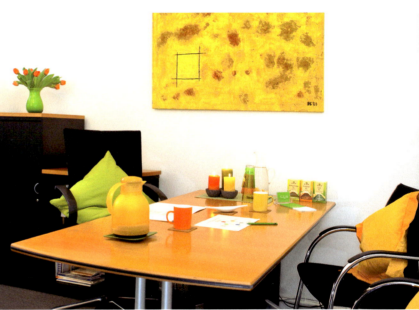

„In meiner Beratung versuche ich zu vermitteln, dass die richtige Ernährung die Basis für ein gesundes Leben darstellt und jeder selbst dafür die Verantwortung trägt", sagt Sabine Vaaßen, die ihre Ausbildung in Hamburg bei Barbara Temelie, der Pionierin der Ernährung nach den fünf Elementen, genossen hat. Jede Beratung erfolgt mit hoher Intensität. Lebensumstände werden berücksichtigt, Vorlieben beachtet, die schnelle Umsetzbarkeit der Empfehlungen berücksichtigt.

Sabine Vaaßen kooperiert mit verschiedenen ganzheitlich praktizierenden Ärzten und Heilpraktikern in Münster. Mittelfristig wünscht sie sich, die Zusammenarbeit auszubauen und neue Projekte zum Thema Ernährung (etwa in Schulen oder Firmen) anzustoßen. Zusätzlich zu den bereits stattfindenden Kochkursen und

ihrer Dozententätigkeit an einer Heilpraktikerschule möchte sie ihr Angebot künftig noch erweitern. Dass es dabei womöglich spirituell-esoterisch zugehen könnte, muss übrigens niemand fürchten. „Bei mir geht es immer sehr, sehr bodenständig zu", bekräftigt sie.

BAUCHGEFÜHLT.

Alter Fischmarkt 16     TCM FÜNF-ELEMENTE-
48151 Münster     ERNÄHRUNGSBERATUNG

Telefon 02 51 / 1 49 35 37

www.bauchgefuehlt.de

# Gesundheitspraxis am Vosskotten

Die Weltgesundheitsorganisation (WHO) definiert Gesundheit als den Zustand vollkommenen körperlichen, seelischen und sozialen Wohlbefindens. Eine Vielzahl von Faktoren – etwa Umwelteinflüsse, Leistungsdruck oder körperliche Überbeanspruchung – tragen dazu bei, dass nach dieser Erklärung nur wenige Menschen wirklich gesund sind. Kirsten Schmidt-Ostlender möchte dazu beitragen, dass sie sich diesem Zustand wieder nähern. Dazu wendet sie sowohl prophylaktische Maßnahmen zum Stressabbau als auch gezielte Therapien an und erachtet den psychischen Einfluss auf Gesundheit und Krankheit ebenso als wesentlich wie die energetische Harmonisierung. Die Schulmedizin lehnt die fernöstlichen Therapieverfahren in der Regel ab, weil deren Vorstellungen vom Krankheitsgeschehen sich grundsätzlich von denen der Schulmedizin unterscheiden. Die WHO hat dagegen beispielsweise die Akupunktur mit zahlreichen Anwendungsgebieten anerkannt.

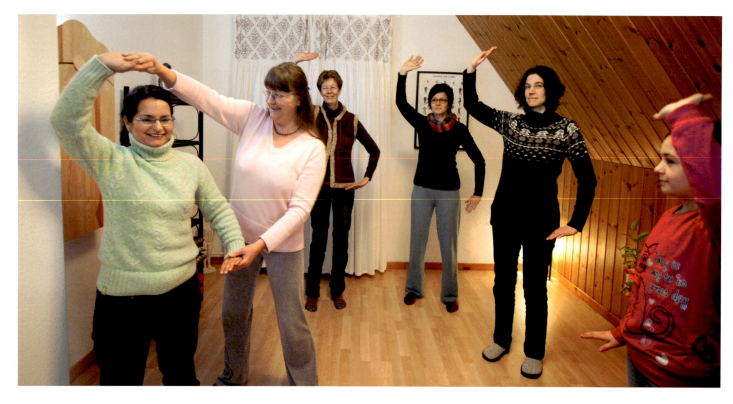

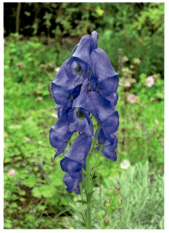

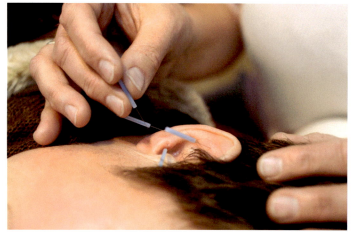

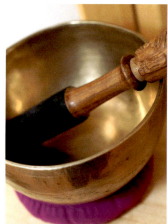

Die gelernte Landschaftsökologin machte nach einer Krebserkrankung erste Bekanntschaft mit östlichen und westlichen Naturheilverfahren. Sie befasste sich intensiv mit Qigong Yangsheng und
ließ sich später zur Heilpraktikerin ausbilden. Seit einigen Jahren
führt sie nun ihre Gesundheitspraxis am Vosskotten in Greven. Der
Hauptaspekt ihrer Tätigkeit liegt dabei auf der Behandlung psy-
chosomatischer Beschwerden – von Asthma, Migräne, Reizmagen
und Ohrgeräuschen, bis hin zu Schlafstörungen, Rückenschmerzen
oder Konzentrationsschwierigkeiten. In der Therapie setzt sie auf
die feinstofflich-energetische Arbeit, jedoch finden auch „klassische" Naturheilverfahren wie Wirbeltherapie, Ausleitung oder die
Pflanzenheilkunde Anwendung. Entspannungsangebote wie
Qigongkurse oder Wohlfühltage, Heilfastenwochen und Kräuter-
wanderungen runden das Praxisspektrum ab.

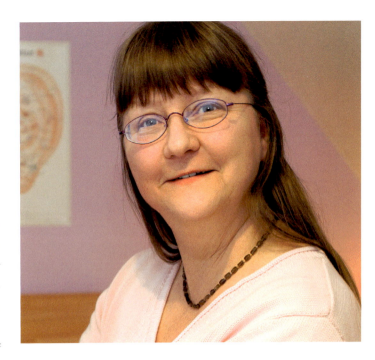

„Die Nichtbeachtung, Verdrängung oder das Nichterkennen psychischer Probleme kann oftmals dazu führen, dass sich die Störung
vom feinstofflichen auf das grobstofflich-materielle System verla-
gert", erklärt die Heilpraktikerin. Körperliche Krankheiten seien
also Spiegel psychischer Probleme und stellten Symptome dar,
deren Ursache es zu erforschen und zu beheben gilt. Eine Möglichkeit hierzu bietet die feinstofflich-energetische Arbeit, in der
Naturheilkunde etwa mit Bachblüten, Homöopathie, Akupunktur
oder Reiki.

Samuel Hahnemann, der Vater der Homöopathie, stellt den „Geist-
und Gemütszustand" des Patienten über alle anderen Symptome.
Diese Aussage bildet auch den Kern der durch den indischen Arzt
Dr. Sehgal begründeten „Revolutionierten Homöopathie". Dabei ist
entscheidend, wie der Patient seine Beschwerden schildert und wie
er mit ihnen umgeht. Das geeignete homöopathische Mittel wird
bei allen körperlichen und psychischen Problemen allein aufgrund
seiner Geist- und Gemütssymptomatik ausgewählt, was einen
bedeutenden Unterschied zur so genannten Klassischen Homöopathie darstellt.

Neben der Akupunktur gehört Reiki zu den wichtigsten Bausteinen
der fernöstlichen Heilkunst. Diese vom Japaner Mikao Usui entwickelte Therapieform kommt allein mit den Händen aus. „Nach

unserer Vorstellung wird während Behandlung universelle Energie
(so die wörtliche Übersetzung von „Reiki") in die feinstofflichen
Systeme des Patienten gelenkt", erläutert Reiki-Meisterin Schmidt-
Ostlender, „löst dort entstandene Blockaden und stellt vielfach das
energetische Gleichgewicht wieder her". Auch Gebäude und
Grundstücke ließen sich mit Reiki energetisch behandeln.

Schließlich Qigong, eine weitere Möglichkeit, den Energiefluss im
Körper zu harmonisieren und Entspannung zu erreichen. Das
Übungssystem Qigong Yangsheng wurde von dem chinesischen
Arzt und Professor Jiao Guorui, hier für Interessierte genannt, aus
einer Vielzahl überlieferter Aufzeichnungen zusammengestellt.
„Yin und Yang, Ruhe und Bewegung, Loslassen und Kraftentfal-
tung sind die grundlegenden Prinzipien, die in allen Übungen mit
unterschiedlichem Schwerpunkt zum Ausdruck kommen", sagt die
Heilpraktikerin. In ihrer Praxis in Greven bietet sie unterschiedliche
Qigongkurse an. Die Übungen lassen sich an die persönlichen
Fähigkeiten anpassen, so dass Qigong auch von älteren oder
geschwächten Menschen praktiziert werden kann.

GESUNDHEITSPRAXIS
AM VOSSKOTTEN

Am Vosskotten 12     KIRSTEN
48268 Greven     SCHMIDT-OSTLENDER

Telefon 0 25 71 / 99 59 29

www.gesundheitspraxis-vosskotten.de

# Udo Stockhausen
# Physiotherapeutischer Heilpraktiker

Seit Beginn der 1990er Jahre beschäftigt sich Udo Stockhausen intensiv mit der ganzheitlichen kosmischen Heilarbeit. Grundlage sind verschiedene Methoden, die er entwickelt und erlernt hat, um Erlebnisse und Ursachen, die uns aus dem Gleichgewicht gebracht haben, zu einer inneren Harmonie zurückzuführen und so einen psychischen Leidensdruck Schritt für Schritt zu vermindern oder sogar spontan aufzulösen.

Stockhausen beginnt jede Behandlung mit einem Gespräch über den momentanen Zustand, mit einer Anamnese und dem Festsetzen eines Ziels. Dieses Gespräch diene unter anderem „der Betrachtung eines eventuellen psychosomatischen Hintergrundes der Beschwerden", sagt er. Es berühre hingegen keine medizinische Therapie und ist als Ergänzung zu eventuellen anderen Therapien zu betrachten. „Ich gebe Lebenshilfe", betont der physiotherapeutische Heilpraktiker.

Patienten, die zu ihm kommen, klagen etwa über Zustände oder Stimmungen, die ihnen nicht gefallen oder ihre Lebensqualität einschränken. Menschen also, die sich vielleicht leer und ausgebrannt fühlen, die depressive Phasen haben, keinen Halt finden oder voller Ängste und Schuldgefühle sind. Gerade dieses Thema spielt eine zentrale Rolle. „Ängste entstehen durch Gedankenstrukturen oder Meinungen von Auswirkungen durch eventuelle zukünftige Ereignisse", erklärt Stockhausen und führt weiter aus: „Die sich daraus entwickelnden Schuldgefühle oder auch zu erwartende Verluste begrenzen uns und lassen unser wahres Potenzial nicht zur Entfaltung kommen."

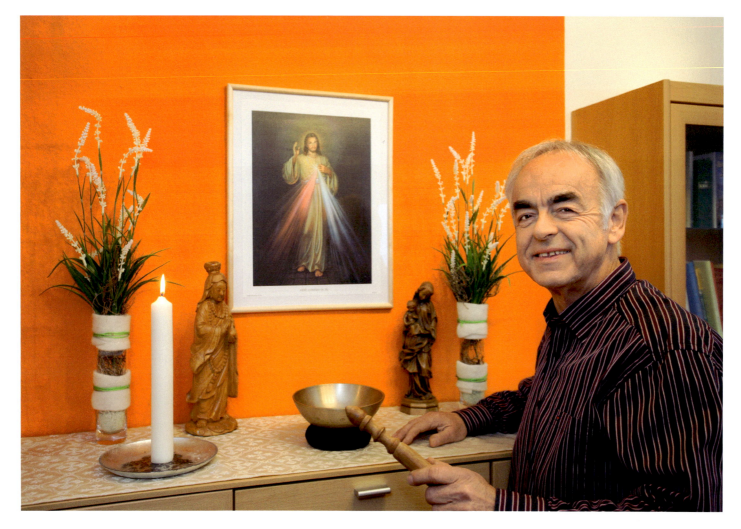

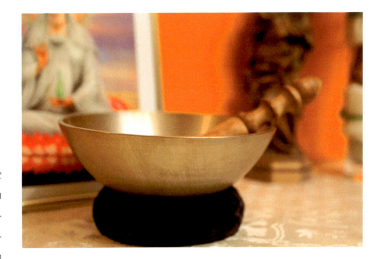

Häufig hätten die genannten Probleme ihre Ursache in Ereignisse oder Handlungen, die in der Vergangenheit liegen: „Die Emotionen haben sich als Strukturen in unsere Psyche eingenistet und beeinträchtigen uns jetzt." So lasse sich etwa vermeintlich unerklärlicher Druck auf der Brust erklären, große Last auf den Schultern oder auch die Angst vor Autoritäten. „Bei solchen Empfindungen finden wir die Ursachen in der Jugendzeit oder meistens in einem zurückliegenden Leben", sagt Udo Stockhausen. Es seien „oft die Traumata, Flüche, Gelübde, irgendwelche Vereinbarungen und alte Verbindungen, die noch aktiv sind, oder sonstige Verunreinigungen aller Art in unseren Energiefeldern", die uns beeinträchtigten.

„Die genannten Gefühls- und Gedankenstrukturen lösen in uns früher oder später Stress aus, der meistens zu einem Leidensdruck auf der physischen Ebene führt", unterstreicht er. Nicht selten wirkten die Symptome über viele Jahre, ohne dass eine wesentliche Verbesserung eintrete. Stockhausen behandelt in der Regel berührungslos und ohne Einsatz von Geräten und Medikamenten. Der Patient sitzt, liegt oder steht ruhig und entspannt. „Ich führe dann kraftvolle, ganzheitliche und heilende spirituelle Übungen für ihn aus." Häufig werden dabei spezielle feinstoffliche Heilenergien benötigt. „Sie werden mit Aspekten belegt, die sich als gewollte Veränderungen in Körper, Geist und Seele des Patienten manifestieren."

Wichtig sei, so betont Udo Stockhausen, dass nichts ohne dessen Einverständnis geschehe. „Was ich mache, ist letztlich nichts anderes, als den Menschen zu helfen, sich selbst zu heilen." Er orientiert sich an den Erkenntnissen der Quantenphysik, nach denen alles in Bewegung ist und einer höheren Ordnung unterliegt. „Alles, was fest ist, behindert uns und stört das Wohlbefinden. Es sind unsere Glaubenssätze, die uns beschränken und unsere Möglichkeiten behindern. Wenn alles fließend und bewusst ist, kann man auch alles lenken und zum Ausdruck bringen. Wir sind so in der Lage, unser Leben, Gesundheit und Wohlbefinden mit unseren Ansprüchen zu gestalten."

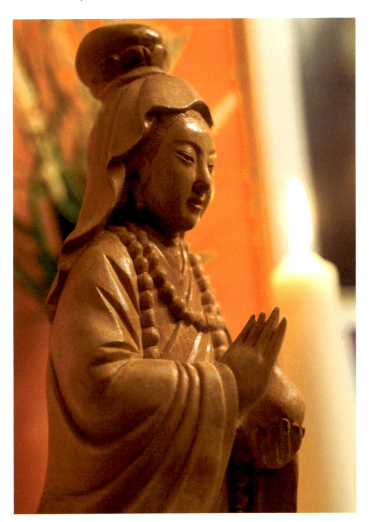

UDO STOCKHAUSEN

Emsdettener Straße 4
48565 Steinfurt

PHYSIOTHERAPEUTISCHER
HEILPRAKTIKER

Telefon 0 25 52 / 5 04 09 08
Telefax 0 25 52 / 5 04 09 09

www.u-stockhausen.de

# Praxis für Hyperbarmedizin

Eine Minderdurchblutung des Knochens, die sogenannte aseptische Knochennekrose, kann für einen Profisportler eine sehr lästige Verletzung sein. Dabei verschließen sich die den Knochen versorgenden Blutgefäße und es kommt zu einer Mangelversorgung des Knochengewebes mit Sauerstoff sowie Nähr- und Mineralstoffen. Drei bis vier Monate Trainingspause sind meist die Folge. Für viele Profis eine extrem lange Zeit. Eine schnellere Heilung verspricht die hyperbare Sauerstofftherapie.

„Wir setzen die hyperbare Sauerstofftherapie bei akuten und chronischen Erkrankungen, die von erhöhtem Sauerstoffangebot profitieren, ein", erklärt Dr. Gordon Rossbach, Facharzt für Allgemeinmedizin sowie Tauch- und Hyperbarmedizin. Er betreibt in Münster eine der modernsten Mehrpersonenbehandlungsdruckkammern. Zurzeit gibt es deutschlandweit rund 30 davon. Sie erinnern ein wenig an das Innere eines U-Boots oder einer kleinen Flugzeugkabine und bieten insgesamt zwölf Patienten Platz. Diese atmen unter

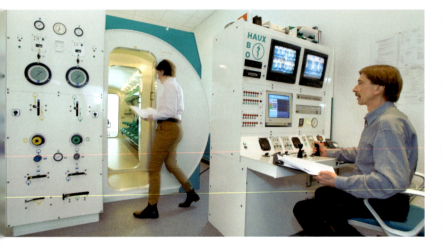
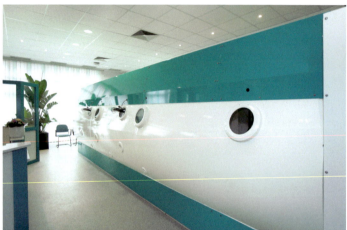
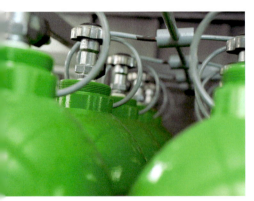
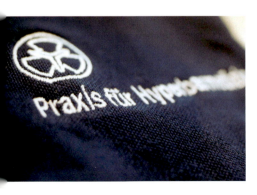
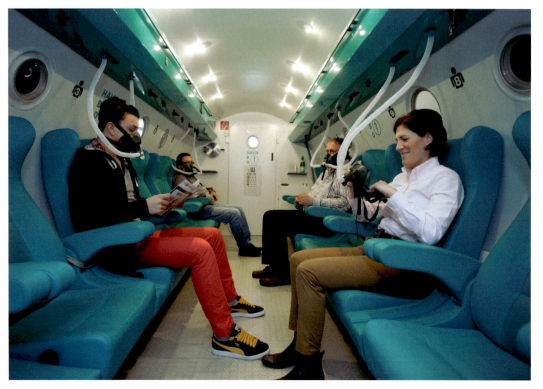

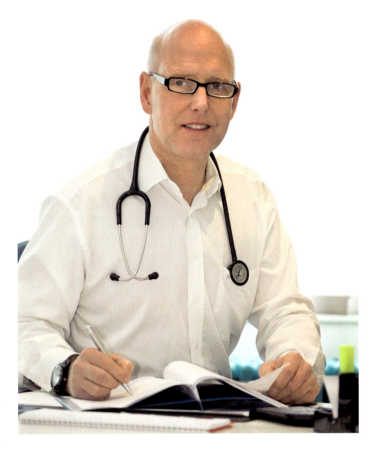

Überdruck über eine Maske reinen medizinischen Sauerstoff – selbstverständlich unter permanenter ärztlicher Aufsicht. EKG-Kurve, Pulsfrequenz, Atmung, Blutdruck und Sauerstoffgehalt im Gewebe werden erfasst. Zudem verfügt jeder Sitzplatz in der videoüberwachten Kammer über einen eigenen Notrufknopf. „Die gesamte Anlage unterliegt strengen sicherheitstechnischen Kontrollen nach dem Medizinproduktegesetz und wird jährlich durch den TÜV und den Germanischen Lloyd überprüft", erläutert der Münsteraner.

Während der Behandlung beträgt der Überdruck in der Kammer 1,4 bis 5,0 bar. Das entspricht einer Tauchtiefe von 14 bis 50 Metern. Vergleichsweise liegt der normale Umgebungsdruck (Luftdruck) bei 1,0 bar. Die Behandlung bewirkt eine optimale Sauerstoffversorgung und führt zur Regeneration von Sinnes- oder Knochenzellen und Gewebe. Sie vermag den Sauerstoffpartialdruck des Blutes bis auf das 18-fache des Normalwertes zu erhöhen und ist ein entscheidender Beitrag zu erfolgreichen Behandlungskonzepten unterschiedlicher Erkrankungen. So sind in der Hals-Nasen-Ohrenheilkunde Tinnitus, Ohrgeräusche, Hörsturz und Lärmschäden wichtige Anwendungsgebiete. Bei schlecht heilenden Wunden, auch beim Diabetischen Fuß, verspricht die Hyperbarmedizin Erfolge. Hervorragende Ergebnisse, so berichtet Dr. Rossbach aus seiner täglichen Praxis, lassen sich auch bei orthopädischen Erkrankungen wie der bereits genannten aseptischen Knochennekrose erzielen. „Und selbst eigentlich austherapierten Patienten, also jenen, bei denen schon alle Mittel und Verfahren angewandt wurden, kann möglicherweise geholfen werden." Und das unabhängig vom Alter.

Dr. Rossbach nimmt sich viel Zeit für seine Patienten, berät ausführlich und intensiv. Jede Behandlung beginnt deshalb mit einem Vorgespräch und einer ersten Untersuchung, bei der auch die Druckkammertauglichkeit geprüft wird. Die eigentliche Therapie erfolgt dann in enger Abstimmung mit dem behandelnden Arzt, damit alle diagnostischen und therapeutischen Maßnahmen optimal aufeinander abgestimmt sind. „Druck und Anzahl der Anwendungen sind variabel und abhängig vom Patienten und seinem Krankheitsbild", betont der Fachmediziner. Die Behandlungen dauern je nach Erkrankung zwischen 95 und 135 Minuten. Für Patienten, die Probleme mit dem Tragen der Sauerstoffmasken haben, lässt sich die Sauerstoffatmung über sogenannte Headtents (durchsichtige „Kopfzelte") sicherstellen.

Ein weiteres Einsatzgebiet der Hyperbarmedizin stellt die Notfallmedizin dar, etwa bei Tauchunfällen oder einer Gasvergiftung. Hier muss insbesondere die lebensbedrohliche Kohlenmonoxidvergiftung betont werden. Dieses farb-, geruch- und geschmacklose Gas entsteht vor allem bei Bränden oder schlecht ziehenden Kaminen. Um für alle Eventualitäten gerüstet zu sein, hält Dr. Rossbach sogar eine 24-Stunden-Rufbereitschaft für Notfälle vor. Für ihn steht längst außer Zweifel, dass die Hyperbarmedizin eine „Therapieform mit großer Zukunft" ist.

PRAXIS FÜR
HYPERBARMEDIZIN

DR. GORDON ROSSBACH

Warendorfer Straße 27
48145 Münster

Telefon 02 51 / 13 29 30
Notfalltelefon 01 72 / 2 60 71 19
Telefax 02 51 / 13 29 32

www.hbo-muenster.de

# Dr. med. Dorothea Püchel

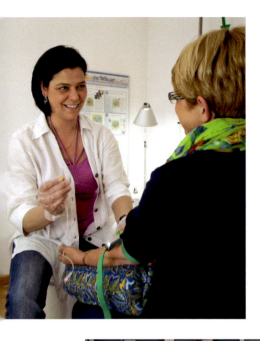

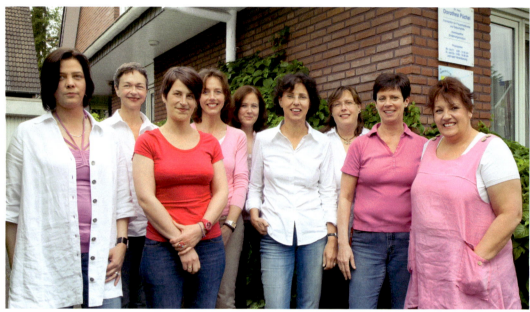

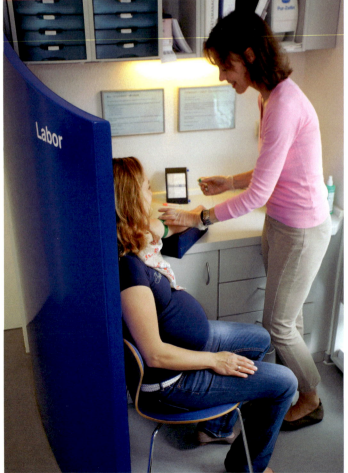

Während sich die moderne kurative Medizin überwiegend mit der Diagnostik und Therapie von Krankheiten befasst, versuchen Präventionsmedizin und Naturheilkunde die körperliche und geistige Gesundheit zu erhalten und zu steigern, so dass das Auftreten typischer Zivilisationskrankheiten verhindert oder zumindest verzögert werden kann. Im Mittelpunkt stehen die individuellen Risikofaktoren eines Menschen. Ziel ist es, die geeigneten Wege zu einem gesundheitskonformen Verhalten zu definieren und zu unterstützen.

„Bei meiner Arbeit zählt die Präventionsmedizin zu den wichtigsten Säulen", sagt Dr. Dorothea Püchel, seit 1996 niedergelassene Fachärztin für Frauenheilkunde und Geburtshilfe, Homöopathie. Bei ihrer Tätigkeit in der Praxis in Münster-Mecklenbeck folgt sie – ohne die Schulmedizin außer acht zu lassen – einem ganzheitlichen Ansatz. Ein bestimmtes Symptom wird nicht für sich alleine betrachtet, sondern immer im Zusammenhang mit allen anderen Symptomen und individuellen Einflussfaktoren, um die richtige Diagnose und ihre Ursachen ermitteln zu können. „Der Mensch ist nämlich nicht nur die Summe seiner Glieder und Organe, sondern wird erst durch deren funktionale Kontinuität ein lebendes Ganzes. Daher behandeln wir nicht nur einzelne Symptome, sondern den ganzen Menschen."

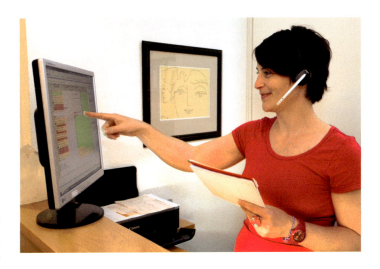

Die Präventionsmedizin gilt heute als Schlüssel der modernen Gynäkologie. Für schwangere Frauen bietet Dr. Dorothea Püchel die umfassende Versorgung mit modernsten Untersuchungs- und Therapiemethoden an. „Werdende Mütter sollten stets die besten Voraussetzungen für einen angenehmen Schwangerschaftsverlauf und ein gesundes Heranwachsen des neuen Lebens erhalten", stellt sie klar. Das Spektrum der Dienstleistungen orientiert sich daher an einer ganzheitlichen Schwangerschaftsbetreuung, mit der eine Belastung des ungeborenen Kindes durch zu viel Therapie vermieden werden kann.

Einen weiteren Schwerpunkt der Arbeit stellt die Krebsvorsorge dar. Tumorerkrankungen gelten inzwischen nach Herz-Kreislauf-Erkrankungen als zweithäufigste Todesursache in Deutschland. Das Mammakarzinom (Brustkrebs) ist das häufigste Tumorleiden der Frau und das Prostatakarzinom (Prostatakrebs) das des Mannes. Aber: Rund 30 bis 40 Prozent aller Tumorpatienten können von der Krankheit geheilt werden. „Dafür lohnt es sich zu kämpfen", bekräftigt die Ärztin, die selbst von einer eigenen Krebs-Erfahrung berichten kann.

Als zentrales Element ihrer Behandlung sieht Dr. Püchel ihre Überzeugungskraft: „Ich möchte keinen Patienten zu etwas überreden, sondern lege großen Wert darauf, dass wir eine gemeinsame Linie finden und er versteht, was ich vorschlage." Nur wenn er wirklich hinter einem Behandlungskonzept stehe, könne dieses auch erfolgreich sein.

Die gebürtige Hessin, die 1984 approbierte und zunächst als Assistenzärztin am St. Sixtus-Hospital Haltern und am Clemenshospital Münster tätig war, hat sich in den vergangenen Jahren intensiv weitergebildet und mit innovativen Verfahren und neuen Anwendungen vertraut gemacht. Beispiele sind die Bioresonanztherapie und die Ernährungslehre. „Wir Mediziner müssen neugierig bleiben", betont sie. Schließlich gelte es immer wieder aufs Neue, optimale Lösungen für die Probleme der Patienten zu finden. Dabei hilft etwa die moderne Ernährungslehre. Patienten, die ihr Leben auf eine neue Basis stellen wollen, stellt Dr. Püchel nach einer Analyse der Vital- und Stoffwechselwerte ein individuelles Ernährungsprogramm zusammen. Es zielt darauf, den Stoffwechsel zu optimieren, den Hormonhaushalt zu harmonisieren, das Immunsystem zu aktivieren und das Wohlbefinden zu steigern. Ergebnis sind ein natürliches Körpergefühl und ein ausgeglichenes Körpergewicht.

„Neugierig bleiben" will Dr. Püchel auch in Zukunft. Am liebsten, so antwortet sie auf die Frage nach möglichen Visionen, würde sie ihre Praxis um eine Küche erweitern und Kochkurse anbieten. „Die richtige Ernährung ist einfach eine der wichtigsten Grundlagen für die Gesundheit."

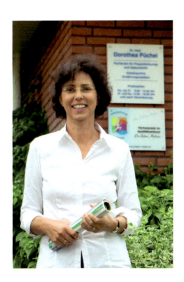

**DR. MED. DOROTHEA PÜCHEL**

Rockbusch 12
48163 Münster

Telefon 02 51 / 7 16 12
Telefax 02 51 / 7 16 93

www.muenster-frauenarzt.de

**FACHÄRZTIN FÜR
FRAUENHEILKUNDE UND
GEBURTSHILFE,
HOMÖOPATHIE
ÄRZTIN FÜR GANZHEITLICHE
UND ERNÄHRUNGSMEDIZIN**

# Klinikum Osnabrück

Auf sein 200-jähriges Bestehen hat das Klinikum Osnabrück im November 2011 zurückblicken können. Aus den Anfängen auf dem Gelände des Tecklenburger Hofes hat es sich zu einem hochmodernen Krankenhaus der Maximalversorgung entwickelt und sich dabei, so betonte Oberbürgermeister Boris Pistorius bei der Jubiläumsfeier, „einen hervorragenden Ruf erworben".

Die Philosophie des Hauses ist geprägt von Interdisziplinarität. Geboten wird ein breites diagnostisches und therapeutisches Spektrum. Die Teams arbeiten in fachübergreifenden Zentren zusammen, etwa im Darmzentrum. Im Sinne einer ganzheitlichen Betrachtung des Erkrankten kooperieren Internisten, Chirurgen, Onkologen, Radiologen und Pathologen, um für den Patienten optimale und individuelle Therapien abzustimmen. „So können die

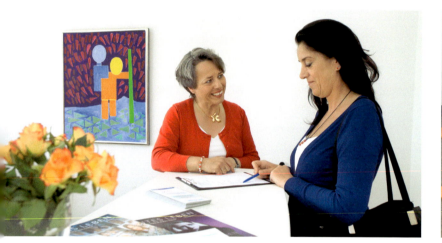
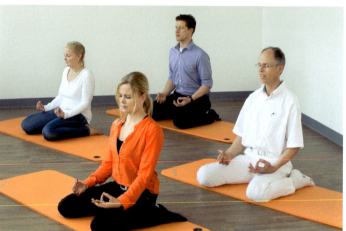
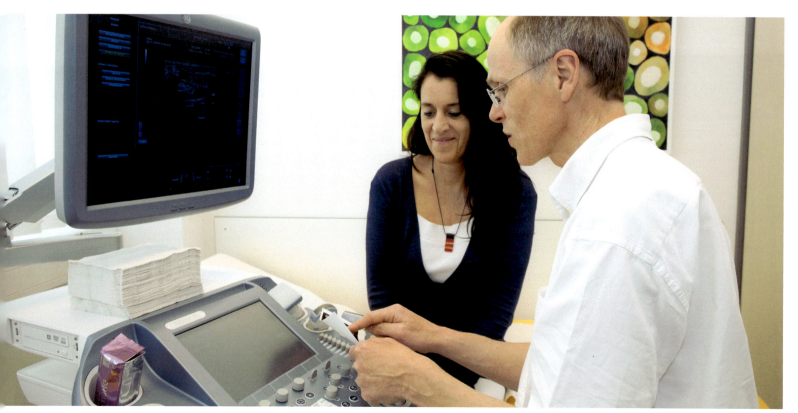

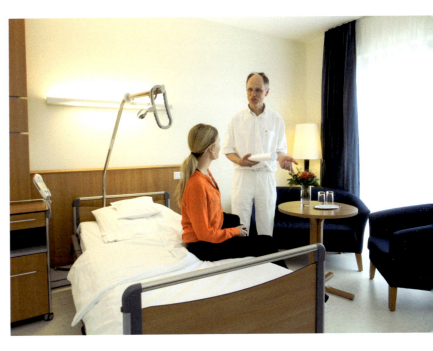

diagnostischen Untersuchungen, die Operationen und, falls nötig, die Bestrahlung oder Chemotherapie ohne Informationsverluste in einem Zentrum durchgeführt werden", erläutert Geschäftsführer Dr. Hansjörg Hermes.

Insgesamt unterhält das Klinikum 15 Fachabteilungen in drei Kliniken. „Unser Ziel ist es, so viele und so spezielle medizinische Angebote unter einem Dach zusammenzufassen, wie möglich – und dabei doch ganz persönlich auf die Bedürfnisse der Patienten einzugehen", sagt Dr. Hermes. Deshalb ergänzen mehrere Kliniken das Spektrum, etwa jene für Neurologie, für Frauenheilkunde und Geburtshilfe, für Mund-, Kiefer- und Gesichtschirurgie.

Damit nicht genug: Seit dem Frühjahr 2012 gibt es am Klinikum darüber hinaus auch eine Abteilung für die Brustchirurgie, die von Dr. Christoph Katz geleitet wird. Die Senologie – so die medizinische Fachbezeichnung – befasst sich mit gut- und bösartigen Tumoren der Brust, insbesondere mit ihrer operativen Behandlung sowie der folgenden Rekonstruktion der Brust mit Eigengewebe oder Fremdmaterial. Brustkrebs ist deutschlandweit die häufigste Krebserkrankung bei Frauen. Nach Angaben des Robert-Koch-Instituts erkranken daran jährlich mehr als 59 000 Frauen (Stand: 2010).

Die Nachricht ist stets erschütternd, auch wenn die Heilungschancen heute wesentlich größer sind als in der Vergangenheit. Dr. Katz weiß aber um die besonderen Umstände: „Patientinnen mit Brustkrebs leiden in besonderer Weise unter ihrer Erkrankung, weil die Brust für sie ein wichtiges Symbol ihrer Weiblichkeit ist." Deshalb spiele der Wiederaufbau einer operierten Brust für den Erhalt beziehungsweise für die Verbesserung der Lebensqualität der Patientin eine zentrale Rolle. Der Chirurg, der vor seiner Zeit in Osnabrück lange Jahre als Chefarzt der Abteilung für Gynäkologie und Geburtshilfe des Maria-Josef-Hospitals im nahen Greven tätig war, ist zudem Diplompsychologe und Psychotherapeut. Dadurch falle es ihm leichter, „dem Betreuungsbedürfnis über die medizinischen Notwendigkeiten hinaus zu entsprechen", betont er.

Und auch Dr. Katz befürwortet die disziplinübergreifenden Arbeitsweise am Finkenhügel. „Eine Krebserkrankung kann nur dann kompetent behandelt werden, wenn das Know-how von Ärzten aus verschiedenen Disziplinen zusammenkommt und die Ärzte sich eng miteinander abstimmen." Am Klinikum stößt der renommierte Experte in allen Abteilungen – wie der Onkologie, Strahlentherapie, der Radiologie oder der Pathologie – auf große Kompetenz und eine gelebte Kooperation. Daneben sei es in seinem Fachgebiet besonders wichtig, sich Zeit für Gespräche zu nehmen, vor allem mit den Patientinnen selbst. Schließlich bedeutet eine Krebserkrankung einen schweren Einschnitt in ihrem Leben. Feste Ansprechpartner, denen sie vertrauen, helfen da sehr.

Zukunftssicherung ist am Klinikum Osnabrück ein weiteres wichtiges Stichwort. Der Forschung kommt deshalb eine große Rolle zu. So arbeitet man beispielsweise auf dem Gebiet der Transplantation fremder Knochenmark-Stammzellen eng mit dem Universitätsklinikum Münster zusammen. „Besonders unsere Leukämie-Patienten werden davon profitieren", ist sich Geschäftsführer Dr. Hermes sicher. Es gilt also wie seit 200 Jahren das Prinzip: „Alles zum Wohle der Patienten!"

### KLINIKUM OSNABRÜCK

Am Finkenhügel 1
49076 Osnabrück

Telefon 05 41 / 4 05-0
Telefax 05 41 / 4 05 41 98

www.klinikum-os.de

# Augenarztpraxis Dr. (RUS) Kapralow

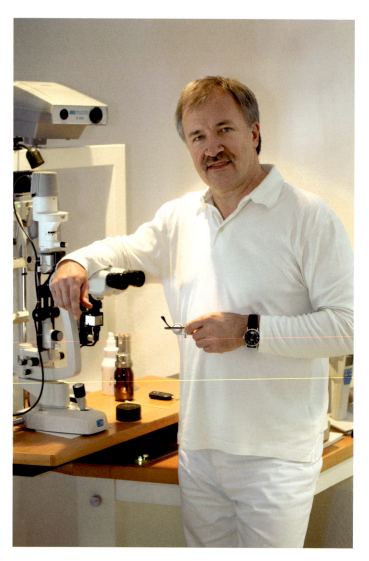

Als sein Vater, ein quicklebendiger und fröhlicher Mann, im Alter von 49 Jahren am Grauen Star erblindete, stand für den jungen Studenten Wladimir Kapralow endgültig fest: „Ich werde Augenarzt." Er beendete seine Ausbildung in Orenburg im südlichen Ural, wurde erst Assistenz-, dann leitender Oberarzt.

Vom Ural nach Münster: 1993 zog es Dr. Kapralow nach Westfalen. Schon zwei Jahre später machte er seine Approbation und im gleichen Monat die Facharztprüfung. Als 2004 in Münster das neue Medical Center am Clemenshospital eröffnet wurde, hatte er den idealen Standort für seine Augenarztpraxis gefunden. In dem Ärztehaus arbeiten verschiedenste Fachrichtungen zusammen. Die Augenoperationen werden im angeschlossenen und auf der selben Etage liegenden ambulanten OP-Centrum durchgeführt, zudem stehen im Herz-Jesu-Hospital in Hiltrup die Belegabteilung und weitere OP-Säle zur Verfügung.

Dr. Kapralow hat sich auf die Laserbehandlung bei Kurz-, Weit- und Stabsichtigkeit (Astigmatismus) spezialisiert. Die zugrundeliegenden Fokussierungsfehler des Auges lassen sich mit modernster Lasertechnik sehr genau korrigieren. „Wir haben die schnellsten und besten Geräte und wissen damit schonend und schmerzfrei umzugehen." Selbstverständlich gehen einem solchen Eingriff eingehende Untersuchungen und ein intensives Gespräch voraus. „Es ist einfach wichtig für den Erfolg, dass die Patienten die Entscheidung für eine Laserbehandlung mittragen", bekundet

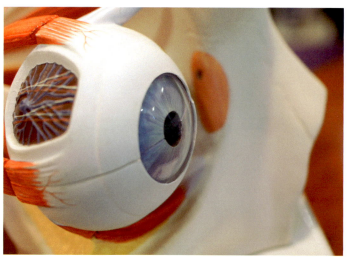

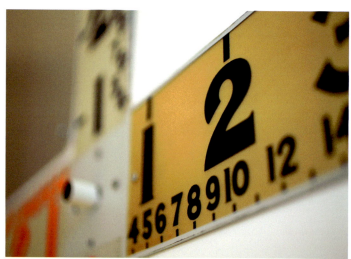

Dr. Kapralow. Die OP dauert sechs bis sieben Minuten, das Lasern selbst nur 15 bis 25 Sekunden.

Einen zweiten Schwerpunkt machen inzwischen Operationen am Grauen und Grünen Star aus. Beim Grauen Star handelt es sich um eine häufig altersbedingte Eintrübung der klaren Linse im Auge, die zu einer Verschlechterung des Sehens führt. Auch Verletzungen, schwere Entzündungen oder Stoffwechselerkrankungen können dafür die Ursache sein. Um Abhilfe zu schaffen, werden die getrübten Linsen durch ein künstliches und individuell angepasstes Linsenimplantat ersetzt. Das geschieht allein in Deutschland heutzutage rund 650 000 Mal im Jahr. „Diese Operation ist längst Routine geworden", räumt auch Dr. Kapralow, in dessen Praxis übrigens alle Eingriffe Chefsache sind, ein.

Auch das Glaukom (Grüner Star) ist eine häufig auftretende Augenerkrankung. Dabei ist der Sehnerv geschädigt, was letztlich zu einer Erblindung führen kann. Problematisch ist, dass die Symptome oft erst (zu) spät erkannt werden. Schleichend verkleinert sich das Blickfeld des Patienten, sodass die Betroffenen kaum merken, dass ihre Sehkraft sich verringert. „Wir empfehlen deshalb zur Früherkennung unbedingt regelmäßige Untersuchungen", sagt Dr. Kapralow. So lässt sich mit der Laser Polarimetrie der Augenhintergrund völlig schmerzlos und ungefährlich abtasten. Dabei wird die Dicke der einzelnen Nervenfasern gemessen und jede noch so geringe Abweichung von der Norm registriert. Die

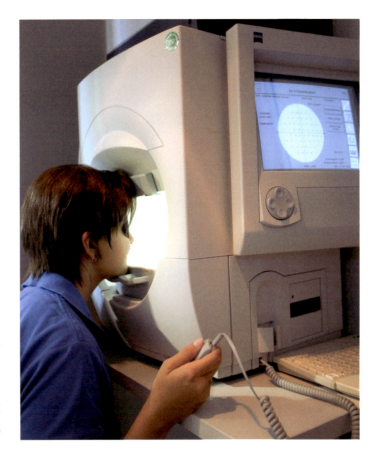

Ergebnisse dieser Diagnose sind verblüffend: „Erste Veränderungen der Faserdicke wurden bis zu drei Jahre vor Gesichtsfeldausfällen nachgewiesen."

Deutlich wird: Mit dem Augen-Check kann nicht früh genug begonnen werden. Um spätere Erkrankungen zu vermeiden, bietet Dr. Kapralow in seiner Praxis auch Untersuchungen von Säuglingen und Kleinkindern an. „Insbesondere bei durch Sehschwächen, Schielen oder Augenzittern vorbelasteten Kindern sollte eine möglichst frühzeitige und sorgfältige Kontrolle erfolgen, da die familiäre Belastung ein hohes Risiko für die Entwicklung einer Schwachsichtigkeit von Kindern darstellt", rät er.

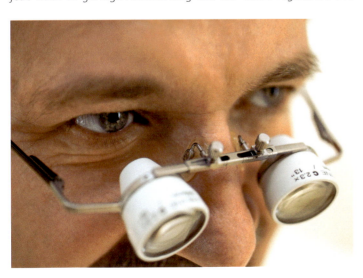

DR. (RUS) WLADIMIR
KAPRALOW

Düesbergweg 128/130          IM MEDICAL CENTER
48153 Münster          AM CLEMENSHOSPITAL

Telefon 02 51 / 1 44 22 40
Telefax 02 51 / 1 44 69 99

www.augenarzt-kapralow.de

# ZAHNMEDIZIN

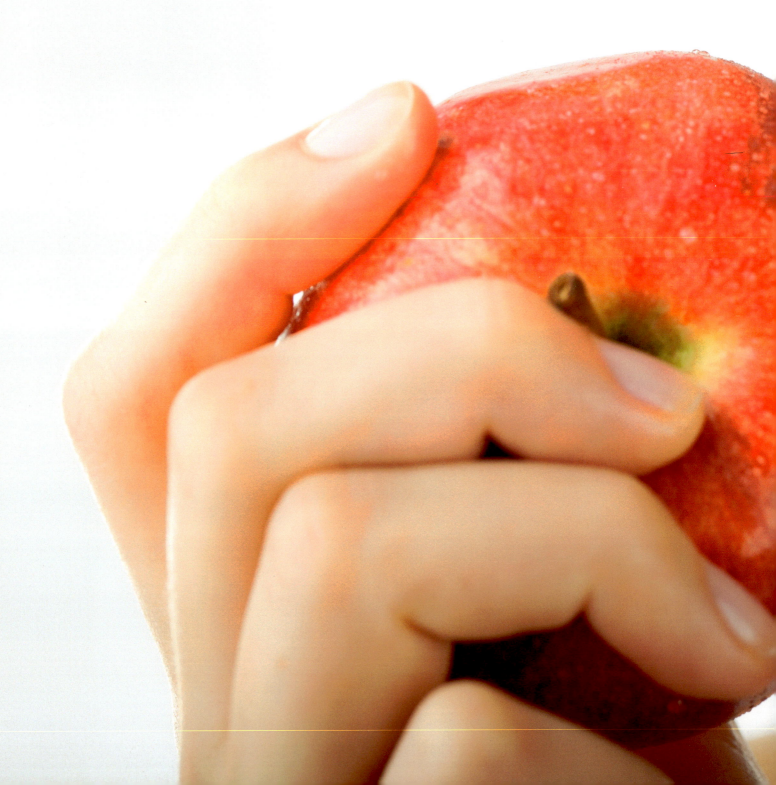

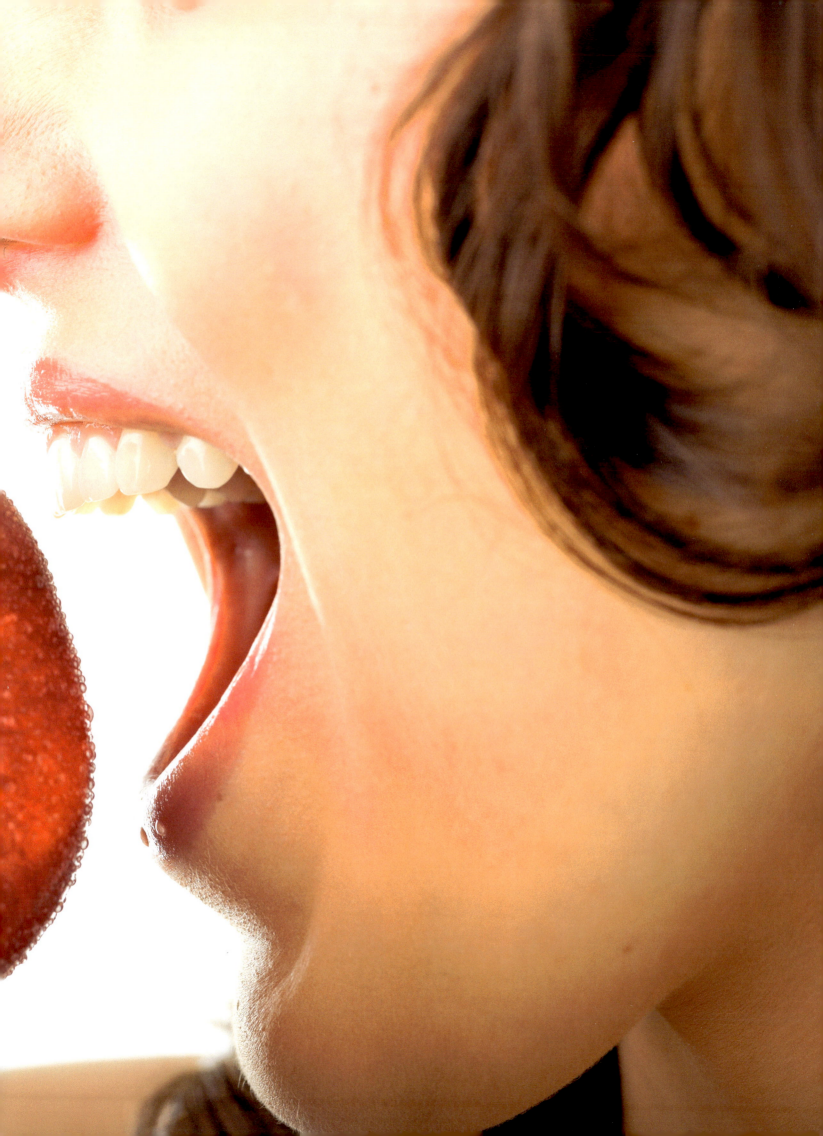

# Zahnmedizin

Studien sind eine feine Sache. Sie machen klüger, sorgen für Klarheit und geben Denkanstöße. Kritisches Nachfragen kann sich dennoch lohnen – wer ist der Auftraggeber dieser Studie, welches Ziel verfolgt er, wer wurde befragt? Beim Zahnreport, den die Krankenkasse Barmer GEK jeweils im Frühjahr veröffentlicht, sind Zweifel an der Seriosität nicht angebracht. Die Datenbasis ist solide, die Analyse fundiert. Eines der wichtigsten Ergebnisse der aktuellen Ausgabe: Die Deutschen sind weiterhin Zahnarztmuffel. Etwa ein Drittel der Bevölkerung besucht nicht wenigstens einmal im Jahr eine Dentalpraxis.

Die meisten Patienten wissen natürlich, dass jene, die regelmäßig beim Dentisten vorbeischauen und seine Tipps beherzigen, den Bohrer kaum fürchten müssen. Wenn sie sich aber beharrlich selbst vor Routineuntersuchungen drücken, gehen sie das Risiko ein, dass Zahn- oder Zahnfleischerkrankungen nicht rechtzeitig erkannt werden. Leichte Schmerzen nehmen sie als kleineres Übel in Kauf. Erst wenn diese akut werden und kaum noch auszuhalten sind, überwinden sie ihre Scheu.

Wer sich näher mit den Gründen der Zahnarztverweigerung beschäftigt, bekommt verschiedenste Antworten. Da ist etwa von der Angst vor großen Schmerzen und Spritzen die Rede. Auch ein Unwohlsein gegenüber den typischen Geräuschen und der empfundenen Hilflosigkeit während der Behandlung wird oft angesprochen. Vielfach weisen Patienten, die die Dinge haben schleifen lassen, ferner auf die Scham über den Zustand des Gebisses und die Sorge vor Vorwürfen durch den Zahnarzt hin. Niemand liebt Moralpredigten. Und wenn es tatsächlich zu einer Sanierung des Gebisses kommen muss, dann bitte am liebsten unter Vollnarkose. Am besten nichts mitbekommen – so die Devise. Immerhin: Nach einer Zahnsanierung im Tiefschlaf verlieren tatsächlich viele Patienten ihre Angst.

Viele Zahnärzte haben in den letzten Jahren eine hohe Sensibilität im Umgang mit Angstpatienten entwickelt. Sie wissen: Die Angst vor dem Zahnarzt verschwindet nur beim Zahnarzt selbst. Große Bedeutung kommt auf dem Weg dahin dem ersten Behandlungstermin zu, der in der Regel dem gegenseitigen „Beschnuppern" dient. Hier macht man sich miteinander bekannt, entwickelt Verständnis und gewinnt Vertrauen. Und man überlegt gemeinsam, wie weiter vorgegangen werden sollte, damit Gesundheit und Lebensfreude nicht weiterhin beeinträchtigt werden – und das selbstverständlich ohne den erhobenen Zeigefinger.

Die Angst zu ignorieren, ist indes der falsche Weg. Wenn beispielsweise Patienten auf in der Kindheit liegende traumatische Erlebnisse verweisen, dann erinnern erfahrene Zahnmediziner daran, wie weit diese Schrecken zurück liegen. Hat man nicht auch ande-

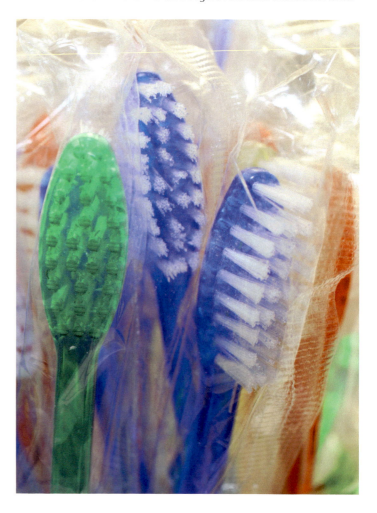

re negative Erfahrungen aus der Vergangenheit längst verarbeitet? Und wieso sollten all die Erlebnisse von vorgestern das Heute nachteilig beeinflussen? Weshalb also sollte der Zahnarzt keine zweite Chance erhalten? Zumal die Behandlungsmethoden heute ganz andere sind ...

Der Dämmerschlaf, bei dem der Patient sich entspannt und weder Angst noch Schmerzen spürt, aber ansprechbar bleibt, ist ein Beispiel dafür. Der von Forschern der Universität Bonn entwickelte Laserbohrer, der mit ultrakurzen Pulsen und fast schmerzfrei arbeitet und den Nerv nicht reizt, ein anderes. Überhaupt gilt festzuhalten, dass längst nicht alle Aspekte der Zahnmedizin erforscht sind. Anfang 2012 fanden etwa Wissenschaftler aus Dresden gemeinsam mit Kollegen aus den USA nach Jahrzehnte dauernden Untersuchungen die Ursache für Parodontitis. Fast zeitgleich wur-

de in Jena ein Zahnersatz aus Glaskeramik vorgestellt, der noch festeren Biss und natürlicheres Aussehen garantieren soll.

Schließlich werden in Deutschland immer häufiger nach dem Vorbild aus den USA Zahnarztpraxen patientenfreundlich umgestaltet – mal wie kleine Wellness-Oasen, mal wie private Wohnzimmer. Nach einer entspannenden Kopf-, Nacken- und Schultermassage bekommt der Patient ein leckeres, schmerzlinderndes Bonbon. Während der Behandlung entführen ihn Animationen einer 3D-Brille in Traumwelten. Die Richtung gibt Margaret Mitchell, eine Dental-Spa-Pionierin aus Chicago vor: „Wenn wir es mit diesen neuen Ideen schaffen, dass Patienten mit einem guten Gefühl nach Hause gehen, dann wird der Zahnarztbesuch hoffentlich bald nicht mehr als notwendiges Übel angesehen."

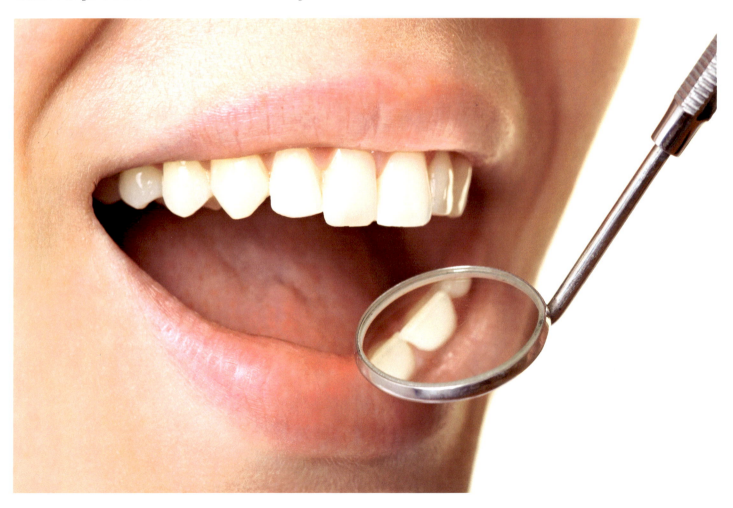

# Jeder Zahnarzt ist selbstverständlich auch Psychologe.

Wie wichtig gesunde Zähne sind, wissen die meisten Menschen. Aber im Alltag auch etwas für die eigene Gesundheit zu tun, daran hapert es häufig noch – weiß Dr. Kerstin Blaschke, stellvertretende Bundesvorsitzende im Freien Verband Deutscher Zahnärzte zu berichten.

Dr. Blaschke

Frage: Inwieweit wissen die Menschen in Deutschland heute über die Bedeutung gesunder Zähne Bescheid?

Dr. Blaschke: Grundsätzlich muss man sagen, dass heute selbstverständlich jeder die Möglichkeit hat, sich zu informieren. Das wird auch gemacht. Theoretisch sollte man also Bescheid wissen, wie wichtig die Zahngesundheit ist. Aber ich bin immer wieder erstaunt, dass sich doch eine Vielzahl von Mythen halten. Dass etwa das Essen eines Apfels das Zähneputzen ersetzt, ist nach wie vor ein weit verbreiteter Irrglaube. Also: Etwas wissen und auch konsequent danach handeln, das sind zwei Paar Schuhe. Zähneputzen ist eine ebensolche Selbstverständlichkeit wie das Haarekämmen.

Der Zusammenhang zwischen Zahn- und Allgemeinerkrankungen ist heute allgemein bekannt. Wie wichtig ist in diesem Zusammenhang die Zusammenarbeit zwischen Zahn- und Allgemeinmedizinern und wie ist es darum bestellt?

Dr. Blaschke: Auch hier gilt: Ja, der Zusammenhang ist bekannt. Und dennoch wissen viele Menschen nicht über die konkreten Auswirkungen Bescheid. Das ist ganz sicher ein Manko, da hilft nur eine noch intensivere Aufklärung. Ich begreife meine Aufgabe als Zahnärztin aber auch so, dass ich mir nicht nur die Mundhöhle

ansehe, sondern auch den gesamten Patienten im Blick behalte. Wenn mir dabei Veränderungen auffallen, etwa bei der Haut, dann spreche ich das an. Ich würde mir wünschen, dass auch die Allgemeinmediziner mit einer gewissen Sensibilität für die Fragen der Zahngesundheit ausgestattet wären. Ein Tinnitus kann beispielsweise auch in Zusammenhang mit Zahnstellungsproblemen und Zähneknirschen stehen. Wir müssen uns alle bemühen, den Menschen mehr als Ganzes zu betrachten.

Stichwort Ganzheitlichkeit: Bei welchen Indikationen findet die Homöopathie in der Zahnmedizin Anwendung?

Dr. Blaschke: Es gibt Bereiche, in denen sie eine bedeutsame Rolle spielt. In anderen dagegen nicht. Niemand wird Karies mit homöopathischen Methoden wegbekommen. Da steht eher die Technik im Vordergrund. Auch eine chronische Parodontitis lässt sich nicht nur mit einer Spülung behandeln. Aber es gibt eine Vielzahl von wirksamen Hausmitteln, die etwa helfen, den Schmerz zu lindern und den Heilungsprozess unterstützen.

Welche Maßnahmen zur Gesundheiterhaltung von Zahn und Zahnhalteapparat halten Sie für besonders wichtig?

Dr. Blaschke: Hier müssen wir vier Punkte erwähnen. Die Notwendigkeit des regelmäßigen und konzentrierten Zähneputzens steht außer Frage. Nebenbei bemerkt: Ich bin überzeugt, dass das bei entsprechender Putztechnik von Hand ebenso gut und effizient sein kann wie mit der elektrischen Zahnbürste. Zudem darf man nicht auf den Einsatz von Zahnseide und die Mundspülung verzichten. Ein ganz entscheidender Punkt, der leider auch heute noch vielfach unterschätzt wird, ist die richtige Ernährung. Wer da auf einige Grundregeln achtet, hat deutlich weniger Probleme. Wichtig dabei: Man muss seine Zähne auch tatsächlich benutzen, der Zahnhalteapparat will etwas zu tun haben. Das gilt schon für die Kleinkinder. Nicht immer nur weiche Nahrung geben, sondern auch mal eine Möhre zum Knabbern.

### Ab welchem Alter und in welchen Abständen sollten Eltern denn die Zähne ihrer Kinder untersuchen lassen?

**Dr. Blaschke:** Der erste Zahndurchbruch kommt etwa mit einem halben Jahr. Da sollte dann auch schon das Putzen einsetzen. Wenn in der Folge alles normal verläuft, reicht es völlig aus, mit etwa zwei Jahren den Antrittsbesuch beim Zahnarzt zu machen. Dort wird es dann in der ersten Zeit sicher eher spielerisch zugehen. Wir wollen ja zunächst das Vertrauen der Kinder gewinnen und den Eltern konkrete Tipps zur Erhaltung der Zahngesundheit ihrer Kinder geben.

### Welche Entwicklungen in der Zahnmedizin haben wir in den kommenden Jahren zu erwarten?

**Dr. Blaschke:** Man kann sich heute sicher sein, dass wir keine zahnlose Generation nach uns vorfinden werden. Es gibt inzwischen genügend Möglichkeiten, die Probleme in den Griff zu kriegen – auch wenn es Untersuchungen von Krankenkassen gibt, dass auch heute noch rund 30 Prozent ihrer Mitglieder nicht wenigstens einmal im Jahr zum Zahnarzt gehen. Da hilft nur eins: Aufklärung, Aufklärung, Aufklärung. Darüber hinaus bin ich der Ansicht, dass man Wissenschaft und interdisziplinäre Forschung fördern sollte. Wir müssen aber immer im Auge behalten, was man in der täglichen Praxis grundsätzlich braucht und was Zusatzleistungen sein können. Da gibt es sicherlich Grenzen.

### Emotionen spielen beim Zahnarztbesuch sicher auch noch in den nächsten Jahren eine große Rolle. Viele Menschen haben trotz modernster und schonender Behandlungsmethoden noch immer Angst vor dem Zahnarzt. Was raten sie denen?

**Dr. Blaschke:** Diesen Patienten etwas zu raten, ist schwierig. Jeder Fall ist schließlich unterschiedlich. Grundsätzlich versuchen wir, den Patienten die Angst zu nehmen, indem wir mit ihnen vertrauens- und respektvoll umgehen. Wir hören ihnen zu, wir nehmen sie ernst, wir erklären, was wir machen wollen. Und wir sagen auch, dass wir ihre Unterstützung brauchen. Wenn eine Sanierung nötig ist, mache ich in der Regel einen Plan für die folgenden zwei Jahre – da muss der Patient zu Hause entsprechend mitwirken. Dass ich das offen anspreche, das hilft schon mal. Vertrauen ist das beste Mittel gegen Angst.

### Also steckt sehr viel Psychologe im Zahnarzt ...

**Dr. Blaschke:** Ganz sicher. Jeder Zahnarzt ist auch Psychologe. Man muss immer schauen, mit welchem Typ Patient man zu tun hat. Es gibt Menschen, die ihr ganzes Leben lang ängstlich sind, nicht nur beim Zahnarzt. Und es gibt die, die sehr souverän und abgeklärt wirken, bei denen die Angst vor der Spritze dann ganz plötzlich und unerwartet herausbricht. Damit muss man umgehen können. Es ist ja eine ganz spezielle Situation, wenn ich mir mit meinen Händen und ganz viel Technik in der kleinen Mundhöhle eines Patienten zu schaffen mache – auch für mich als erfahrene Zahnärztin. Ich muss da sehr vorsichtig sein, bin konzentriert, will ihm keine Verletzung zufügen. Man muss als Zahnarzt sein Handwerk beherrschen, braucht aber zugleich ein enormes Maß an Einfühlungsvermögen.

# Praxis am See

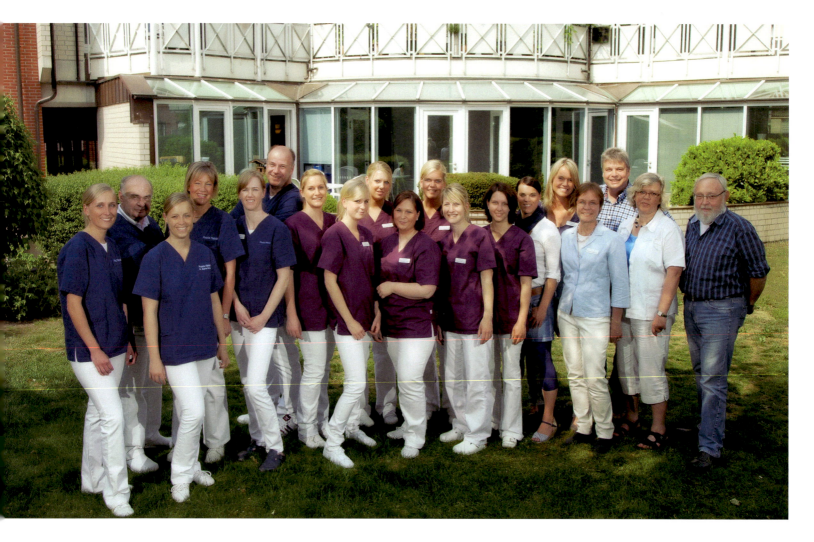

Mit Sportgrößen wie Franz Beckenbauer, Michael Schumacher oder Boris Becker auf eine Stufe gestellt zu werden, diese Ehre wird in Deutschland nicht vielen Menschen zuteil. Schon gar nicht Medizinern. Dass Prof. Dr. Dr. Peter Tetsch Ende 2006 von Prof. Dr. Günter Dhom, dem Präsidenten der Deutschen Gesellschaft für Implantologie derart geehrt wurde, zeigt, welch bedeutende Rolle er bei der Entwicklung der Implantologie in Deutschland spielte und spielt.

Bereits 1984 hatte der seit 1989 in seiner Praxis in Münster tätige Kieferchirurg und Implantat-Spezialist Prof. Dr. Dr. Peter Tetsch mit dem Buch „Enossale Implantate" ein Standardwerk der zahnärztlichen Implantologie geschaffen. 1995 legte er zusammen mit seinem Sohn Dr. Jan Tetsch „Fortschritte in der Implantologie" vor.

Daneben ist das Buch „Zahnärztliche Implantate", das inzwischen in fünfter Auflage erschienen ist, seit vielen Jahren ein informativer Ratgeber für den interessierten Patienten.

Beide Ärzte betreiben die renommierte und nahe am Aasee gelegene Praxis seit vielen Jahren gemeinsam und betreuen zusammen mit ihrem Ärzte- und Mitarbeiterteam viele zufriedene Patienten, denen mit der Eingliederung von Zahnimplantaten neue Lebensqualität geschenkt wurde und wird. Im Vorwort zur aktuellen Version des Patientenratgebers schreiben sie: „Seit dem ersten Erscheinen dieses Ratgebers 1992 haben sich die Implantatbehandlungen in Praxen und Kliniken weiter durchgesetzt. Sie sind in vielen Fällen eine bewährte, häufig sogar unverzichtbare Ergänzung der zahnärztlichen Behandlungsmöglichkeiten."

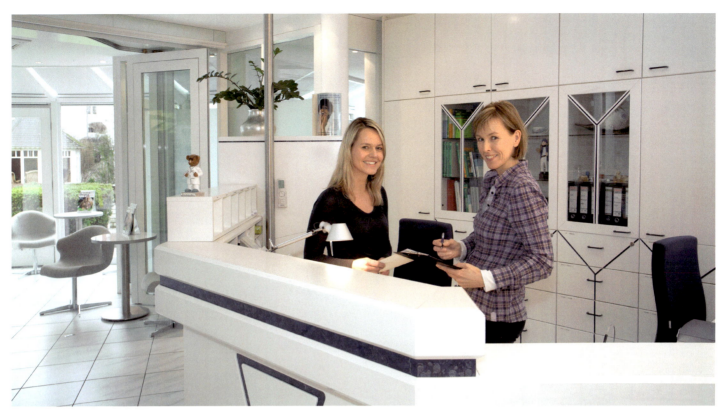

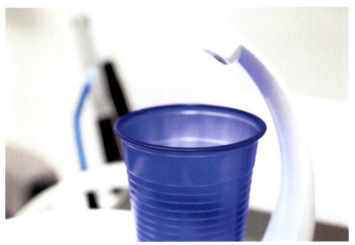

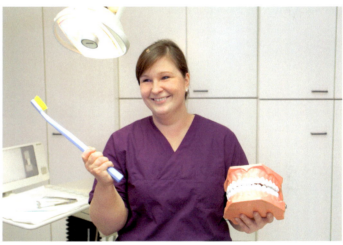

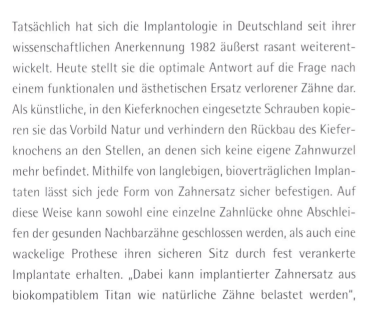

Tatsächlich hat sich die Implantologie in Deutschland seit ihrer wissenschaftlichen Anerkennung 1982 äußerst rasant weiterentwickelt. Heute stellt sie die optimale Antwort auf die Frage nach einem funktionalen und ästhetischen Ersatz verlorener Zähne dar. Als künstliche, in den Kieferknochen eingesetzte Schrauben kopieren sie das Vorbild Natur und verhindern den Rückbau des Kieferknochens an den Stellen, an denen sich keine eigene Zahnwurzel mehr befindet. Mithilfe von langlebigen, bioverträglichen Implantaten lässt sich jede Form von Zahnersatz sicher befestigen. Auf diese Weise kann sowohl eine einzelne Zahnlücke ohne Abschleifen der gesunden Nachbarzähne geschlossen werden, als auch eine wackelige Prothese ihren sicheren Sitz durch fest verankerte Implantate erhalten. „Dabei kann implantierter Zahnersatz aus biokompatiblem Titan wie natürliche Zähne belastet werden", erläutert Dr. Jan Tetsch, „und bei guter Pflege und gleichbleibendem Gesundheitszustand ein Leben lang halten."

Bevor es zum Einsatz eines Implantats kommt, nehmen sich die Zahnmediziner viel Zeit, um in einem persönlichen Gespräch mit dem Patienten dessen Wünsche und Bedürfnisse zu erkunden. Die Nachfrage habe deutlich zugenommen, sagt Dr. Jan Tetsch. Beim ersten Kontakt geht es vorrangig darum, Vertrauen auf- und Ängste abzubauen. „Viele kommen mit schlechten Erfahrungen bei Zahnärzten und haben Angst vor dem Unbekannten." Detailliert erklärt er ihnen den Behandlungsprozess, geht auf Vorbehalte ein und macht – wenn nötig – Mut. „Aber selbstverständlich überreden wir niemanden. Die Entscheidung für ein Implantat muss jeder Patient für sich selbst treffen."

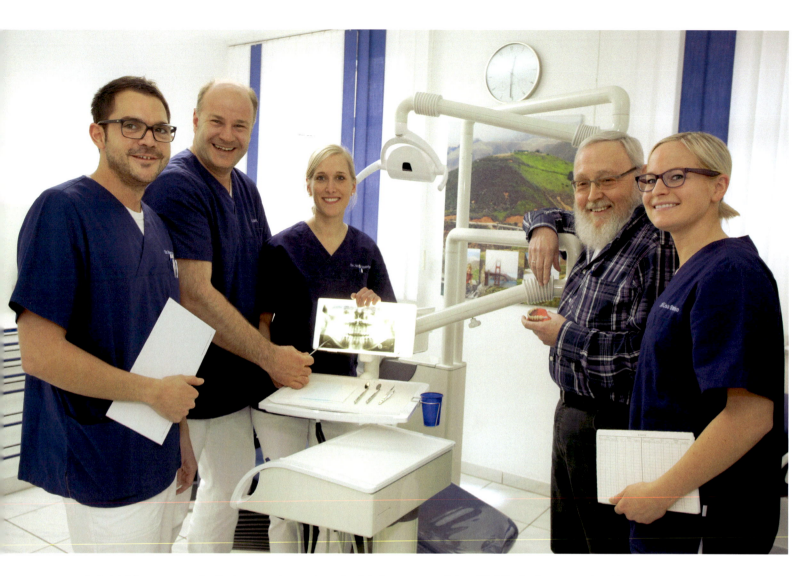

Dabei hilft es, wenn die Patienten wissen, dass sie sich in guten Händen befinden. Die Praxis am See zählt seit Jahren zu den besten in Deutschland, wurde schon mehrfach in Ranglisten unter den Top 10 einsortiert. Er nehme das einerseits „als Anerkennung unserer Arbeit, andererseits aber auch als Ansporn, nicht locker zu lassen und uns beständig weiterzubilden", unterstreicht Dr. Jan Tetsch. Von den umfangreichen Fachkenntnissen profitieren im Übrigen auch Kollegen. Mehr als 8 000 Zahnärzte haben die Dres. Tetsch in den vergangenen 15 Jahren aus- und weitergebildet. Zahllose Implantatkurse führten sie für Hochschulen, Zahnärztekammern, Firmen und Fachverbände durch.

Die Implantologie bildet den Schwerpunkt der Praxis. Daneben wird aber eine Vielzahl weiterer zahnärztlicher Dienstleistungen angeboten. Zu den zentralen Bausteinen gehört die zahnmedizinische Prophylaxe, die hilft, mit umfangreicher Vorsorge Therapien zu vermeiden. Dr. Tetsch und sein Team empfehlen eine halbjährliche „Inspektion", bei der die professionelle Zahnreinigung und zahnärztliche Untersuchung auf dem Programm stehen sollte. Das Ergebnis ist weit mehr als nur eine optimale Ästhetik und persön-

liches Wohlbefinden – regelmäßig professionell gereinigt, geben die glatten, geschützten Zahnflächen den gefährlichen Mundbakterien keine Chance.

Große Aufmerksamkeit widmet man darüber hinaus den Parodontalerkrankungen, also jenen des Zahnhalteapparates. Diese Entzündungsprozesse haben ihre Ursache in der Regel in einer Veränderung des mikrobiellen Keimspektrums in der Mundhöhle und sind eine Antwort des Körpers auf äußere oder innerlich ausgelöste Reize wie Verletzungen oder Fremdkörper. Entzündungen dienen grundsätzlich dazu, solche Reize zu beseitigen, die Ausbreitung zu unterbinden und möglicherweise aufgetretene Schäden zu reparieren.

Ziel einer Parodontalbehandlung muss es also sein, die parodontopathogenen Bakterien dauerhaft aus den infizierten Geweben zu entfernen. In der Praxis am See kommt dazu mit ParoCheck ein Verfahren zur Anwendung, das eine schnelle und exakte Auswertung der gefährlichen Keimträger ermöglicht und die genetische Veranlagung berücksichtigt. Diese führt dazu, dass Patienten oft

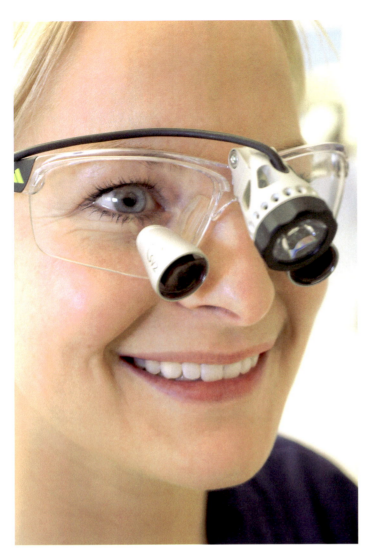

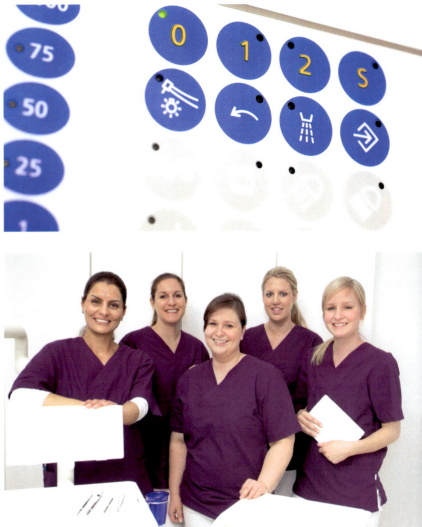

trotz einer sehr guten Mundhygiene und einer geringen parodon-topathogenen bakteriellen Belastung schwer an einer Parodontitis erkranken. Der Zahnarzt entnimmt dafür Zellen aus der Mund-höhle, indem er an der Innenseite der Wange einen Abstrich macht. Die Untersuchung der genetischen Disposition zur Paro-dontitisneigung und für Implantatkomplikationen erfolgt an-schließend mittels hochmoderner molekularbiologischer Metho-den in einem Labor. „Wenn wir von dort die Daten haben, wissen wir, welche Antibiotika zur individuellen Parodontitis-Behandlung eingesetzt werden können und wie hoch die Risiken sind, an einer Parodontitis zu erkranken", sagt Dr. Jan Tetsch.

Der Experte empfiehlt, dass sich im Fall einer Parodontitiserkran-kung der genetische Risikotest und die mikrobiologischen Unter-suchungen gegenseitig ergänzen. So sei es möglich, einen effi-zienten Behandlungsplan aufzustellen. Und wenn der Test vor aufwendigen implantologischen Sanierungen durchgeführt wird, lassen sich das Risiko von Komplikationen oder eines Verlustes vor dem Einbringen abschätzen und im Vorfeld geeignete Gegenmaß-nahmen treffen.

Die Zahnmedizin ist noch längst nicht am Ende ihrer Entwicklung angekommen, sondern profitiert weiterhin in großem Maß von der wissenschaftlichen Forschung – was in erster Linie den Patien-ten zugutekommt. Dr. Jan Tetsch geht davon aus, dass sich auch in Zukunft „viel tun wird". So erwartet er, dass Zahnersatz und Implantologie gleichgesetzt werden. Auch bei der Bekämpfung von Parodontitis und Karies sieht er Mut machende Perspektiven. So könne bereits jetzt festgestellt werden, dass Kinderzähne heute deutlich seltener von Karies befallen sind, als noch vor einigen Jahren: „Die umfangreichen Präventionsmaßnahmen zeigen schon heute große Erfolge."

PRAXIS AM SEE

Scharnhorststraße 19     DRES. TETSCH & KOLLEGEN
48151 Münster

Telefon 02 51 / 53 24 15

www.tetsch-muenster.de

# Implantatzentrum Münster

In einer ehemaligen Bank, einem Gebäude im Gründerzeitstil, haben sich 2006 Dr. Bernhard Drüke, Dr. Stefan Reinhardt und Dr. Josef Janzen niedergelassen. Nach Gründung der Praxis im Jahre 1986 durch Dr. Drüke besteht die Gemeinschaftspraxis der drei Fachzahnärzte für Oralchirurgie mit Tätigkeitsschwerpunkt Implantologie jetzt seit 1997.

Hohe und helle Räume bestimmen den ersten Eindruck. An den Wänden ist Platz für großformatige Bilder, im großen Wartezimmer stehen Plastiken. Im Flur wurde ein roter Teppich ausgerollt. „Das Ambiente ist kein Selbstzweck", sagt Praxisgründer Dr. Bernhard Drüke. Im Gegenteil. „Wir betrachten unsere Patienten als unsere Gäste und wollen ihnen möglicherweise vorhandene Ängste vor dem Zahnarztbesuch nehmen."

Für das notwendige Vertrauen sorgen ferner die erneut gute Platzierung von Dr. Drüke in der aktuellen Empfehlungsliste der Zeitschrift Focus Spezial sowie die Mitgliedschaft der Ärzte im ECDI, den European Centers for Dental Implantoology (www.zahnimplantate.com), einem Zusammenschluss von derzeit 18 implantologischen Zentren. Aufnahme in diesen Elite-Club finden nur Ärzte, die seit mindestens 15 Jahren implantologisch tätig sind und mindestens 3 000 Implantate gesetzt haben. Die Zentren sind einer leitliniengerechten und wissenschaftlich gesicherten Therapie verpflichtet.

All das ist im Implantatzentrum gegeben. Die Patienten werden hier nach wissenschaftlich abgesicherten, erfolgversprechenden Methoden behandelt. Neue Verfahren und innovative Medizintechnik finden immer dann Anwendung, sobald sie sich bewährt haben. Das zahnmedizinische Leistungsspektrum reicht von A wie Ästhetik bis Z wie Zahnersatz. Schwerpunkte bilden Implantologie und Oralchirurgie.

Implantate sind künstliche Zahnwurzeln, die in den Kieferknochen eingesetzt werden und in der Regel binnen weniger Monate fest

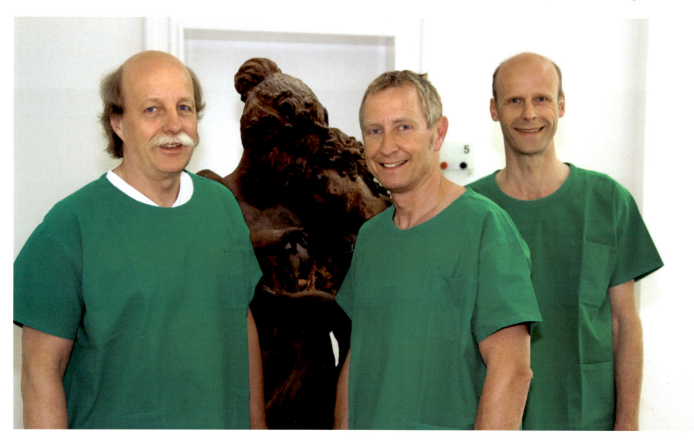

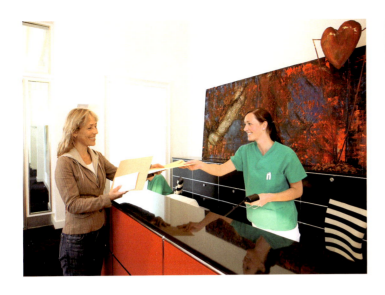

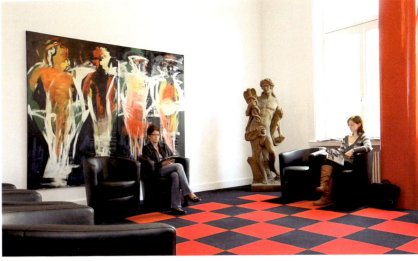

einheilen. Auf dieser Basis lässt sich anschließend der eigentliche Zahnersatz – etwa eine Krone, Brücke oder Prothese – befestigen. Implantate bestehen meist aus Titan, seltener aus Hochleistungskeramik. Beide Materialien sind für ihre gute Körperverträglichkeit bekannt und werden auch anderweitig seit langem in der Medizin eingesetzt. Die Vorteile von Implantaten zeigen sich insbesondere im Vergleich zu Brücken. Mit letzteren lassen sich einzelne Zähne zwar durchaus ästhetisch und funktional zufriedenstellend ersetzen. Um sie zu tragen, müssen allerdings beide Nachbarzähne überkront werden. „Dabei geht zwangsläufig ein großer Teil der natürlichen Zahnsubstanz verloren", erläutert Dr. Drüke. Bei Implantaten dagegen ist keine Befestigung an den Nachbarzähnen

notwendig. Zudem ist es in den meisten Fällen möglich, auch für fehlende hintere Backenzähne einen festsitzenden, komfortablen Zahnersatz anzupassen.

Fachkompetenz und Erfahrung sind Voraussetzung für Implantationen. Denn bei dem Eingriff müssen viele Faktoren beachtet werden. So muss das Kieferwachstum beendet und der Kieferknochen ausreichend hoch, breit und dicht sein. Ist das nicht der Fall – etwa weil Zähne bereits vor längerer Zeit verloren gegangen sind und der Druck über die Zahnwurzeln auf den Knochen fehlt – stehen zunächst Maßnahmen zum Knochenaufbau an. Jeder Implantation geht deshalb eine sorgfältige Planung anhand

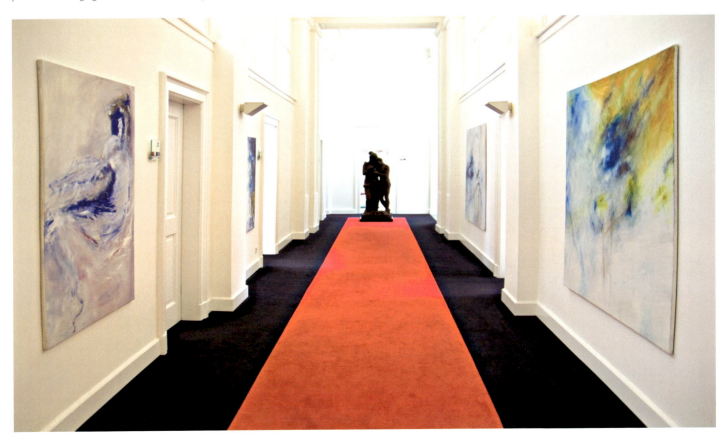

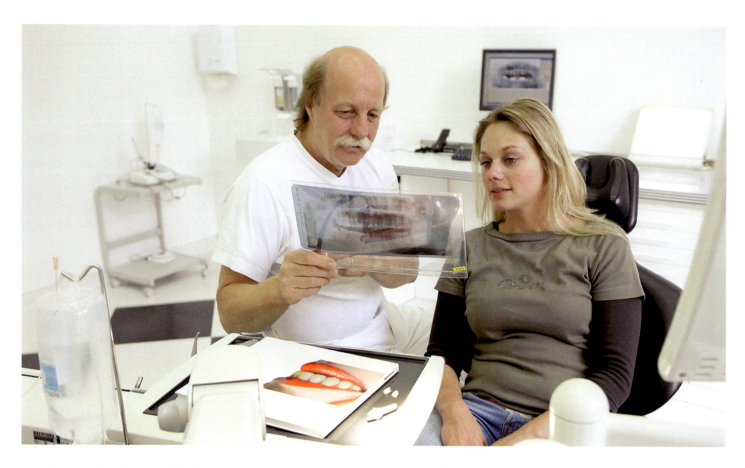

von Röntgenaufnahmen, Gebissabdrücken und Gipsmodellen voraus. Auch eine computergestützte 3D-Planung kann sinnvoll sein, etwa wenn der dreidimensionale Verlauf des Unterkiefernervs nicht auf den zweidimensionalen, digitalen Röntgenbildern zu erkennen ist.

Deutlich wird: Hier ist nicht das schnelle, oberflächliche Korrigieren gefragt, sondern eine nachhaltige Hilfe, die einem festen Konzept folgt. „Unser Ziel ist stets eine langfristige Versorgung", erklärt Dr. Drüke. „Wir überprüfen, was zu der Erkrankung geführt hat und bekämpfen die Ursache." Da hilft es, dass jedem Patienten in der Praxis ein Zahnarzt zugeteilt ist, der die Krankengeschichte

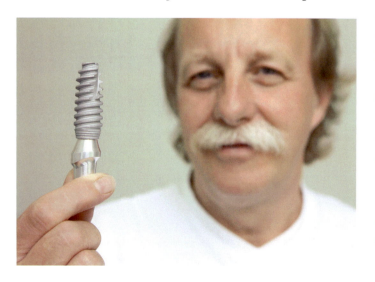

kennt. Die Ärzte des Zentrums arbeiten zudem intensiv mit dem jeweiligen Hauszahnarzt und den Zahntechnikermeistern im hauseigenen Dentallabor zusammen. Die Mitarbeiter dort übernehmen neben der Herstellung von hochwertigem, ästhetischem Zahnersatz technische Vorarbeiten bei Implantationen.

Das gilt mit der gleichen Selbstverständlichkeit auch in der Oralchirurgie. Dazu zählen Wurzelbehandlungen und Wurzelspitzenresektionen ebenso wie das Entfernen von Weisheitszähnen, das Beheben von Kiefer- und Kiefergelenkbrüchen sowie die mikrochirurgische Zahnfleischtransplantation. Bei diesem schonenden Verfahren gehen die Ärzte mit sehr feinen Instrumenten zu Werke, die eine äußerst exakte Operation ermöglichen. Der Vorteil dieser Methode ist eine gute und schnelle Heilung der Wunde.

Der moderne Ansatz des Implantatzentrums Münster zeigt sich auch in der Verwendung zeitgemäßer Technik. „Hochwertige Geräte und Instrumente bieten uns heute für die Untersuchung und Behandlung der Zähne hervorragende Möglichkeiten, die früher undenkbar waren", bekräftigt Dr. Drüke. Über Themen der zahnärztlichen Chirurgie und vor allem über moderne Verfahren der zahnärztlichen Implantologie berichten Dr. Drüke und Dr. Reinhardt regelmäßig auf nationalen und internationalen Kongressen. Beide leiten Kurse und Fortbildungsreihen für Zahnärzte

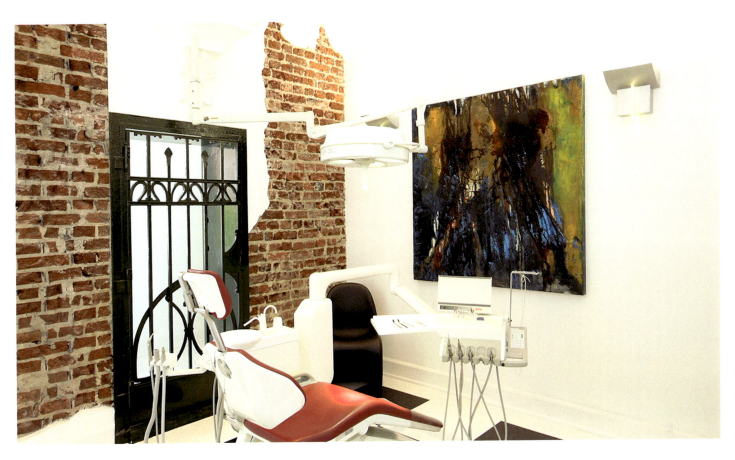

über moderne Implantationsverfahren und die prothetische Versorgung von Implantaten. In der Praxis kommt etwa ein Digitaler Volumentomograph (DVT) zum Einsatz, ein spezielles Röntgengerät, das dreidimensionale Schichtaufnahmen des Kiefers ermöglicht. Im Gegensatz zur herkömmlichen zweidimensionalen Röntgentechnik lassen die räumlichen DVT-Aufnahmen feinste Details wie die Knochendichte oder den Verlauf des Unterkiefernervs erkennen. In der Implantologie findet mit der Piezosurgery eine ultraschallgestützte Operationstechnik Anwendung. Ultraschall kommt auch bei der Parodontitistherapie ein hoher Stellenwert zu.

Aber: Technik ist nicht alles. „Die menschliche Seite unserer Arbeit ist uns genauso wichtig", sagt Dr. Drüke, der sich bewusst ist, dass ein Zahnarzt auch immer (Stichwort: Angstpatienten) Psychologe sein muss. Diese Erkenntnis spielt auch in der ästhetischen Zahnheilkunde eine zentrale Rolle. Die Zähne prägen in großem Maße das Erscheinungsbild eines Gesichtes. Helle, gerade Zähne und gesundes Zahnfleisch wirken gepflegt und schön und sind in ihrer Wirkung nicht zu unterschätzen. Sie signalisieren dem Gegenüber Gesundheit und Jugend. Für diesen Eindruck zeichnen etwa vollkeramische Kronen und Brücken verantwortlich, die im Dentallabor per CAD-/CAM-Technik hergestellt und anschließend farblich angepasst werden. „Durch ihren Keramikkern sind diese Kronen und Brücken leicht lichtdurchlässig und schimmern wie die natürliche Zahnsubstanz. So ist später meist nur von Experten zu erkennen, dass es sich nicht um natürliche Zähne handelt."

Innovation und Tradition – ihr Zusammenspiel wird auch in Zukunft maßgeblich die Tätigkeit der drei Fachzahnärzte für Oralchirurgie im Münsteraner Implantatzentrum bestimmen. Sie wissen, dass ihnen Hightech dabei behilflich sein wird, ihren Patienten eine schonende und weitgehend schmerzfreie Behandlung zukommen zu lassen. Sie wissen dank ihrer jahrzehntelangen Erfahrung aber eben auch, dass die menschliche Komponente im Praxisalltag weiterhin nicht zu unterschätzen sein wird. Dr. Drüke, Dr. Reinhardt und Dr. Janzen sind mit ihrem Team auf einem guten Weg, diese Herausforderung zum Wohle ihrer Patienten zu meistern.

IMPLANTATZENTRUM
MÜNSTER

Schorlemerstraße 16
48143 Münster

Telefon 02 51 / 5 51 55
Telefax 02 51 / 51 89 45

www.implantatzentrum.de

# Praxis für ganzheitliche Zahnheilkunde und Implantologie

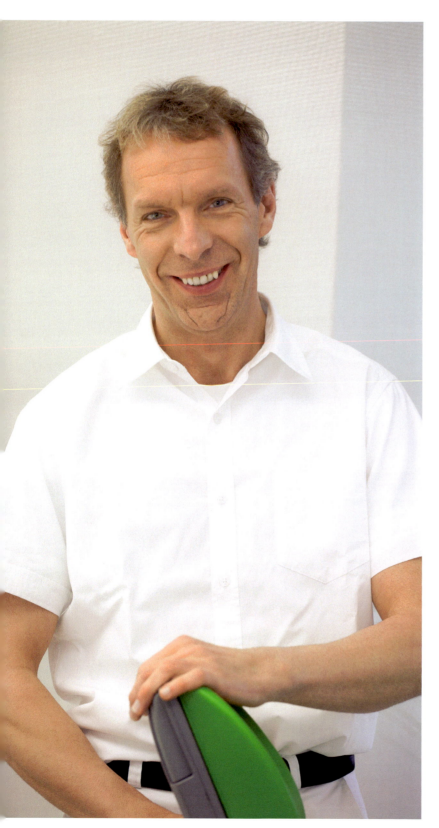

Kreislauferkrankungen können ihre Ursache in fortgeschrittener Parodontitis haben. Frühgeburten ebenso. Nacken-, Rücken- oder Kopfschmerzen lassen sich möglicherweise auf Störungen des Kiefergelenks zurückführen. Und chronische Entzündungen im Bereich von Zähnen und Kiefer sind in der Lage, die menschliche Leistungsfähigkeit erheblich zu vermindern. „Man darf das Thema Zähne nicht isoliert betrachten", sagt Michael Sommer, Zahnarzt und Spezialist für Implantologie in der im westlichen Münsterland gelegenen Stadt Gescher. Anfang der 1990er Jahre hat er hier seine Praxis eröffnet, in der er seine Patientinnen und Patienten nach dem Prinzip der Ganzheitlichkeit behandelt.

Die ganzheitliche Zahnmedizin beschäftigt sich mit Zusammenhängen im gesamten menschlichen Körper. Sie beruht auf der Erkenntnis, dass die Auslöser vieler akuter oder chronischer Erkrankungen im Mund liegen. Tatsächlich können Störungen an Zähnen oder Kiefer zu erheblichen gesundheitlichen Belastungen führen. Die Erkrankung eines Zahnes muss nämlich nicht auf diesen beschränkt bleiben, sondern kann zu Schäden an anderen Organen führen, die über Energiebahnen mit ihm verbunden sind. „Als ganzheitlich orientierter Zahnarzt kümmere ich mich nicht nur um die Mundhöhle", so Michael Sommer. Vielmehr beziehe er bei seiner Diagnose und der darauf folgenden Therapie den gesamten Organismus ein.

„Im Vordergrund steht der Mensch, dann erst der Zahn." Dieser ganzheitliche Ansatz hat seine Wurzeln in der Traditionellen Chinesischen Medizin. Darin werden Erkrankungen als komplexe Wechselwirkungen verstanden, die das Wohlbefinden einschränken. Schulmediziner dagegen behandeln in erster Linie Symptome. Die eigentlichen Störherde lassen sich auf diesem Wege aber nicht erkennen und eliminieren. In Dr. Sommers Praxis spielt deshalb die systematische Prophylaxe eine zentrale Rolle. „Wer sich immer und intensiv darum bemüht, den Kauapparat gesund zu erhalten, wird nachweislich weniger Probleme bekommen", unterstreicht er. Selbstverständlich wird auch die richtige Ernährung angesprochen.

Der Zahnarzt erläutert sein Vorgehen stets in ausführlichen Gesprächen. „Zahnkonzepte Sommer" unter dieser Bezeichnung werden

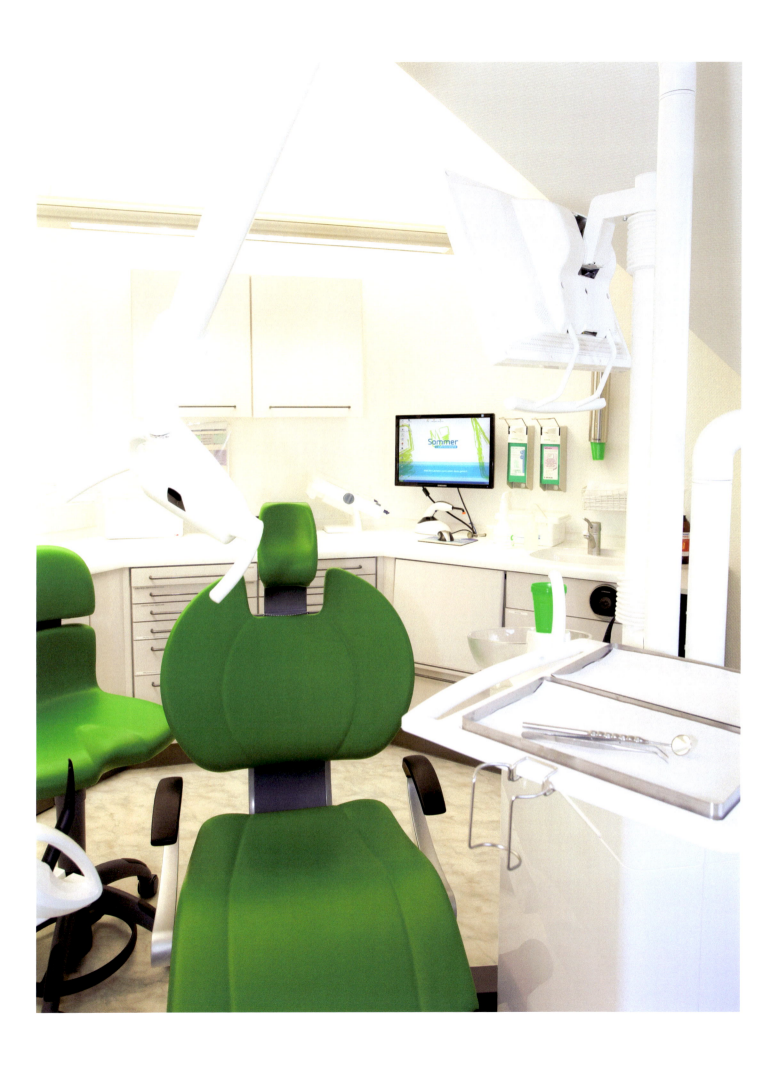

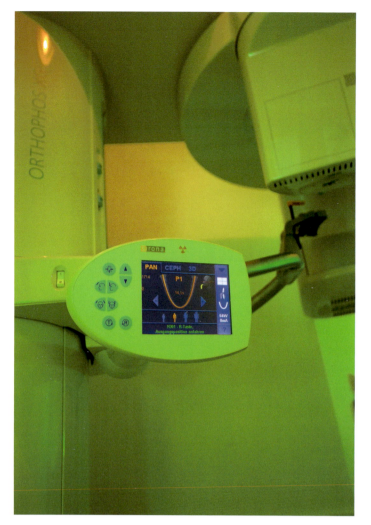

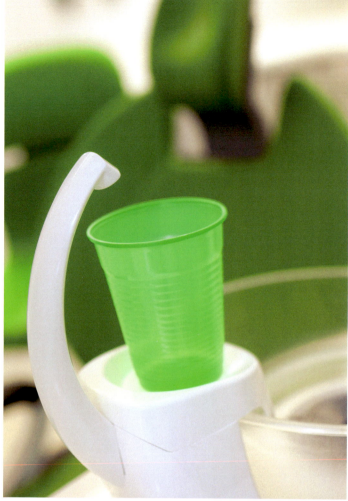

alle Teilgebiete moderner und innovativer Zahlheilkunde einbezogen. Dies ist wichtig, um dem Patienten das auf ihn zugeschnittene, individuelle Behandlungskonzept darstellen zu können. Nur so kann der Patient das Behandlungskonzept in seiner Gesamtheit verstehen und mittragen.

Häufig geht es dabei um den richtigen Biss. Knirschende Zähne sind ebenso ein Hinweis auf Probleme mit dem unregelmäßigen Aufbiss der Zahnreihen wie ein leichtes Knacken im Kiefer. Durch das permanente Zusammenpressen der Kiefer kann es zu Verspannungen des Hals- und Schulterbereichs kommen, auch Migräne, Schwindel oder Tinnitus können die Folge sein.

Bei der Suche nach den Ursachen wendet Michael Sommer zur Funktionsdiagnostik das DIR-System (Dynamic and Intraoral Registration) an. Damit lässt sich der funktionelle Zustand der Strukturen des Kausystems ermitteln. Immerhin rund acht Prozent aller Menschen in Deutschland leiden an der sogenannten craniomandibulären Dysfunktion, also Fehlregulationen der Muskel- oder Kiefergelenkfunktion. Das DIR-System bietet dem behandelnden Zahnarzt die Möglichkeit, die Behandlung von Funktionsstörungen

des Kauapparates über Monate oder Jahre hinweg ohne strahlungsbelastende röntgenologische Diagnostik zu erfassen und zu dokumentieren.

Für Patienten ist die Untersuchung absolut schmerzfrei. In neun von zehn Fällen, so sagen Experten, kann das DIR-System zu einer spürbaren Verbesserung führen.

Einen entscheidenden Beitrag zum Erfolg der Therapien leistet die Zusammenarbeit mit anderen medizinischen Fachdisziplinen. Michael Sommer hat sich in den vergangenen Jahren ein Netzwerk aufgebaut und kooperiert unter anderen mit Orthopäden, Neurologen, HNO-Fachärzten, Osteopathen und Physiotherapeuten. Für die Patienten bietet das den Vorteil, dass sie einerseits über einen Ansprechpartner verfügen, andererseits auch die erforderlichen fachübergreifenden Behandlungsleistungen geboten bekommen.

Implantologie ist ein weiteres Gebiet, dem Michael Sommer sich in besonderem Maß widmet. Implantate sind künstliche Zahnwurzeln, die fest im Kiefer verankert werden. Sie bestehen aus Titan oder Keramik – Materialien, die vom Körper wie eigenes Gewebe ange-

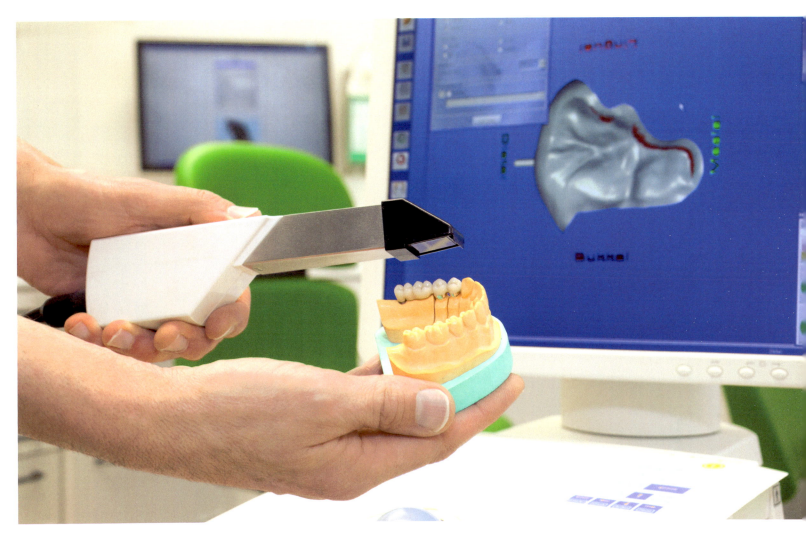

nommen werden. Die kleinen Stifte können einzelne Zahnlücken ausfüllen, aber auch als Grundlage für feste Brücken dienen. Dabei werden die gesunden Nachbarzähne, die nicht wie bei herkömmlichen Lösungen abgeschliffen werden müssen, ebenso geschont wie der Kiefer, der ohne Knochenabbau auskommt. Es spricht vieles dafür, dass die Implantologie tatsächlich vielen Menschen mit Zahnproblemen nachhaltig Hoffnungen machen kann.

Ein weiterer Schwerpunkt liegt in Gescher in der ästhetischen Zahnheilkunde. Schöne Zähne und ein strahlendes Lächeln, das gewinnt heute immer mehr an Bedeutung – sowohl im privaten als auch im beruflichen Bereich. Gepflegte Zähne gehören zu einem perfekten Aussehen einfach dazu. Bei der Restaurierung vertraut der Zahnarzt mit dem Cerec-Verfahren auf modernste Computertechnologie. Er ist damit in der Lage, zahnfarbene und ästhetisch hochwertige Keramik-Rekonstruktionen direkt am Behandlungsstuhl vorzunehmen. Diese Methode liefert jeweils eine maßgeschneiderte Lösung, die sich einzig an der individuellen Zahnsituation orientiert.

Ästhetische, aber ebenso funktionelle Gründe spielen auch für Erwachsene eine Rolle, die sich bei Zahnfehlstellungen für eine lingual geklebte Zahnspange entscheiden. Hierbei handelt es sich um ein fast unsichtbares kiefertherapeutisches Verfahren. Die Spange wird an der Innenseite der Zahnreihe angebracht und kann von außen nicht gesehen werden. Voraussetzung ist, dass die Zähne nach wie vor sicher verankert und unversehrt sind. „Die Lingualtechnik hat der Amerikaner Craven Kurz vor rund 40 Jahren entwickelt", erläutert Michael Sommer. „In den zurückliegenden Jahren wurde dieses Verfahren immer weiter entwickelt und perfektioniert, davon profitieren heute unsere Patienten."

PRAXIS FÜR ZAHNHEILKUNDE
UND IMPLANTOLOGIE

Hofstraße 7          MICHAEL SOMMER
48712 Gescher

Telefon 0 25 42 / 76 06
Telefax 0 25 42 / 24 45

www.zahnkonzepte-sommer.de

# Büker Zahntechnik

Osnabrück, Zentrum. In der unmittelbaren Nachbarschaft des Marienhospitals, bezeichnenderweise in der Goldstraße, ist eines der modernsten Zahntechnik-Unternehmen des Landes zu Hause, die Büker Zahntechnik. Frisch von der Universität Münster kommend, gründete Reinhard Büker 1954 als einer der ersten Zahntechnikermeister ein eigenes Unternehmen. Seine besondere Leidenschaft für Zahntechnik und seine unternehmerischen Fähigkeiten zahlten sich aus. Die hochwertigen Arbeiten und der individuelle Service hatten schnell eine große Nachfrage zur Folge. „Wichtig war und ist, dass wir uns stetig weiterentwickeln", sagt Axel Büker, der das Unternehmen heute gemeinsam mit seinem Bruder Torsten führt. So wurde zusätzlich zum Stammsitz in Osnabrück 1992 ein weiteres Dentallabor in Dresden eröffnet, mittlerweile das größte in Sachsen.

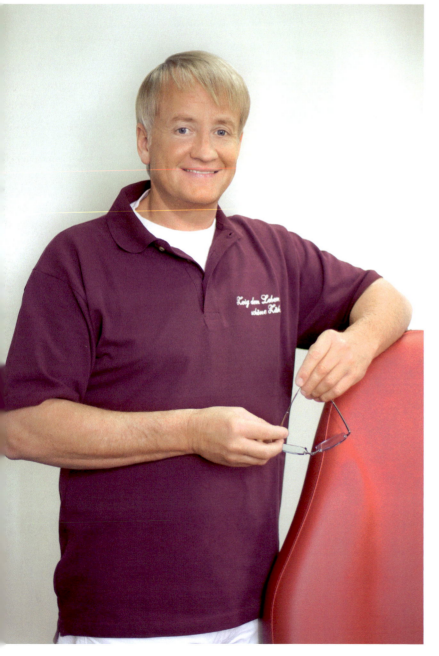

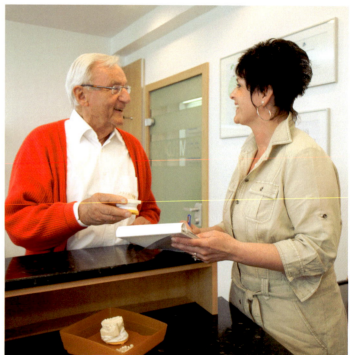

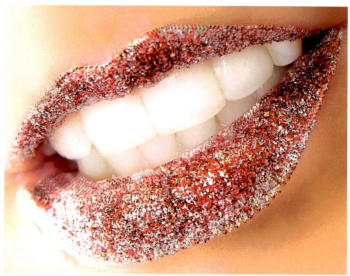

„Die Summe aller kleinen Teilchen, und jedes Detail ist wichtig, sorgt am Ende für ein perfektes Ergebnis" – dieser Satz drückt ziemlich genau die seit bald 60 Jahren gelebte Firmenphilosophie aus. In der Welt der Zahntechniker muss jedes Detail stimmen. Zahntechnische Produkte sind heute medizinische Artikel, die gesundheitlichen, ästhetischen und funktionellen Ansprüchen gerecht werden müssen und deshalb die höchstmögliche Präzision erfordern. Büker Zahntechnik arbeitet deshalb mit allen innovativen Materialien – von A wie AGC bis Z wie Zirkonoxid – und allen Techniken. „Wir haben stets den Anspruch, Spitzenqualität zu liefern", betont Axel Büker.

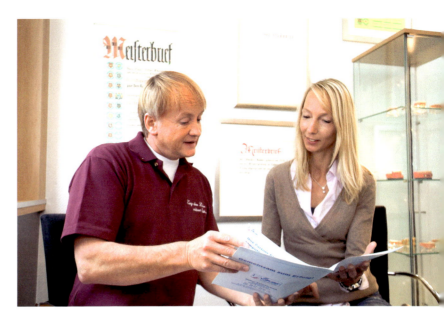

Tatsächlich ist moderner Zahnersatz heute Hightech. Materialien, deren Spektrum von der hochwertigen Goldlegierung über Titan und Vollkeramik bis hin zu Nichtedelmetallen reicht, kommen zum Einsatz. Bei der Produktion werden vermehrt computergestützte Verfahren wie die CAD/CAM-Technologie angewandt. Die Digitalisierung hat längst in den Laboren Einzug gehalten und für eine Vielzahl neuer Chancen und Möglichkeiten gesorgt. „Um diesen Standard zu halten, investieren wir in einen hochmodernen Maschinenpark, der ständig den Marktanforderungen angepasst wird", sagt Axel Büker. Wichtig dabei: Neuerungen werden immer in die bestehenden Prozesse integriert, schließlich wird den Patienten eine gleichbleibend gute Leistung garantiert.

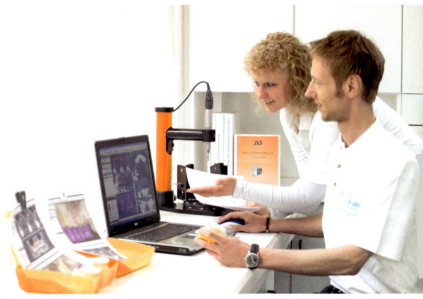

Aber: Technik ist nicht alles. Automatisierung und Computerisierung sind zwar nicht mehr aus den Laboren wegzudenken, doch Sachverstand, Know-how und Erfahrung der Mitarbeiter sind unverzichtbar. „Wir verstehen Zahntechnik als ein Zusammenspiel aus modernster Technik, aus Kunst und Handwerk", bestätigt der Firmenchef. Die Loyalität der Mitarbeiter, ihre Einsatzbereitschaft und ihre Leidenschaft für schöne Zähne sind dafür ebenso Voraussetzung wie der Wille zur dauerhaften Weiterbildung. Ziel sei es, so bekräftigt Axel Büker, die Talente und Fähigkeiten der Mitarbeiter zu fördern. Gerade durch den kontinuierlich steigenden Beratungs- und Dienstleistungsbedarf – also den menschlichen Faktor – ist die fachliche Qualifikation des Zahntechnikers auch in der digitalen Welt unersetzlich.

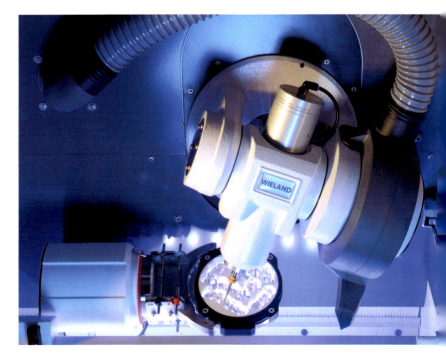

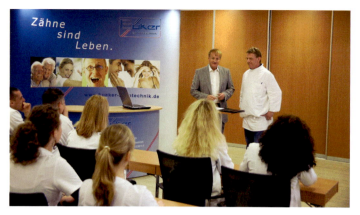

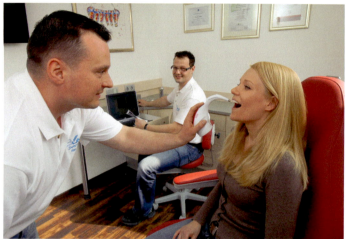

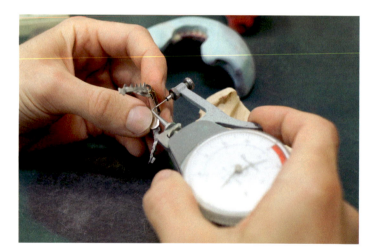

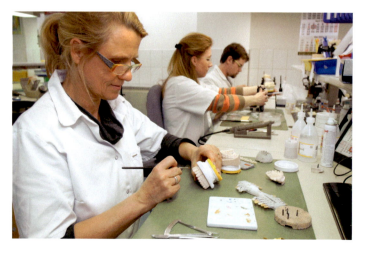

Die Zähne sind in erheblichem Maß mitverantwortlich für die Gesundheit des gesamten Organismus, der sprachlichen Lautbildung und der Kommunikationsfähigkeit. Sie tragen bei zur persönlichen Ausstrahlung und Vitalität. Den Wunsch nach einem schönen Lächeln kann jeder nachvollziehen. Gern werden die Zähne als Visitenkarte des Menschen bezeichnet. Eine Restauration wird von der Büker Zahntechnik deshalb immer dann als gelungen angesehen, wenn das neugewonnene Lebensgefühl des Patienten sich in einem glücklichen Lächeln und nicht zuletzt in neuer Selbstzufriedenheit äußert.

„Bei der modernen Zahntechnik in unserem Unternehmen stehen insbesondere Implantate im Fokus. In diesem Fachbereich sind wir von der Deutschen Gesellschaft für Implantologie im Tätigkeitsschwerpunkt Implantatprothetik und Zahntechnik zertifiziert worden", erläutert Axel Büker.

Es gibt keine komfortablere Lösung, wenn ein oder mehrere Zähne zu ersetzen sind. Implantate funktionieren wie künstliche Zahnwurzeln. Sie verankern den Zahnersatz fest im Kiefer. Anders als bei Brücken oder Prothesen kann dabei die Rückbildung des Kieferknochens verhindert werden. Zudem werden die gesunden und natürlichen Nachbarzähne nicht beschliffen. Die Behandlung verläuft ambulant. Fest verankert auf dem Implantat, gleicht der künstliche Zahn dem natürlichen Vorbild. Gefertigt wird aus hochwertigem, bewährtem und zertifiziertem Material; extrem form- und farbstabil, langlebig und körperverträglich – genau wie natürliche Zähne. Die Büker Zahntechnik verarbeitet seit über 25 Jahren die Produkte aller namhaften Implantathersteller und verfügt daher über einen fundierten Erfahrungsschatz.

Zahnersatz von der Stange lehnt das Osnabrücker Unternehmen vehement ab. „Nimmt man die Ansprüche des Patienten ernst, ist keine Standardlösung akzeptabel", sagt Axel Büker. An der Individualität führe kein Weg vorbei. „Zähne sind einmalig wie Fingerabdrücke, darum empfinden wir es als Herausforderung, immer wieder aufs Neue maßgeschneiderte Lösungen zu erarbeiten." Zudem sei es – wenn man die Messlatte der Qualität hoch lege – unmöglich, Zahnersatz als Billigprodukt anzubieten. Wer immer das tue, mache bewusst Abstriche und nehme ein hohes Gesundheitsrisiko in Kauf. „Mit uns ist das nicht zu machen", versichert der Zahntechnikermeister. Im Gegenteil: Man versteht sich als Fullservice-Labor. So reicht das Leistungsspektrum von der exakten Farbanalyse durch moderne Farbbestimmungsgeräte bis hin zur dreidimensionalen prächirurgischen Implantat-Diagnostik. Auch werden die Patienten – immer in Absprache mit dem Zahnarzt –

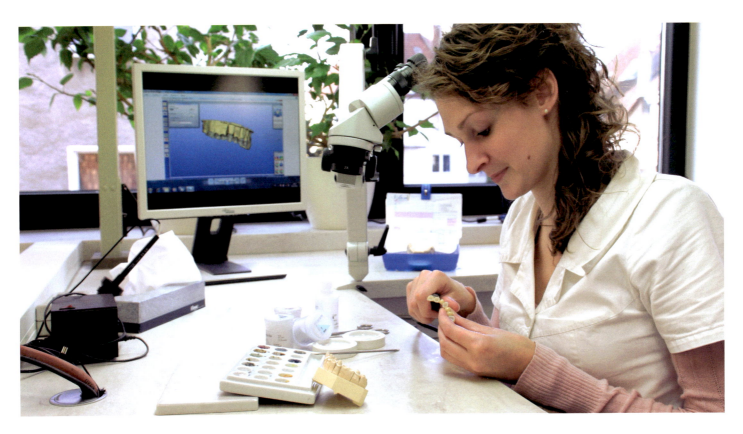

kompetent über individuelle Versorgungsalternativen informiert. Zusätzlich bietet man einen speziellen Hol- und Bringdienst für Patienten an.

Der gute Ruf des Unternehmens reicht weit über die Grenzen des Osnabrücker Landes hinaus – auch weil man großen Wert auf eine langfristige, partnerschaftliche und vertrauensvolle Zusammenarbeit mit den Zahnärzten legt. „Viele Praxen halten uns bereits in der zweiten Generation die Treue", sagt Axel Büker stolz. Neben direkter Unterstützung bei Konstruktionsplanungen wird jedes Jahr eine Vielzahl von Kursen, Seminaren und Workshops für die Zahnärzte und ihr Fachpersonal angeboten. Renommierte Gastreferenten dozieren über Themen der Zahnmedizin, etwa über Schnarchtherapiegeräte oder minimalinvasive vollkeramische Restaurationen.

Die Firma Büker Zahntechnik ist unter anderem Mitglied der Deutschen Gesellschaft für Umwelt-Zahnmedizin. Dabei handelt es sich um ein neues, interdisziplinär ausgerichtetes Netzwerk für Zahnärzte, Ärzte anderer Fachrichtungen und Zahntechniker. In seinem Fokus stehen die ganzheitlich ausgerichtete zahnärztliche Behandlung chronisch kranker Patienten sowie die Anwendung individueller präventiver Behandlungskonzepte mit dem Ziel, chronisch entzündliche Krankheiten, deren Ursache in der Mundhöhle liegt, zu verhindern oder zu lindern. Zahnmediziner werden dabei in zunehmendem Maße mit der Situation konfrontiert, dass Patien-

ten einerseits an chronischen Erkrankungen oder Allergien leiden, sie andererseits aber auch Fremdmaterialien dauerhaft in den Körper einbringen müssen. „Dies kann Auswirkungen auf den gesamten Organismus mit sich bringen", weiß Axel Büker.

Aus diesem Grund kommt der Herstellung von Zahnersatz im Bezug auf die komplexe Auswahl und werkstoffgerechte Verarbeitung von biokompatiblen Dentalwerkstoffen eine ganz besondere Bedeutung zu. Axel Büker: „Im Mittelpunkt stehen daher bei uns immer die Interessen der Patienten. Mit unserer Leistung garantieren wir ihnen zuverlässige Funktionalität, Passgenauigkeit, Biokompatibilität, Langlebigkeit, Sicherheit und überzeugende Ästhetik – und damit Lebensqualität".

**BÜKER ZAHNTECHNIK**

Goldstraße 29
49074 Osnabrück

Telefon 05 41 / 3 38 11-0
Telefax 05 41 / 3 38 11-55

www.zahntechnik-bueker.de

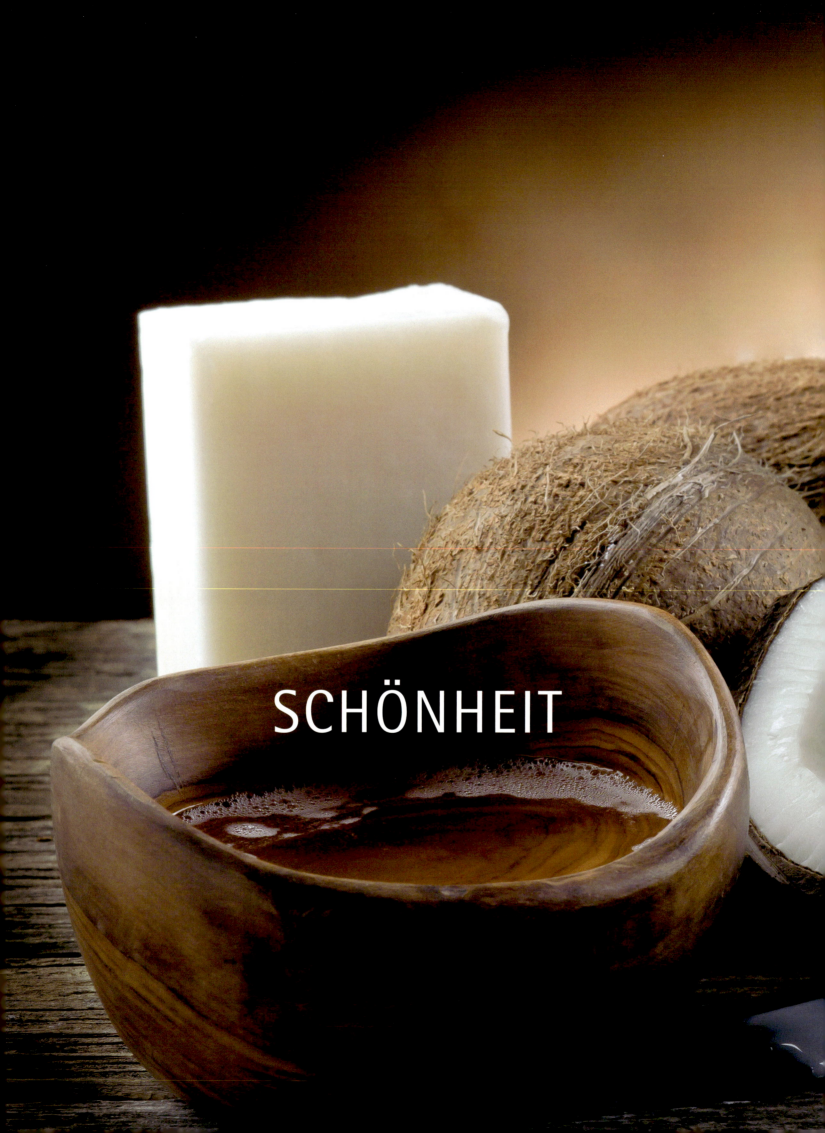

SCHÖNHEIT

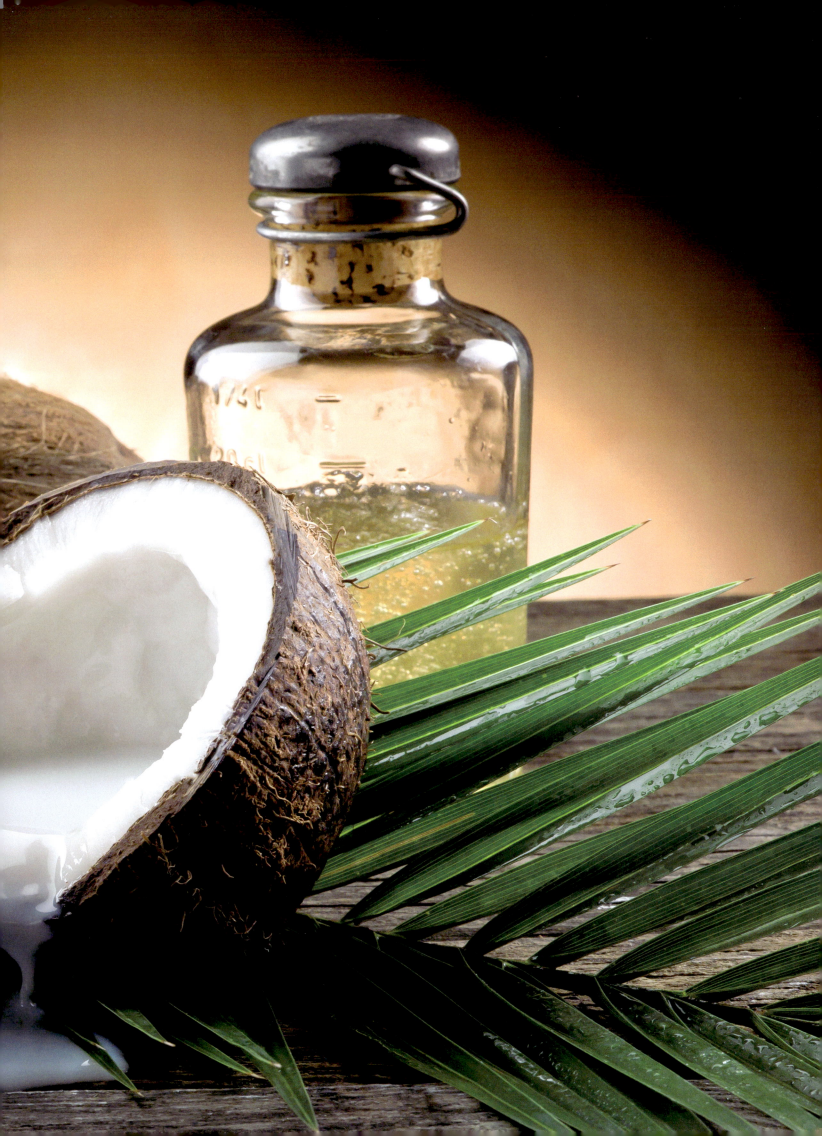

# Schönheit

„SCHÖNHEIT UND JUGEND GEHEN NICHT UNBEDINGT HAND IN HAND."

*Esther Schweins*

Wohlgeformte Topmodels im Fernsehen, geschniegelte Grazien auf den Zeitschriftentiteln, braungebrannte Bikini-Beauties am Strand – Schönheit allerorten. Kann man sich so viel Anmut und Liebreiz eigentlich entziehen? Oder zählen tatsächlich nur noch das faltenfreie Gesicht, das Sixpack und die ewig langen Beine? Die Botschaft der Omnipräsenz des Attraktiven jedenfalls scheint klar: Je schöner ein Mensch, desto erfolgreicher. Desto glücklicher. Vielleicht sogar desto intelligenter. Tatsächlich?

Körperkult ist eines der großen Themen unserer Zeit – bei Frauen wie bei Männern. Jogger bevölkern Straßen und Waldwege, Fitness-Studios melden Mitgliederrekorde, Diätanleitungen werden Bestseller. Und wer mit dem, was Mutter Natur geschaffen hat, nicht zufrieden ist, hilft gern mal nach. Psychotherapeuten sprechen häufig davon, dass in den Gesprächen mit ihnen fast niemand mehr angibt, sich in seinem Körper wohlzufühlen. So ist der Besuch beim Schönheitschirurgen inzwischen in vielen gesellschaftlichen Schichten annähernd so normal wie der beim Augen- oder Ohrenarzt. Mehr als 170 Millionen Euro werden Jahr für Jahr

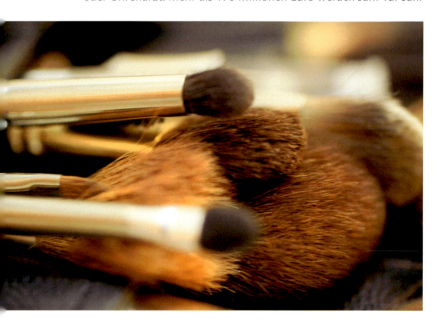

allein in Deutschland für pharmazeutische Schlankmacher ausgegeben. Neun von zehn Frauen gönnen sich im gleichen Zeitraum wenigstens eine Diät – mit zweifelhaftem und statistisch zu vernachlässigendem Erfolg: Fast 97 Prozent der Schlankheitskuren schlagen nämlich nicht an.

Sind denn alle verrückt geworden? Oder reagieren die Menschen nur auf die Erfordernisse der Zeit? Es sind ja in der Regel nicht die „hässlichen Entlein", die über fehlende Attraktivität klagen. Nein, wer sich in den Wartezimmern der Schönheit ein bisschen genauer umsieht, entdeckt vor allem Frauen, die landauf landab durchaus als attraktiv gelten. Und ausgerechnet die sind nicht glücklich mit ihrem Aussehen und ihrer Figur? Offensichtlich. Verinnerlicht haben sie, dass es fast nirgends eine zweite Chance für den ersten Eindruck gibt. Eine ganze Reihe von wissenschaftlichen Untersuchungen hat schließlich ergeben, dass sich beim Dating und beim Bewerbungsgespräch ebenso wie in der Schule oder vor Gericht in Sekundenschnelle entscheidet, wer auf der Gewinner- und wer auf der Verliererseite landet. Vereinfacht gesagt: Stimmt die Verpackung, ist der Inhalt bestenfalls zweitrangig.

War das schon immer so? Keine Frage: Schönheitsideale gab es zu allen Zeiten. In der griechischen Antike galt die Ausgewogenheit der Proportionen als Maßstab. Im Mittelalter war das Bild weiblicher Schönheit geprägt von einer schmalen Taille und ebensolchen Hüften. Während der Renaissance und im Barock hingegen hatte niemand etwas gegen Frauen, die etwas beleibter daherkamen. Rasanter denn je verlief die Entwicklung im 20. Jahrhundert – bis hin zum Hungerhaken-Stil der Magermodels aus der Kate-Moss-Schule. „Schlank ist schön" lautet heute die globale Mehrheitsmeinung, vor allem weil Schlanksein in fast allen Kulturkreisen für einen höheren sozialen Stand steht.

Die siebziger Jahre brachten erstmals ein Aufbegehren gegen die von vielen Frauen kritisierten Normen. Schönheit liege im Auge des Betrachters und sei reine Geschmackssache, hieß es. Was zähle, seien in Wirklichkeit die inneren Werte eines Menschen. Nicht die Art, wie er sich präsentiere. In der Folgezeit aber begannen Wissenschaftler, sich mit der Frage zu beschäftigen, ob es nicht

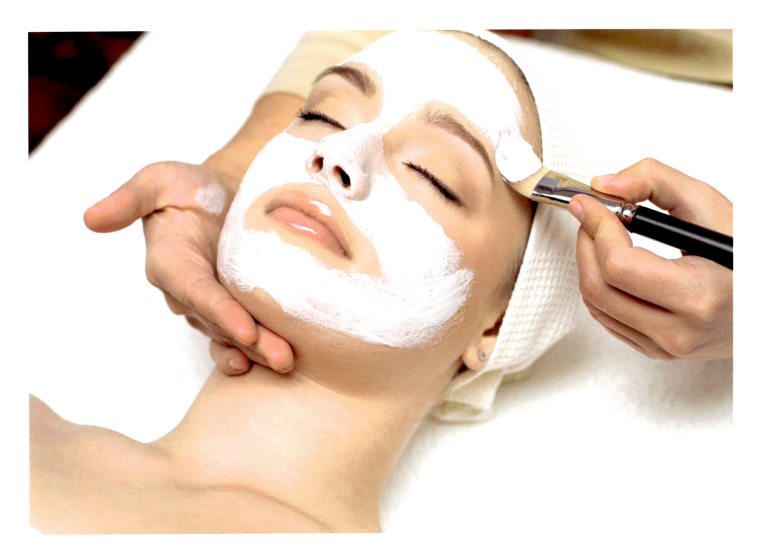

doch ein weltweit gültiges Ideal gebe. Sie kamen zu dem Schluss, dass bei Frauen das Verhältnis von Taillen- zu Hüftumfang entscheidend sei, um von Männern für attraktiv gehalten zu werden – in Mitteleuropa ebenso wie in Asien, Afrika oder Amerika. Evolutionsbiologen sprechen davon, dass dieses volkstümlich als „Sanduhr-Silhouette" bezeichnete Bild Fruchtbarkeit und Gesundheit symbolisiere.

Häufig bewusst, noch öfter unbewusst eifern Frauen dieser modernen Ausprägung einer Fata Morgana nach – schon im Kindes-, immer noch im Seniorenalter. Sie messen sich an dem, was ihnen Werbung und Medien vorgeben. Die britische Psychoanalytikerin Susie Orbach hat ausgerechnet, dass jeder Mensch wöchentlich zwischen 2 000 und 5 000 Bilder von Körpern zu sehen bekommt, die digital nachbearbeitet wurden. Wer glaubt denn ernsthaft, sich diesem Dauerbeschuss entziehen zu können? Deshalb darf es nicht erstaunen, dass sich Mädchen für hässlich halten, weil vielleicht ein paar eigentlich doch recht lustige Sommersprossen im Gesicht zu sehen sind. Andere werfen auch lange nachdem sie in Rente gegangen sind, noch Appetitzügler ein, weil ihnen ihr Selbstbild nicht gefällt.

Man kann das alles ziemlich kritisch sehen. Aber man kann auch zur der Erkenntnis kommen, dass doch im Grunde nichts von dem, was einen Menschen glücklicher macht, verwerflich sein sollte. Es gibt sie, die Frauen, die unter einem kleinen Busen leiden. Ebenso wie jene, die über ihre viel zu üppige Oberweite klagen. Oder Männer mit krummen Nasen, die lieber eine gerade hätten. Ihnen kann dank der Errungenschaften der modernen Medizin zu neuem Selbstbewusstsein verholfen werden. Andere gewinnen durch Anti-Aging-Methoden Freude am Altern. Dieses Recht kann ihnen niemand verwehren.

Also ein Plädoyer für „anything goes"? Nein, ganz bestimmt nicht. Eher ein Appell an Verantwortung, an den bewussteren Umgang mit dem, was heute denk- und machbar ist. Natürlichkeit ist sicher kein Wert an sich, aber der Körper ist auch kein Projekt, bei dem man einmal dieses und einmal jenes probieren kann. Spätestens, wenn es an die Gesundheit geht, ist eine Schwelle überschritten, hinter der es gefährlich wird. Manch früheres Topmodel, manch ehemalige Titel-Grazie und auch die eine oder andere Bikini-Beauty vom Strand hat solch bittere Erfahrungen bereits machen müssen. Es wäre nicht nötig gewesen.

# Schönheit ist, was die Menschen
als schön empfinden

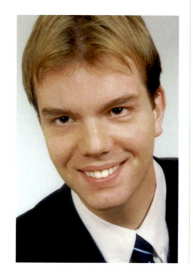

Dr. Martin Gründl

*Ist die Schönheit eines Menschen messbar? Diese Frage hat sich der Regensburger Attraktivitätsforscher Dr. Martin Gründl gestellt. Seine Antwort ist eine komplizierte Formel, die den Attraktivitätswert y so berechnet: $b0 + b1^*x1 + b2^*x2 + ... + bn^*xn$.*

### Frage: Herr Dr. Gründl, was ist Schönheit?

**Gründl:** Auf diese Frage werden Sie viele verschiedene Antworten bekommen. Es kommt immer darauf an, wen Sie gerade fragen. Als Psychologe finde ich hier nur relevant, was man empirisch erfassen kann. Grundsätzlich gibt es in der Gesellschaft einen Konsens darüber, was als schön gilt und was nicht. Für Attraktivitätsforscher ist Schönheit stets das, was der Durchschnitt der Bevölkerung etwa durch Bewertungen in Umfragen als schön bezeichnet.

### Sie haben dennoch versucht, eine Art objektiven Wert für Schönheit zu finden und dazu nach der Befragung von rund 60 000 Männern und Frauen eine Formel aufgestellt. Lässt sich die Attraktivität eines Menschen denn tatsächlich danach bemessen?

**Gründl:** Die Formel fasst die Ergebnisse unserer Untersuchungen zusammen, die auf repräsentativen Befragungen beruhen. Genau genommen bestimmt die Formel nicht die Schönheit einer Frauenfigur, sondern sie sagt das Attraktivitätsurteil der Bevölkerung zu einer Frauenfigur voraus. Das aber ziemlich genau. Die Formel basiert auf Figurmaßen und setzt beispielsweise die Taillen- und die Hüftbreite sowie die Beinlänge und die Oberweite zueinander ins Verhältnis. Dabei ist es nicht wichtig, wie groß und dünn

jemand ist. Entscheidend für die Attraktivität einer Frau ist, wie die einzelnen Körperteile zueinander passen und die Proportionen stimmen.

### Und was ist ausschlaggebend für die Attraktivität eines Mannes?

**Gründl:** Das ist etwas diffiziler. Während das Schönheitsideal bei Frauen ziemlich klar definiert ist – lange Beine, schmale Taille, mittelgroßer Busen – ist das bei Männern nicht so eindeutig. Ein Beispiel: Manche Menschen, vor allem ältere, finden eine Brustbehaarung schön, andere, vor allem junge, ganz furchtbar. Zudem können wir manche Dinge, die einen Mann möglicherweise attraktiv erscheinen lassen, auf Fotos nicht durch Streckenverhältnisse oder Winkel messen – etwa die Muskeln.

### Die Schönheitsideale verändern sich im Laufe der Jahre. Gibt es da bestimmte Rhythmen?

**Gründl:** Es gibt konstante Merkmale, die bleiben. Vermutlich wird in keinem Kulturkreis und zu keiner Zeit jemand einen Menschen besonders attraktiv finden, der krank aussieht. Jugendlichkeit und Gesundheit sind also charakteristisch für die Vorstellung von Schönheit – in Asien ebenso wie in Europa. Andererseits bemerken wir auch Unterschiede. Während etwa hier bei uns ein leicht angebräunter Körper als schön gilt, ist in Fernost eher ein blasser Teint gefragt. Ein weiteres Beispiel: Im westlichen Kulturkreis zählt Schlankheit sehr viel, anderswo hat ein etwas fülligeres Aussehen einen höheren Stellenwert, weil es symbolisiert, dass der Mensch in seinem Leben etwas erreicht hat. Auch bei uns war eine gewisse Leibesfülle lange Zeit ein Statussymbol und damit positiv besetzt.

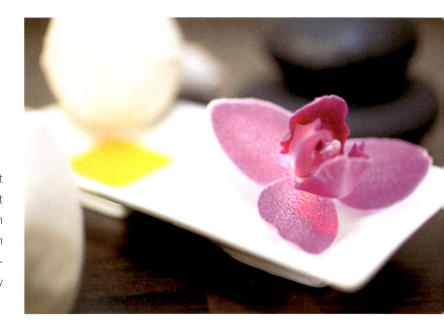

### Wie lange dauern solche Wandlungsprozesse?

**Gründl:** Das geht nicht von heute auf morgen, sondern braucht seine Zeit. Manchmal dauert es Jahrzehnte.

### Mindestens so interessant wie die Frage nach der Attraktivität der Figur ist die nach der des Gesichtes. Welche Erkenntnisse haben Sie da?

**Gründl:** Die jugendliche und gesunde Erscheinung steht auch hier im Vordergrund. Wir haben etliche Experimente dazu durchgeführt, können aber noch keine Formel vorlegen. Schön bei Frauen ist grundsätzlich ein schmales Gesicht, sind volle und gepflegte Lippen, große Augen und lange, dichte Wimpern. Zudem wirken Frauen mit Eigenschaften des Kindchenschemas auf Männer attraktiver.

### Ist das Idealbild, das Frauen von ihren Geschlechtsgenossinnen haben, anders als das der Männer? Welche Unterschiede haben Sie in diesem Punkt bei Ihren Forschungen feststellen können?

**Gründl:** Keine großen. Da herrscht doch ziemlich viel Übereinstimmung. Stichwort Kindchenschema: Das finden nicht nur Männer attraktiv, sondern auch Frauen. Den deutlichsten Unterschied haben wir bei der Einschätzung der Oberweite registrieren können. 40 Prozent der Männer empfanden einen großen Busen als schön, aber nur 25 Prozent der Frauen. Es zeigt sich auch immer wieder, dass Beurteiler Personen des anderen Geschlechts strenger beurteilen als Personen des eigenen und dabei mehr Extremwerte vergeben.

### Viele Menschen helfen ihrer eigenen Schönheit nach – einige weniger, andere mehr. Wie bewerten Sie diese Entwicklung aus psychologischer Sicht?

**Gründl:** Hier muss man sehr genau unterscheiden. Zum einen gibt es bei einigen Menschen schwere Fehlbildungen oder tatsächlich entstellende Merkmale, oft auch mit medizinischen Indikationen. Diese zu korrigieren, halte ich für absolut vernünftig und angebracht. Diese Eingriffe machen auch einen Großteil der ästhetisch-chirurgischen Eingriffe aus. In den Medien gibt es aber ein Zerrbild über die plastische Chirurgie und es entsteht der Eindruck, dass sich vor allem ohnehin schon schöne Frauen sich durch chirurgische Eingriffe noch ein bisschen schöner machen lassen. Bei ästhetischen Eingriffen, die Alterserscheinungen bekämpfen sollen, ist das jedoch anders. Hier nimmt durch die vorhandenen Möglichkeiten der Druck stark zu, sich dem gesellschaftlich geforderten Jugendlichkeitsideal anzupassen – und sei es nur, indem sich die Frau ihre ersten grauen Haare färbt. Wer dabei nicht mitmacht, muss sich dann sogar noch rechtfertigen.

### Schönheit als Taktik – wie wichtig ist das attraktive Aussehen im Beruf?

**Gründl:** Es gibt eine ganze Reihe von Untersuchungen, die belegen, dass attraktive Menschen es im Berufsleben leichter haben. Das beginnt schon beim Bewerbungsgespräch. Das Aussehen ist nachweislich ein entscheidendes Kriterium, um überhaupt dazu eingeladen zu werden. Und Schönheit bringt auch an anderen Stellen Vorteile. Studien in den USA haben etwa ergeben, dass attraktive Angeklagte vor Gericht bessere Chancen haben. Und das gilt für weibliche ebenso wie für männliche.

# Villa Carlshorst

Idyllisch am Rande des Teutoburger Waldes gelegen befindet sich die Villa Carlshorst. Als Ruhepol für Geist und Seele lädt sie ihre Gäste ein, sich von der Hektik des Alltags zu erholen. Eine Kuschelfarm für Damen, die einfach ihre Seele baumeln lassen wollen, ist hier beheimatet. Jeder Gast ist ein Teil der Familie und wird auch so empfangen. Familie Jäger und ihr Team sind immer darauf bedacht, den Besucherinnen den Aufenthalt in der Villa so angenehm wie möglich zu gestalten.

Saftiges Grün, üppiger Baumbestand, großzügige Terrassen – so muss ein Park aussehen! Dazu zwei prächtige Bauten, das Landhaus und das Herrenhaus. Es sind gleich diese ersten Eindrücke von der Villa Carlshorst, die berühren. Die Voraussetzungen für eine Auszeit, für die Erfüllung eines lang gehegten Traums könnten nicht besser sein. Mal Abstand vom Alltag gewinnen, mal die Tage von früh bis spät unbeschwert genießen, mal an sich selbst denken. „Alles wie im Urlaub", sagt Monika Jäger. Seit 1999 führt sie

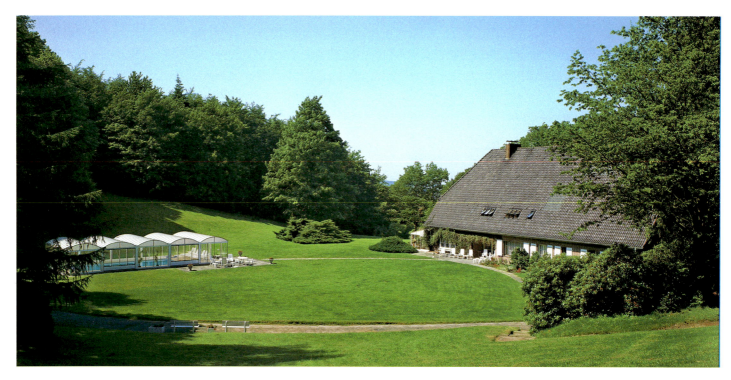

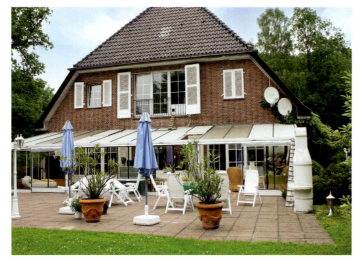

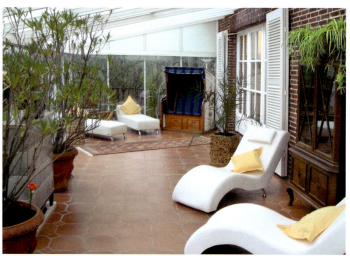

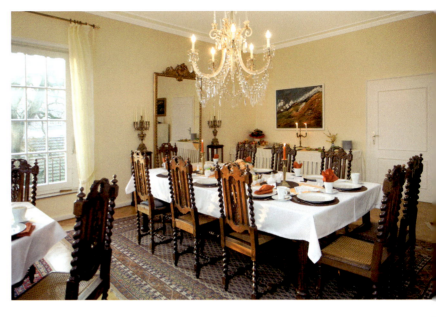

das 20 Kilometer von Osnabrück entfernt gelegene Beauty-Paradies inmitten des 25 000 Quadratmeter großen Parks.

Wie seinerzeit bei Gertraud Gruber am Tegernsee, die Mitte der fünfziger Jahre die erste Schönheitsfarm eröffnete, gilt auch in der Villa Carlshorst ein Motto: Nur für Damen! Die gesamte Beauty-farm ist ausschließlich dem weiblichen Geschlecht vorbehalten. Ob Tageskuren oder eine komplette Woche: Damen aus ganz Deutschland lassen sich hier gerne verwöhnen. Und beginnen damit schon am Morgen mit einer schönen heißen Tasse Tee am Bett. Das gemeinsame Frühstück, bietet den Gästen oft genügend Gesprächsstoff, denn alle sind ja aus dem gleichen Grund hier: Schönheit und Wellness.

Anschließend steht eine anderthalbstündige Gesichts-, Hals- und Dekolleté-Behandlung auf dem Plan. Für den Rest des Tages lassen sich bis zu vier weitere Anwendungen hinzubuchen – auch schon vorab, denn die gesamte Angebotsliste ist im Internet veröffentlicht. Die Palette reicht vom Körperpflegebad mit Aromaölen bis zum Cleopatrabad mit Milch und Honig, vom Handpeeling bis zur Entspannungsrückenmassage. Auch Schwimmbad, Fitnessgeräte, Tennisplatz und die Liegeterrasse können je nach Lust und Laune genutzt werden. Wochengäste finden immer noch Zeit für Spaziergänge oder Fahrradtouren in die nähere Umgebung, nach Bad Rothenfelde zum Beispiel. Überhaupt: Erlaubt ist, was gefällt.

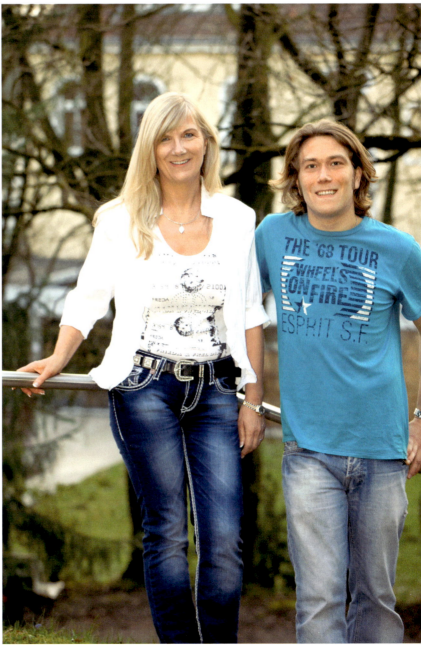

Ein fester Programmpunkt des Tagesablaufs ist das Mittagessen um 13 Uhr. Dabei stehen Normal-, vegetarische und Reduktionskost zur Auswahl. Abschied nehmen heißt es für die Tagesgäste der 100 Jahre alten, liebevoll restaurierten ehemaligen Fabrikantenvilla vier Stunden später. Um Atmosphäre und Flair nicht zu gefährden, ist die Zahl der Besucherinnen limitiert. Und natürlich kann jede von ihnen genau das Zimmer reservieren, in dem sie sich vielleicht schon einmal besonders wohl gefühlt hat. Insgesamt stehen für Wochengäste im Landhaus zehn Einzel- und Doppelzimmer zur Verfügung, im benachbarten Herrenhaus sind es weitere elf Räume. Diese sind allerdings den Wochenendbesucherinnen sowie jenen Gästen vorbehalten, die innerhalb der Woche ihre Zeit für einen Kurzaufenthalt nutzen.

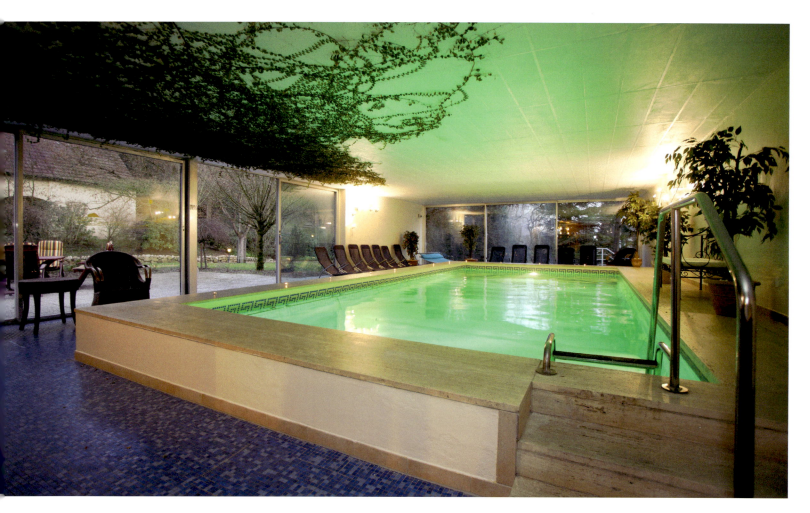

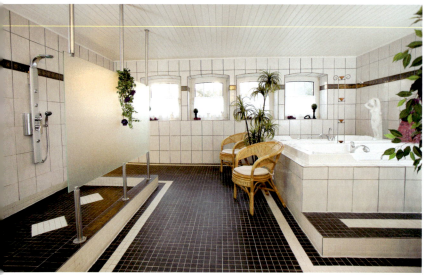

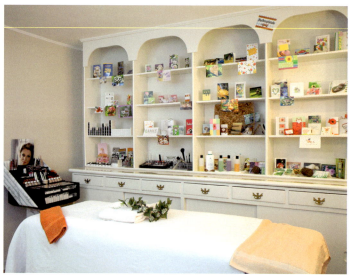

Das Wochenprogramm beginnt am Sonntagnachmittag mit der Begrüßung der Angereisten und einer Einführung in den Ablauf der bevorstehenden Beautywoche. Obligatorisch sind das tägliche Wecken mit einem Kräutertee und die anschließende Frühgymnastik zum Start in den Tag. Die darauf folgenden Angebote richten sich nach der Art des gebuchten Pakets. Beauty Wellness ist ebenso möglich wie Body Styling, ein spezielles Rücken-Vital-Programm genauso wie Traditionelle Chinesische Medizin. Letztere beinhaltet unter anderem die Puls-, Zungen- und Meridian-Diagnose, Fußreflexzonenbehandlungen und eine Tuina-Ganzkörper-Massage, mit deren Hilfe Blockaden gelöst, der Energiefluss wieder hergestellt und die Selbstheilungskräfte aktiviert werden können. Sein planmäßiges Ende finden die Wochenprogramme jeweils samstags um 10 Uhr. Gäste für die Wochenendprogramme (Relax bzw. Body-Verwöhn) reisen am Freitagmittag an und am Sonntag nach dem Mittagsbüffet wieder ab.

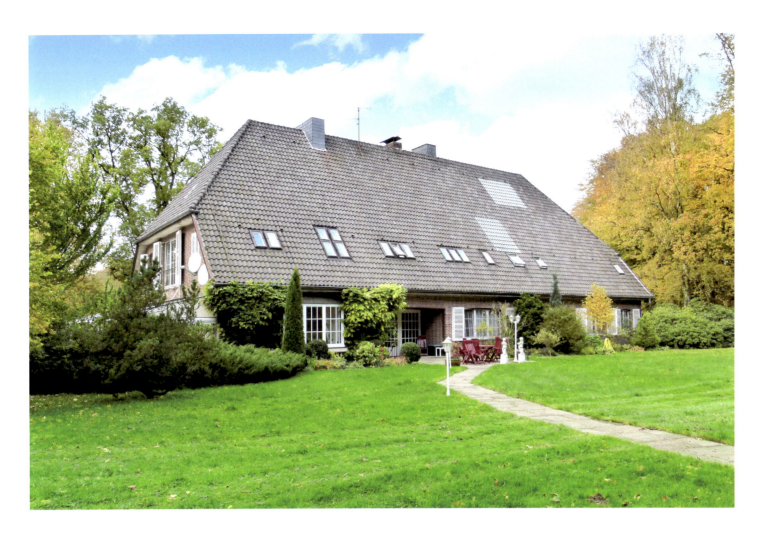

Eine weitere reizvolle Option besteht darin, die Beauty- und Well-nessbehandlungen um zusätzliche Leistungen zu ergänzen – Mas-sagen aller Art, spezielle therapeutische Maßnahmen, Gesichts- und Körperpflege. „Wir bieten so viele verschiedene Module, dass jede Frau bei uns genau den Baustein finden müsste, den sie sich zu ihrem persönlichen Glück wünscht", ist Inhaberin Monika Jäger überzeugt. Darüber hinaus kann der Aufenthalt in der Villa Carls-horst beispielsweise auch für eine Basenkur genutzt werden, bei der es um eine drastische Reduzierung neutralisierter Säuren und die Lösung, Neutralisierung und Ausscheidung der abgelagerten Schlacken geht. Vier Tage sind dafür anzusetzen – genau wie für die belebende Algenkur und die Problemzonentherapie, bei der die Kombination aus Kräuterwirkstoffen und Wärme die Fettpolster im wahrsten Sinne des Wortes schmelzen lässt.

Im Vordergrund steht immer, so unterstreicht Monika Jäger, dass der Besuch in der Villa Carlshorst das innere Gleichgewicht stärken, daneben aber auch Spaß machen soll. Deshalb zeigt sich das Team der rund 25 Mitarbeiterinnen äußerst flexibel und offen für neue Ideen. Ein Termin bei der Kosmetikerin ist immer zu bekommen, ebenso denkbar sind Besuche der Friseurin, eine Dessous-Beratung für die ganze Gruppe oder eine individuelle Ernährungsberatung.

Jeden Tag steht ein festes Gymnastik-Angebot im Plan, etwa Pila-tes, Wirbelsäulen- oder Wassergymnastik. Einmal in der Woche fin-det zudem eine geführte Wanderung statt, Fahrräder können aus-geliehen werden. Langweilig, soviel steht zweifelsfrei fest, wird es den Gästen der Villa Carlshorst auf ihrer Reise durch die Beauty-Welt garantiert nicht.

VILLA CARLSHORST

Osnabrücker Straße 14a

49176 Hilter a.T.W.

Telefon 0 54 24 / 23 26-0

Telefax 0 54 24 / 23 26 50

www.villa-carlshorst.de

# Klinik Dr. Herter

Ist Schönheit ein anderes Wort für Perfektion? Wenn ja, würde das doch sehr der vorherrschenden Meinung zuwiderlaufen, nach der sie relativ sei und erst im Auge des Betrachters ihren wirklichen Wert erhalte. Es scheint mit der Schönheit keine einfache Sache zu sein – zumal diejenigen, die damit gesegnet sind, sie häufig nur bedingt zu schätzen wissen und als vom Schicksal gegebene Selbstverständlichkeit betrachten. Wem es aber an ihr mangelt, der tut viel dafür, wenigstens ein kleines Stück zu erhaschen.

„Schönheit ist stets das Ergebnis eines inneren und äußeren Einklangs", sagt Dr. Kay-Henryk Herter. Gemeinsam mit seiner Ehefrau Dr. Claudia Herter betreibt er seit dem Sommer 2010 die einzige staatlich konzessionierte Privatklinik für Plastische und Ästheti-sche Chirurgie in Osnabrück. Während sie sich auf die Körperformung, Brustchirurgie und Intimchirurgie spezialisiert hat, gilt er als Experte für ästhetische Gesichtseingriffe, Rhinoplastiken und Brustfehlbildungen. Diese Spezialisierung sei ein großer Antrieb bei der Eröffnung der Klinik gewesen, bekunden beide übereinstimmend: „Wir wollen ein ausgewähltes Spektrum an Operationen in hoher Qualität anbieten. Dieses Ziel können wir in der eigenen Klinik am besten verwirklichen."

Die beiden Fachärzte wissen, dass die Zufriedenheit mit dem eigenen Äußeren das Selbstwertgefühl der Patientinnen und Patienten steigert und ihr Wohlbefinden stärkt. Besonders deutlich wird dies, wenn es um die im Gesicht erkennbaren Spuren des natürlichen Alterungsprozesses geht. Mit einer Straffung lässt sich hier Abhil-

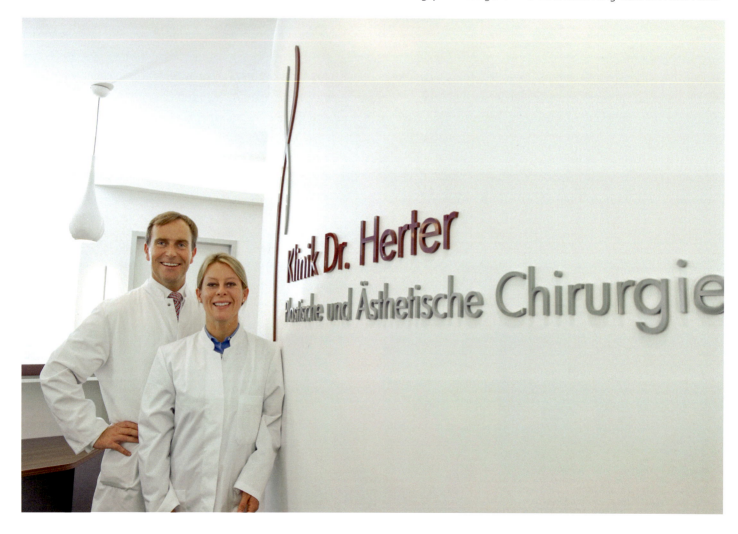

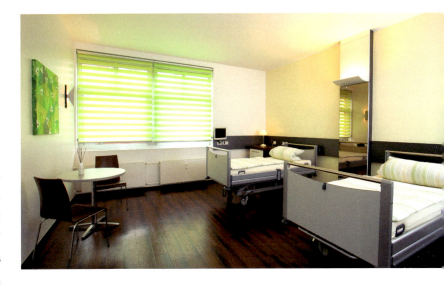

fe schaffen – Abhilfe, die sich schnell auch auf den Gemützu-stand des Patienten auswirken kann. Die Kunst bestehe dabei dar-in, so betont Dr. Claudia Herter, „das Gesicht jünger erscheinen zu lassen, ohne den individuellen Gesichtsausdruck zu verfremden." Voraussetzung dafür ist neben umfangreichen Kenntnissen des Operateurs über alle einschlägigen Verfahren auch seine Fähigkeit, Veränderungen im Gesicht exakt analysieren zu können.

Die moderne plastische und ästhetische Chirurgie macht vieles möglich. Zaubern allerdings können die Ärzte nicht. „Wir versu-chen im ersten Beratungsgespräch immer in Erfahrung zu bringen, was jemanden zu uns führt." Ist es der eigene Wunsch, etwas zum Positiven zu verändern, oder stecken unrealistische Vorstellungen dahinter? Können die Erwartungen durch die Operation erfüllt

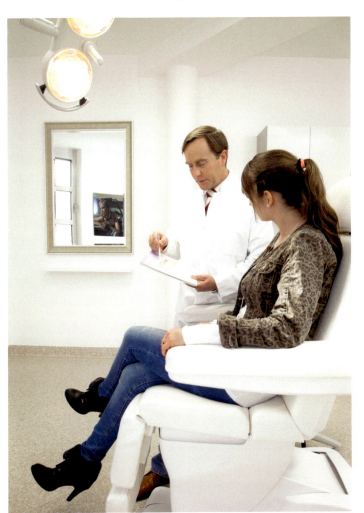

werden? Die beiden Doktores setzen in den Gesprächen stets aufs offene Wort. Zudem geben sie ihren Patientinnen und Patienten genügend Zeit, sich alles genau zu überlegen. Keine Operation wird am nächsten oder gar am gleichen Tag durchgeführt.

„Nur das persönliche Gespräch, in dem wir detailliert die Abläufe erörtern, kann die Grundlage für ein individuell zugeschnittenes Behandlungskonzept bilden", erklärt Dr. Kay-Henryk Herter. „Wir müssen schließlich Vertrauen zueinander finden." Fest steht: „Kein verschönernder Eingriff darf die Gesundheit gefährden oder beeinträchtigen." Deshalb erweist sich auch nicht immer eine Operation als einziger Weg.

Eine große Bedeutung kommt in der Klinik der Sicherheit und der professionellen Behandlung zu. „Unsere Patientinnen und Patien-ten haben Anspruch darauf, dass wir sie mit den modernsten und sichersten Geräten behandeln. Unsere Hygienestandards genügen den höchsten Ansprüchen." Die Standards, die für Krankenhäuser festgelegt wurden, sind deshalb nur bedingt Maßstab: „Wir wollen in jeder Hinsicht besser sein." Ein hoher Anspruch, den Frau und Herr Dr. Herter zusammen mit ihrem erstklassig qualifizierten Team einlösen können – immer im Dienste der Schönheit.

### KLINIK DR. HERTER

Kamp 76
49074 Osnabrück

Telefon 05 41 / 97 05 45 88
Telefax 05 41 / 97 05 45 89

www.dr-herter.de

# Aasee-Park-Clinic

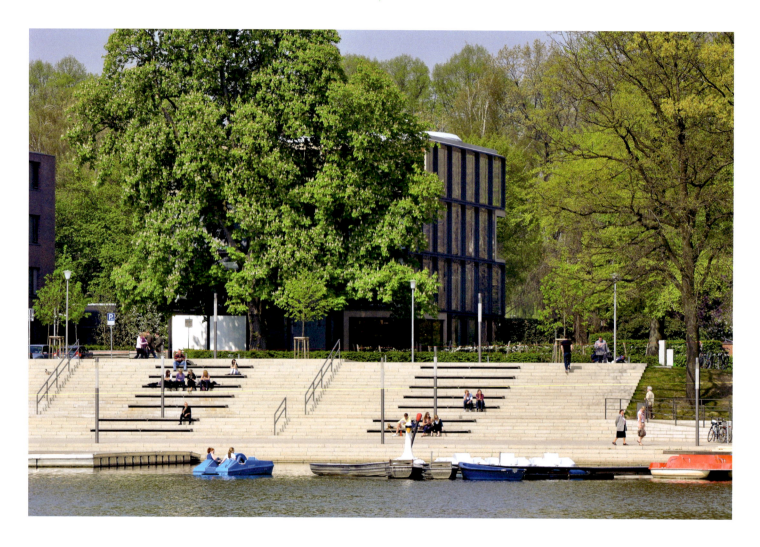

Traumhaftes Ambiente: Direkt an Münsters größtem und beliebtestem Naherholungsgebiet, dem Aasee, hat Dr. med. Wolf D. Lüerßen sich im Jahr 2008 mit seiner Privatklinik für Plastische und Ästhetische Chirurgie niedergelassen. Noch vor dem Maraboupark im schwedischen Sundbyberg und dem Parc Maupassant de Bois Savary in Allonnes in Frankreich wurde der Aaseepark im gleichen Jahr als Europas schönste Parklandschaft ausgezeichnet. Eine bessere Umgebung als dieses beeindruckende Idyll ist für einen Ort, an dem Schönheit und Ästhetik die wichtigste Rolle spielen, kaum denkbar.

Wolf D. Lüerßen schmunzelt, als er darauf angesprochen wird. Er weiß, dass er eine gute Wahl getroffen hat. Eine Wahl, die zudem perfekt zur Philosophie seiner Klinik passt. Der Mann, der bereits mit

32 Jahren Oberarzt der Plastischen und Ästhetischen Chirurgie der Fachklinik Hornheide wurde, will seinen Patienten – die er übrigens respektvoll als „Gäste" bezeichnet – ein Refugium der Ruhe bieten. Sie sollen Abstand zum Alltag gewinnen, entspannen und regenerieren können. Dieser kleine „Urlaub von der Hektik" beginnt bereits mit dem Betreten der wie ein schickes Privathotel wirkenden Räumlichkeiten. Statt einer sterilen Atmosphäre begrüßen charmante Mitarbeiterinnen und warmes Licht, hübsche Bilder und Blumen sowie ein Baumstamm namens „Wilma von Goersdorf" die Gäste. Er habe sie wegen der typischen „weiblichen Silhouette" aus dem Elsass nach Münster bringen lassen, sagt Dr. Lüerßen. Und schmunzelt erneut.

Natürliche Schönheit – sie ist für den Facharzt das Maß aller Dinge. Dass es „Kollegen" in der Branche gebe, die eine andere Philo-

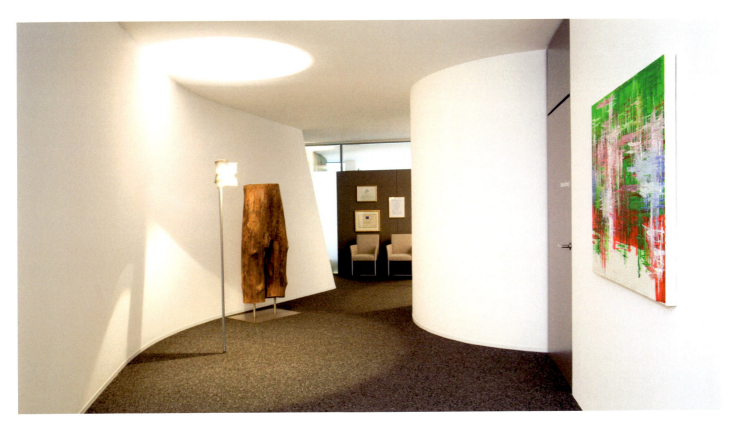

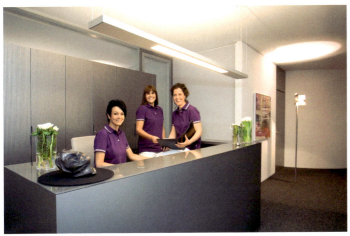

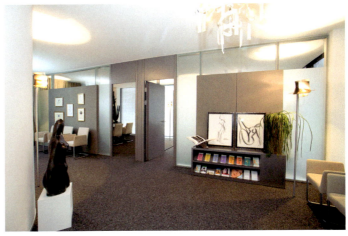

sophie vertreten, bedauert er. Vielen der Anbieter, die etwas vom Kuchen abhaben wollen, mangele es an der notwendigen qualifizierten Ausbildung. „Da der Begriff Schönheitschirurgie nicht geschützt ist, sagt er auch nichts über die Qualifikation des Arztes aus", kritisiert Dr. Lüerßen, der sich auch als Mitglied der Deutschen Gesellschaft für Ästhetisch-Plastische Chirurgie (DGÄPC) und der Deutschen Gesellschaft der Plastischen, Rekonstruktiven und Ästhetischen Chirurgen (DGPRÄC) für Qualitätssicherung und Seriosität des Berufsstandes einsetzt.

Aber es geht um mehr als nur um die Berufsbezeichnung. Die Plastische und Ästhetische Chirurgie ist eine Fachrichtung, die neben der Ausbildung des Arztes eine sehr spezielle und sehr persönliche Beziehung zwischen Arzt und Patient erfordert. Vertrauen muss

gebildet, Verlässlichkeit erkannt werden. Grundsätzlich muss der Chirurg mit dem Patienten abwägen, ob die gewünschte Operation zur Verbesserung des äußeren Erscheinungsbildes mit allen Risiken eines solchen Eingriffes im Verhältnis steht. Besprochen werden muss unter anderem der ästhetische Aspekt, der widerspiegelt, was dem Patienten wichtig ist und was aus chirurgischer Sicht machbar ist.

„Nicht alles was machbar ist, ist auch sinnvoll", betont Dr. Lüerßen. Er behält sich deshalb vor, auch einmal „Nein!" zu sagen. Zudem dürfe die Entscheidung für eine Operation nie übers Knie gebrochen oder unter dem Druck des Partners getroffen werden. „Das wäre grundfalsch", sagt der Chirurg, der seinen anfangs zumeist aufgeregten Patienten stets mit großer Ruhe und Besonnenheit

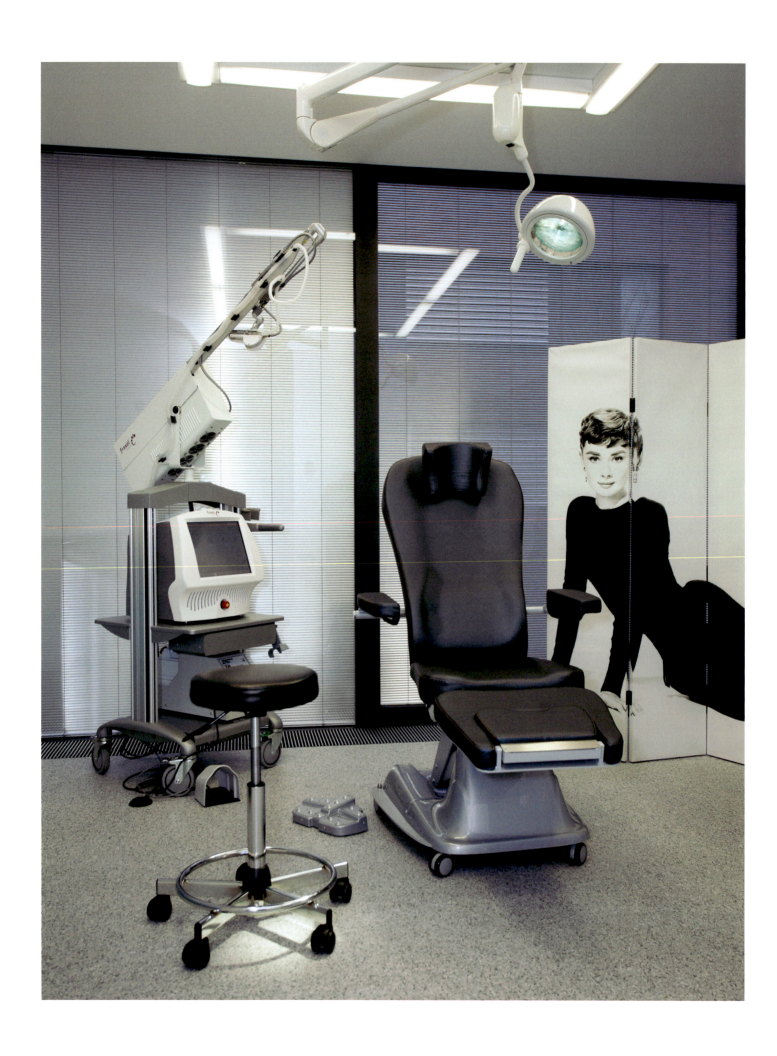

begegnet. „Häufig bin ich als Psychologe gefragt und muss ihnen erklären, dass sie sich schließlich zuallererst einmal selbst in ihrem Körper wohlfühlen müssen." Um das zu erkennen, sei eine gewisse psychologische Reife unabdingbar. Was auch gegen korrigierende Eingriffe in einem zu jungen Alter spricht. Als DGÄPC-Mitglied richtet sich Dr. Lüerßen nach dem Grundsatz, ästhetisch-plastische Eingriffe bei Jugendlichen nur bei strengsten medizinischen Indikationen vorzunehmen.

Frauen und Männer, die sich ästhetisch-plastischen Operationen unterziehen, sind einer Erhebung des Verbandes zufolge im Durchschnitt 38 Jahre alt. Frauen machen rund 85 Prozent der Patienten aus, Männer die restlichen 15 Prozent. Die Liste der am häufigsten erfragten Eingriffe wird traditionell angeführt von der Brustvergrößerung. Danach folgen Fettabsaugung und Lidstraffung.

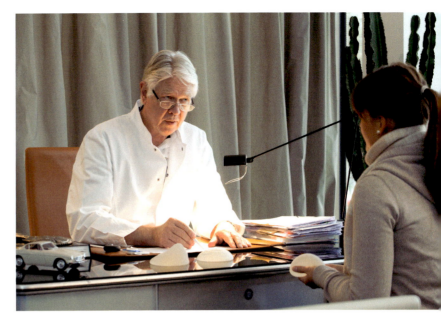

Viele Frauen leiden darunter, wenn es dem Busen an Elastizität mangelt, er zu klein ist oder beide Brüste unterschiedlich geformt sind. Eine Korrektur kann da Abhilfe schaffen und der Patientin zu einem größeren Selbstwertgefühl verhelfen. Die Brustvergrößerung erfolgt heute in der Regel durch Silikonimplantate. Ihre Form und Oberfläche variiert ebenso wie ihre Größe. So lassen sich für jede Patientin nach einer Vermessung von Brust und Brustkorb die individuell passenden Modelle finden. Sie können dann auf drei unterschiedliche Arten eingebracht werden. Zum Ersten durch eine Schnittführung in der Achselhöhle, zum Zweiten durch eine Schnittführung in der Unterbrustfalte und zum Dritten durch eine Schnittführung entlang des Warzenvorhofs. Zudem wird nach einer gemeinsamen Beratung festgelegt, ob das Implantat auf oder unter den Brustmuskel platziert werden muss. Narben? „Bei guter Pflege ist davon nach sechs bis acht Wochen nur noch wenig zu sehen", beruhigt Dr. Lüerßen.

Wenn Menschen mit ihrem Aussehen unzufrieden sind, dann hat das häufig mit Fettpölsterchen in den unterschiedlichsten Körperregionen zu tun. Die Liposuktion zählt deshalb schon lange zu den am meisten gewünschten plastisch-chirurgischen Eingriffen. Dr. Lüerßen ist seit 1982 an der Entwicklung der modernen Liposuktion beteiligt, die durch die Einführung der Tumeszenz-Lokalanästhesie deutlich an Sicherheit gewonnen hat und heute durchaus gute Ergebnisse erzielt. „Bewährt hat sich bei der Fettabsaugung insbesondere die Kombination aus Laserlipolyse und Vibrationstechnik", sagt er. Dabei wird in Tumeszenz-Lokalanästhesie zunächst eine dünne Lasersonde ins Fettgewebe eingebracht. So wird das überschüssige Fett eingeschmolzen. Anschließend erfolgt mittels Laserenergie eine Erwärmung und Schrumpfung der Haut.

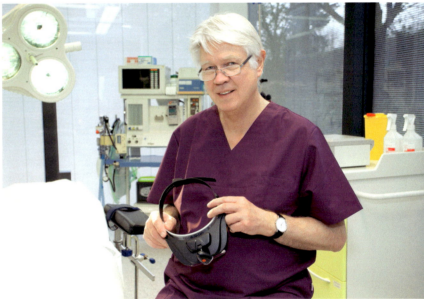

Zuletzt wird das Fett mit der Vibrationstechnik durch eine dünne Absaugkanüle schonend entfernt. Die Liposuktion eignet sich zur Entfernung kleiner Fettpolster an den Problemzonen wie auch zur Entfernung von großen Fettdepots, keinesfalls aber als Alternative zum Abnehmen oder bei Fettleibigkeit.

Ein schönes Gesicht wird maßgeblich von den Augen bestimmt. Als zentraler Aspekt des Gesichtes gelten sie als wichtigster und ausdruckstärkster Teil der gesamten Mimik. Doch gerade die zarte Haut der Augenpartie entwickelt oft schon früh erste Anzeichen der Hautalterung. Exogene Faktoren wie Sonnenlicht, Stress und Schlafmangel können die Haut negativ beeinflussen. Folgen dieser müden Haut können Lidhauterschlaffung, Tränensäcke oder abgesunkene Brauen sein. Eine Lidkorrektur kann ein geeignetes Mittel sein, um zu einem frischen und jüngeren Aussehen zu kommen. Sie

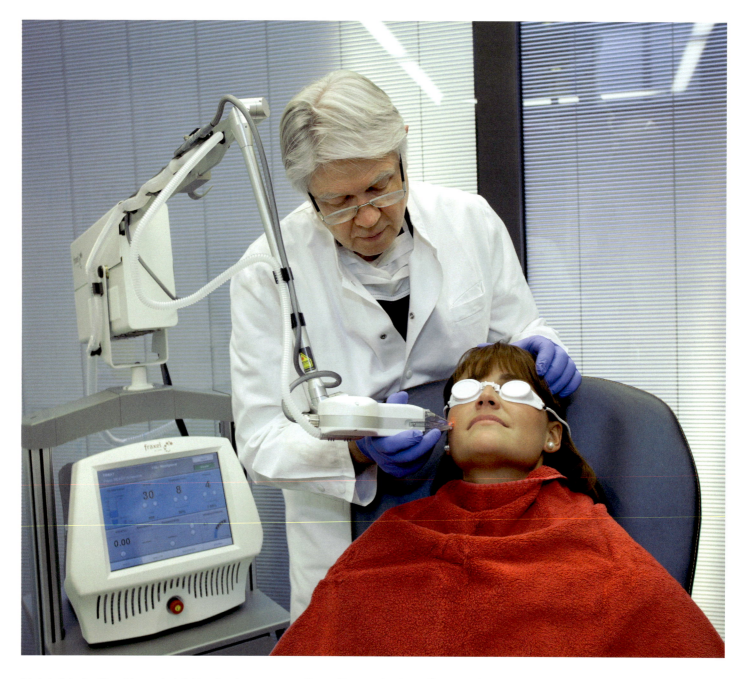

bietet sich darüber hinaus bei Falten in einem ausgeprägten Stadium sowie bei unerwünschten, angeborenen Augenmerkmalen wie Schlupflidern oder Lidasymmetrien an.

Bei einer Oberlidstraffung erfolgt die Schnittführung in der Regel innerhalb der Lidfalten des Oberlides. Die Haut wird durchtrennt und überschüssiges Gewebe entfernt. Hierzu kann sowohl die Lidhaut als auch Fettgewebe zählen. Zudem ist es für ein ansprechendes Ergebnis oft nötig, den Lidmuskel mit zu behandeln. Auch die Augenbraue kann ohne eine erweiterte Schnittführung höher fixiert werden.

Die Blepharoplastik des Unterlides dient der Beseitigung störender Tränensäcke und überschüssiger, erschlaffter Unterlidhaut. Bei

hochgradig ermüdetem Unterlidgewebe wird knapp unter der Wimpernreihe vom Tränenpünktchen bis zur äußeren Lidkante ein Hautschnitt ausgeführt. Die Haut kann anschließend nach unten geklappt werden, um den Ringmuskel freizulegen. Falls ein Hautüberschuss bestehen sollte, wird dieser vorsichtig gekürzt. Der Ringmuskel, der das Auge umgibt, wird in geeigneter Höhe durchtrennt, zur Straffung ein schmaler Streifen entfernt und wieder vernäht. Bei ausgeprägten Tränensäcken muss zusätzlich überschüssiges Fettgewebe entfernt werden. Nach einer Blepharoplastik des Unterlides werden die durchgeführten Schnitte mit einem sehr feinen Faden verschlossen.

Neben den genannten Tätigkeitsbereichen gehört das Wangen-Halslift zu den Schwerpunkten Dr. Lüerßens. Dabei strafft er unter örtlicher Betäubung die unteren Teile des Kopfes, den Hals, das Kinn sowie die Wangen. Hängendes Gewebe wird entfernt, sodass ein zuvor müde aussehendes Gesicht neue Dynamik und Frische ausstrahlt. Typische, altersbedingte Spuren werden effektiv beseitigt. Besonders wichtig: Narben sind kaum sichtbar. „Meine älteste Patientin, die sich dafür entschieden hat, war 83 Jahre alt", erinnert sich Dr. Lüerßen. „Und sie war uns so dankbar, dass sie noch eine lange Zeit immer zu Weihnachten mit selbst gebackenen Keksen bei uns vorbeikam."

Klar ist: Ein ästhetisch-plastischer Eingriff wird das Leben des Patienten nachhaltig verändern. Zuvor indes steht noch die Nachsorge an, der Dr. Lüerßen stets einen großen Teil seiner Aufmerksamkeit widmet. So spricht er frühzeitig die Wundheilung an, die von Patient zu Patient unterschiedlich verlaufen kann. „Das kann zu Unsicherheiten führen", räumt er ein. Deshalb gibt der Chirurg immer eine Telefonnummer an, unter der er jederzeit erreichbar ist. Auch das ist ein Service, der den seriösen Operateur von der auf Fließbandarbeit ausgerichteten Billigkonkurrenz unterscheidet. Nebenbei: „Mehr als zwei Eingriffe am Tag nehme ich nicht vor."

Großen Wert legt der Münsteraner ferner auf Diskretion und Hygiene. Selbst die renommiertesten Kollegen haben die Erfahrung gemacht, dass ihre Patientinnen und Patienten in den meisten Fällen beim Klinikbesuch nicht gesehen werden wollen. „Das sind intime und sehr persönliche Momente, darauf nehmen wir selbstverständlich Rücksicht", betont Dr. Lüerßen. Eine Tiefgarage unter dem Gebäude, die über einen direkten Zugang zur Klinik verfügt, löst das Problem. Und nach einem großen Werbeschild sucht man sowieso vergebens. Beim Thema Hygiene achtet der Facharzt genau darauf, dass die Standards eingehalten werden. „Wir befinden uns hier auf dem Niveau einer Uniklinik."

Dr. Lüerßen bekennt sich zu einer ganzheitlichen Betrachtungsweise. „Damit ein Mensch zufrieden ist, müssen sich Körper und Seele im Einklang befinden", sagt er. Schon seine Art, sich der Patienten anzunehmen, trägt viel dazu bei. Sie bekommen in der Aasee-Park-Clinic tatsächlich das Gefühl vermittelt, dass man sich ihrer annimmt. Dass ihre Sorgen und Nöte im Mittelpunkt stehen. Und dass es hier kompetente Menschen gibt, die bei deren Bewältigung Hilfestellung geben können. „Unseren Patienten Geborgenheit zu geben, ist für uns jeden Tag aufs Neue eine Herausforderung, der wir uns gerne stellen", unterstreicht Dr. Lüerßens Gattin Susanne und lässt ihren Blick aus dem Besprechungszimmer hinüber zum Aasee streichen. Wirklich ein traumhaftes Ambiente. In dem so manche Träume wahr werden können.

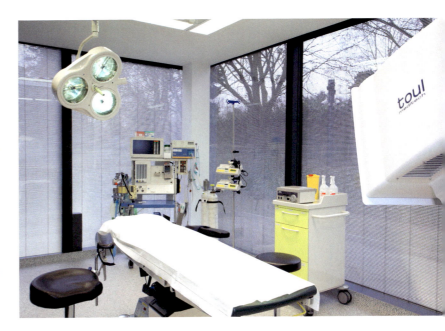

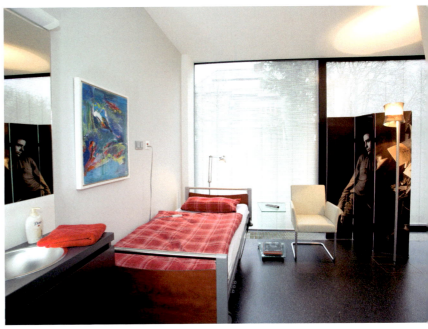

AASEE-PARK-CLINIC

Annette-Allee 4          PRIVATKLINIK
48149 Münster          DR. MED. WOLF D. LÜERSSEN

Telefon 02 51 / 2 65 52 85
Telefax 02 51 / 2 65 52 86

www.dr-lueerssen.de

# Praxisklinik Dr. Anita Rütter

Neue urbane Stadtviertel entstehen häufig auf historischem Grund und Boden. Auch in Münster. Auf einem Areal, auf dem rund 85 Jahre lang Bier gebraut wurde, ist heute eines der lebendigsten Quartiere der Stadt zu finden – der Germania Campus. Die verbliebenen denkmalgeschützten Gebäude und die seit 2006 errichteten Neubauten bieten heute eine höchst attraktive und lebendige Mischung aus Wohnungen und Gastronomie, aus Freizeit- und Dienstleistungsangeboten. Auch mehrere Gesundheitseinrichtungen haben hier ihre Heimat gefunden, darunter Dr. Anita Rütter mit ihrer Praxis für ästhetische Medizin.

Wenn sie etwas beginne, dann versuche sie es auch konsequent zu machen, sagt Dr. Rütter. Lange Jahre war sie am Universitätsklinikum Münster tätig, bis hin zur Oberärztin. Medizin habe ihr immer Freude bereitet. Die Nähe zu den Menschen habe sie ebenso befriedigt wie die Chance, etwas zu bewirken. Dennoch reifte der Entschluss, etwas anderes zu probieren. „Ein Krankenhaus muss exakt durchstrukturiert sein, alle Abläufe sind vorgegeben, es herrscht stets eine gewisse Grundhektik. Diese Bedingungen lassen leider kaum Individualität zu." Auf die Menschen und ihre Probleme einzugehen, sich Zeit zu nehmen und nach Ursachen zu suchen, all das seien aber die Motive gewesen, die sie zur Medizinerin habe werden lassen. Dr. Rütter zog ihre Konsequenz: „2008 gönnte ich mir den Luxus, aus dem Krankenhausbetrieb auszusteigen." Schon im folgenden Frühjahr eröffnete sie ihre eigene Praxis an der Grevener Straße.

„Zu jeder Geschichte gehört eine wundervolle Reise", sagt sie rückblickend. Dabei hat sie selbst den Fahrplan bestimmt und die Pra-

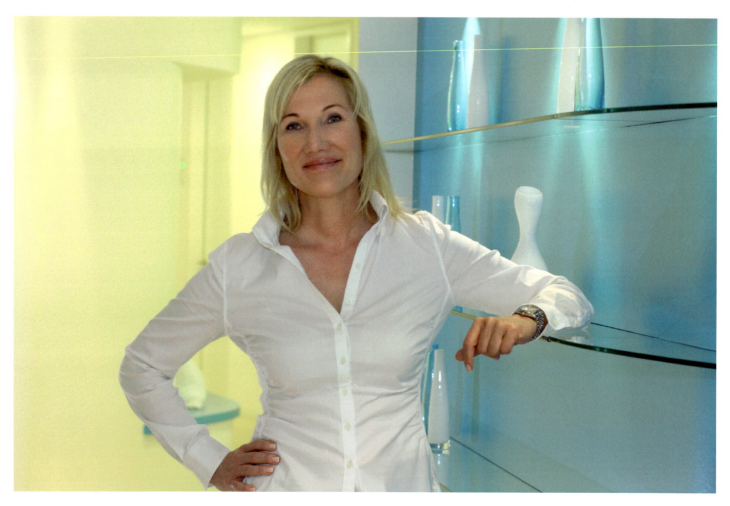

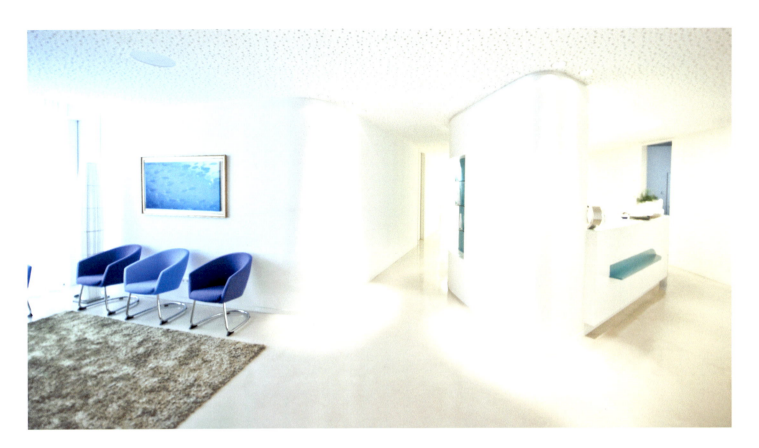

xisklinik nach ihren eigenen Vorstellungen bauen und einrichten lassen. „Der Neubau des Gebäudes hat es mir erlaubt, die Räumlichkeiten so zu planen, wie es für eine moderne dermatologische Praxis unerlässlich ist. Die Ausstattung mit moderner Lasermedizintechnik ist dabei ebenso wichtig wie der Zuschnitt der hellen, offenen und modernen Räumlichkeiten auf die Bedürfnisse meiner Patienten." Auf rund 380 Quadratmetern wurden optimale Bedingungen geschaffen für Behandlungen, die von klassischer und ästhetischer Dermatologie über Lasertherapie und Phlebologie bis hin zur Therapie von Allergien reichen. Im modernen Operationssaal können ferner chirurgische Eingriffe durchgeführt werden, die postoperative Versorgung ist durch den Aufenthalt in der hauseigenen Tagesklinik gewährlestet.

Für Dr. Rütter und ihr Team spielt die Ästhetik die zentrale Rolle im Leben. „Wir alle nehmen schöne Dinge wahr, erfreuen uns an Kunst und Architektur", weiß sie, „und wir achten natürlich auch selbst darauf, einen ästhetischen Eindruck zu hinterlassen". Das Wohlbefinden hänge häufig maßgeblich davon ab, „ob wir mit uns selbst und unserem Aussehen zufrieden sind". Allerdings ist niemand von Natur aus perfekt. Manchmal sind es Kleinigkeiten, die stören, manchmal schwerwiegendere Dinge. „In den meisten Fällen können wir mit ästhetischen Hautbehandlungen, Faltenbehandlungen, schonender Laserchirurgie oder anderen Verfahren etwas dagegen tun", betont Dr. Rütter, die auch Vizepräsidentin der Gesellschaft für Ästhetische Chirurgie Deutschland ist.

Zur Philosophie ihrer Praxisklinik gehört es, den Lasereinsatz grundsätzlich dem Skalpell vorzuziehen. Der Grund ist ganz einfach: Da ein Laser zielgerichtet eingesetzt und nur das zu behandelnde Areal vom Laserlicht berührt wird, ist oft eine gewebeschonendere Behandlung möglich. Auch die Heilungsphase ist in der Regel deutlich kürzer als bei herkömmlichen Verfahren, und Beschwerden wie Schmerzen oder Schwellungen treten nach dem Eingriff seltener oder in geringerem Maße auf. Die Klinik verfügt über eine der umfassendsten Ausstattungen mit Lasersystemen in Deutschland. Sie kommen je nach Art und Bereich der Behandlung zum Einsatz. Mit dem langgepulsten Nd:YAG-Laser werden etwa Blutgefäße wie Venen und Arterien behandelt, mit dem $CO_2$-Laser dagegen lassen sich durch eine starke Erhitzung kleine Gewebebereiche (Falten, Warzen, Aknenarben) Schicht für Schicht abtragen beziehungsweise verdampfen.

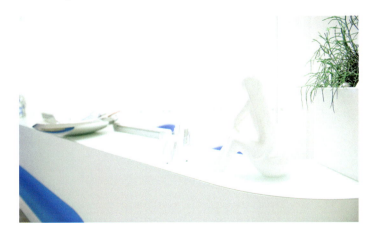

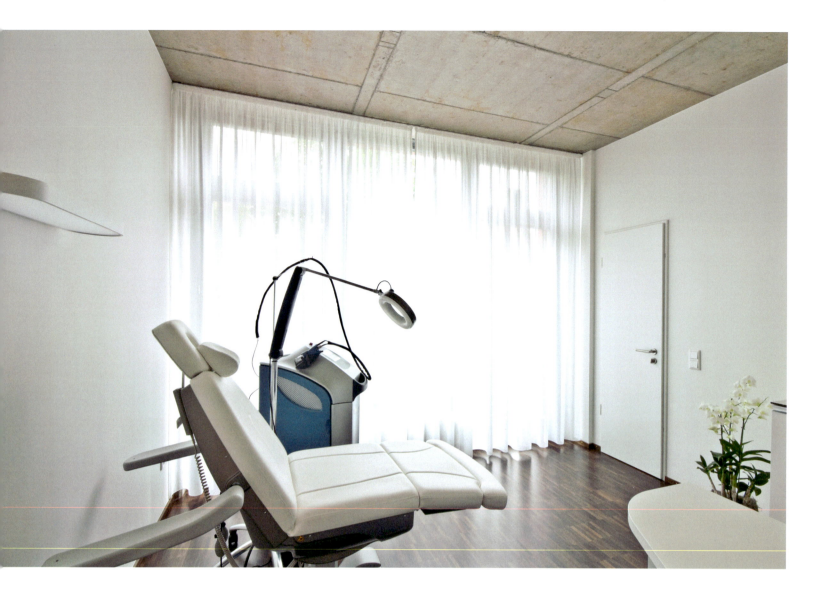

Anwendung finden die Laser beispielsweise bei der Korrektur von Narben, bei der Hautverjüngung und Faltenbehandlung oder beim Entfernen tiefer liegender Alters- und Sonnenflecken. „Mit ihnen können wir schonend und behutsam vorgehen und das Aussehen unauffällig, aber dauerhaft verbessern", bekräftigt die Fachärztin. Dabei gilt immer, dass Medizin und Ästhetik gleichwertig nebeneinander stehen. Erst diese Kombination ermöglicht nach Ansicht von Dr. Anita Rütter eine nachhaltige, ästhetische Therapie. Dabei bilde die medizinische Behandlung die Grundlage, und alle Folgetherapien bauen darauf auf. Man dürfe schließlich nie vergessen, dass Schönheit von innen heraus komme.

Beispiel Allergien: Bei immer mehr Menschen zeigen sich Unverträglichkeiten auf Pollen, Gräser, Nahrungsmittel oder andere Stoffe. Ausgelöst werden Allergien durch sogenannte Allergene, bestimmte körperfremde Substanzen, auf die das Immunsystem überempfindlich reagiert. Der Körper hält das Allergen für einen Krankheitserreger und produziert daraufhin große Mengen Antikörper. Häufig gehen die Unverträglichkeiten mit Heuschnupfen und weiteren Atemwegbeschwerden einher. Die Symptome weiten sich zudem auf die Haut aus und können etwa eine Neurodermitis oder andere Beschwerden hervorrufen. „Für die Diagnostik der unterschiedlichsten Allergiearten haben wir ein modernes Allergielabor eingerichtet, in dem wir genaue Tests durchführen können", erklärt Dr. Rütter. Nicht selten sind mehrere Überprüfungen erforderlich, um den auslösenden Stoff exakt bestimmen und die Behandlung individuell darauf ausrichten zu können.

Ein verengter Blick zieht eine verengte Sichtweise nach sich. In der Praxis für ästhetische Medizin steht bei allen dermatologischen Fragestellungen deshalb eine fundierte und breitgefächerte Therapie im Mittelpunkt. Sie richtet einen umfassenden Blick nicht nur auf die reine Behandlung von Erkrankungen, sondern auch auf Aspekte wie Ernährung, Lebensgewohnheiten oder sportliche Aktivitäten. Nur wer all diese Punkte berücksichtige, könne tatsächlich von einer nachhaltigen Behandlung sprechen, erläutert Dr. Rütter. „Behandeln wir zum Beispiel eine Neurodermitis, Krampfadern oder Allergien, hilft zwar eine medikamentöse oder

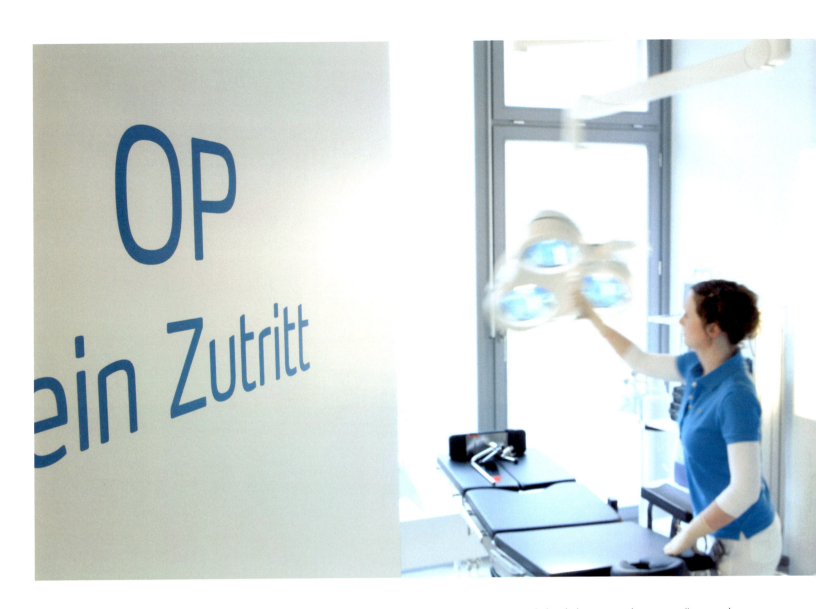

operative Therapie. Aber unter Umständen ist darüber hinaus eine langfristige Umstellung der Lebensgewohnheiten sinnvoll, um den erreichten Zustand möglichst dauerhaft bewahren zu können."

Deutlich wird: Die Medizinerin kratzt nicht nur an der Oberfläche, sondern versucht Problemen auf den Grund zu gehen. Das erfordert neben einem großen Engagement auch Zeit. „Ich habe immer so viel davon, wie mein Patient benötigt", sagt sie und fügt hinzu: „Ich bin mir der Verantwortung, die ich habe, vollauf bewusst." Sorgfalt sei das A und O in ihrem Beruf, man dürfe nie auch nur die geringsten Abstriche an den eigenen Qualitätsansprüchen machen.

Ja, auf ihrer Reise sei sie inzwischen am Ziel angekommen, sagt die Münsteranerin. Sie führt die Praxisklinik, die sie immer führen wollte. Sie kümmert sich um die Patienten so, wie sie es immer vorhatte. Sie hat ihre eigene Handschrift gefunden. Aber sie ist auch rastlos. Eine Reise lässt sich unter Umständen fortsetzen, das weiß sie. Zum Beispiel dann, wenn sie Kollegen findet, die sich auf

ihr Konzept einlassen und das Leistungsspektrum ergänzen. „In den Räumen hier ist noch genug Platz, und ich will nicht ausschließlich allein arbeiten. Die Zusammenarbeit und der Austausch sind mir wichtig." Klingt so, als sollte noch die eine oder andere Etappe der „wundervollen Reise" der Dr. Anita Rütter bevorstehen.

PRAXIS FÜR
ÄSTHETISCHE MEDIZIN

Grevener Straße 105          DR. MED. ANITA RÜTTER
48159 Münster

Telefon 02 51 / 2 84 53 25

www.dr-ruetter.de

# Praxisklinik für Ästhetische und Plastische Chirurgie Dr. med. Stephan Düchting

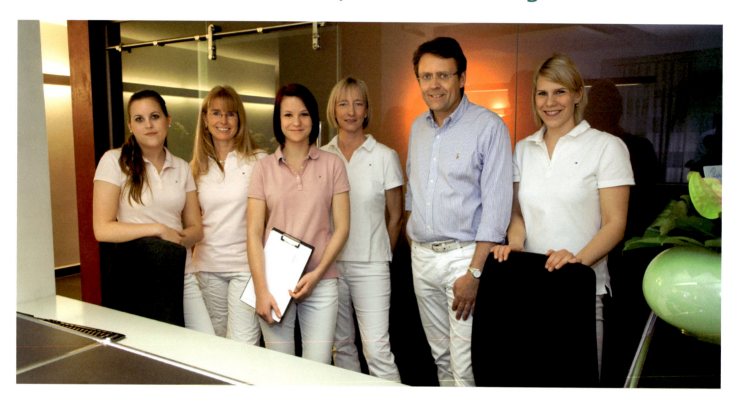

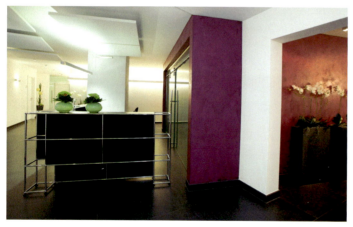

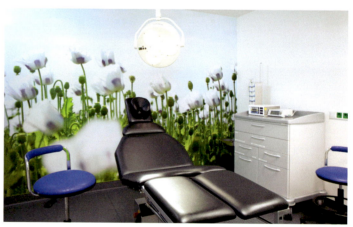

Ist Perfektion erreichbar? Ist sie überhaupt erstrebenswert? Oder ist nicht jeder Mensch von Natur aus schön? Antworten auf diese Fragen fallen heute anders aus als noch vor Jahrzehnten. Das menschliche Schönheitsideal hat sich gewandelt. Das Bild vom eigenen Körper spielt für das Selbstwertgefühl vieler Menschen heute eine zentrale Rolle. Sie suchen mit mehr Selbstverständnis angesehene Spezialisten auf – wie Dr. Stephan Düchting, Facharzt für Chirurgie und Plastische Chirurgie mit eigener Praxis im westfälischen Hamm.

Egal ob Gesichtsfalten, Erschlaffung der Augenlider, eine zu große oder zu kleine Brust oder etwa übermäßiges Schwitzen: „Viele Menschen nehmen Abweichungen von der Norm als Makel wahr und fühlen sich stigmatisiert, besonders wenn das Aussehen nicht mit dem biologischen Alter übereinstimmt", weiß Dr. Düchting. Abhilfe ist in den meisten Fällen möglich. Dr. Düchtings mitten im Hammer Grüngürtel gelegene Praxisklinik hat sich auf die Ästhetisch-Plastische Chirurgie spezialisiert.

„Meine Aufgabe als Arzt ist es, dem Patienten respektvoll, ehrlich und mit dem Bewusstsein für meine Verantwortung als Mediziner zu begegnen", unterstreicht der Konsiliararzt am Evangelischen Krankenhaus und Marienhospital Hamm, der vor seiner Niederlassung an mehreren Kliniken tätig war. Zum intensiven Vorgespräch gehören für ihn die Festlegung eines realistischen Ziels und die Aufklärung über mögliche Risiken. „Die meisten Patienten überlegen es sich sehr genau, ob sie eine Operation vornehmen lassen wollen, das ist schließlich eine Entscheidung fürs Leben." Grundsätzlich gehe Gesundheit vor Ästhetik. Und das heißt gelegentlich auch, einem Patienten zu verdeutlichen, dass die gewünschte Operation besser nicht vorgenommen wird.

Behandlungsschwerpunkte liegen in der Ästhetischen Chirurgie, der Plastisch-Rekonstruktiven Chirurgie, der Handchirurgie sowie der Lasermedizin. Ziel der Ästhetischen Chirurgie (Faltenunterspritzungen, Lidplastiken, Brustkorrekturen, Fettabsaugungen etc.) ist es, das äußere Erscheinungsbild ohne sichtbare Spuren zu verbessern. Bei der Plastisch-Rekonstruktiven Chirurgie geht es um die gesundheitliche Wiederherstellung von Patienten mit Entstellungen oder Funktionseinschränkungen, etwa nach Unfällen oder Operationen. Die Beseitigung von funktionellen Störungen infolge von Nerven- oder Sehnen-Einengungen ist Aufgabe der Handchirurgie. Mit dem Laser schließlich wird beispielsweise die dauerhafte Haarentfernung oder die Beseitigung von störenden Haut- und Gefäßveränderungen durchgeführt. Seit über zehn Jahren ist Dr. Düchting ehrenamtliches Mitglied von Interplast Deutschland. Er hat in seiner Freizeit bereits zahlreiche Hilfseinsätze ins südindische Bangalore unternommen.

Der Stil der Klinik wird durch Ruhe, Transparenz und Eleganz geprägt. Der Operationssaal ist nach modernem Klinikstandard eingerichtet. Qualitäts- und Sicherheitsaspekte genießen oberste Priorität. So wird das chirurgische Instrumentarium in einem zertifizierten Betrieb aufbereitet. Regelmäßige Schulungen und Weiterbildungen der Mitarbeiter sind selbstverständlich. Die Praxisklinik kooperiert mit dem Evangelischen Krankenhaus und dem St. Marienhospital Hamm. Hier stehen rund um die Uhr ebenfalls modernste Operationssäle und erfahrenes Personal zur Verfügung.

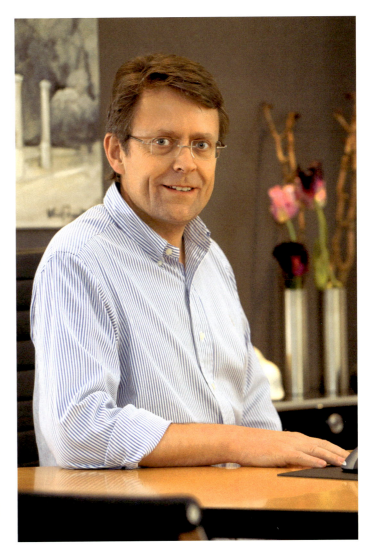

All dies sieht Dr. Düchting als unverzichtbare Bausteine für eine umfassende und kompetente Dienstleistung an, die ebenso wie seine jahrelange klinische Erfahrung den Patienten unmittelbar zugutekommt.

PRAXISKLINIK FÜR
ÄSTHETISCHE UND
Ostring 3                PLASTISCHE CHIRURGIE
59065 Hamm

Telefon 0 23 81 / 54 00 22        DR. MED. STEPHAN DÜCHTING
Telefax 0 23 81 / 54 00 15

www.praxisklinik-duechting.de

# Privatärztliche Praxisgemeinschaft Dr. Dr. Ilsabe Bunge, Dr. Gerrit Schlippe, Dr. Werner Voss

„Die Grundlage für eine gute hautärztliche Behandlung sind eine ausführliche Anamnese und Empathie für die Patienten, auf einen monströsen Maschinenpark können wir dagegen verzichten", sagt Dr. Dr. Ilsabe Bunge, Fachärztin für Dermatologie, Venerologie und Phlebologie in Münster. Die Grundvoraussetzung sei, dass Patienten nicht das Gefühl haben, „schnell abgefertigt zu werden". Das bedeutet, dass ausreichend Zeit zur Verfügung steht, damit sie ihr Anliegen vorbringen können. „Und Zeit nehmen wir uns für die Patienten."

Seit dem Jahr 2010 betreibt Dr. Dr. Ilsabe Bunge mit Dr. Werner Voss und Dr. Gerrit Schlippe, beide Fachärzte für Dermatologie und Venerologie, eine privatärztliche Praxisgemeinschaft in der Stadt der Wissenschaft und Lebensart. Das sei das ideale Modell, um ihren Patienten eine individuelle und optimale Versorgung bieten zu können. „Haut und Psyche gehören zusammen", bekundet die Ärztin, die auch in Lebensmittelchemie promoviert wurde. Die Haut ist das Spiegelbild der Seele. Unverarbeitete Konflikte können sie ebenso krank machen wie übermäßiger Stress. Studien zeigen, dass bei Hautkrankheiten die Ursachen in mindestens einem Drittel der Fälle im psychischen Bereich zu suchen sind. Deshalb ist das Vertrauen zueinander und die Offenheit im Gespräch die Grundlage jeder erfolgreichen Therapie.

Zwischen 20 und 25 Millionen Menschen leiden allein in Deutschland an Allergien und Unverträglichkeiten. Und es werden eher mehr als weniger. „Patienten, die mit solchen Problemen zu mir kommen, wollen zunächst wissen, was überhaupt mit ihnen los ist", verrät Dr. Dr. Bunge. Sie fühlen sich im wahrsten Sinne des Wortes nicht wohl in ihrer Haut. Häufig handelt es sich um unspezifische Beschwerden, die sie nicht eindeutig beschreiben können. Hier kommt Dr. Dr. Bunge ihre Erfahrung als Lebensmittelchemikerin zugute: Ein diffuses „Nichtwohlfühlen" kann auf eine unausgewogene Ernährung und als Folge dessen auf eine gestörte Darmflora zurückgeführt werden. Auch Lebensmittelallergien und -unverträglichkeiten können eine Rolle spielen. Durch diese Fehlreaktionen ist zudem nicht selten insbesondere die feine und empfindliche Gesichtshaut belastet. Das macht sich durch Fahlheit, Unreinheiten, Trockenheit und Schuppung bemerkbar. Die Haut kommt nun ihrer Schutzfunktion nicht mehr nach. Sie wird anfällig für Infektionen.

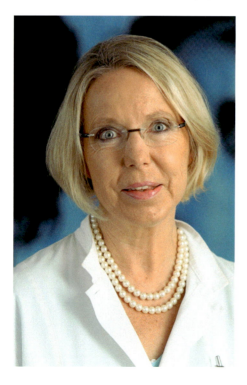
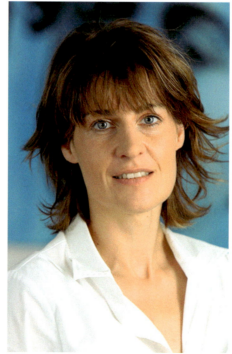
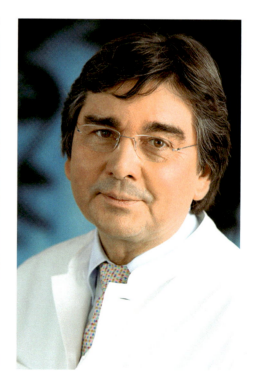

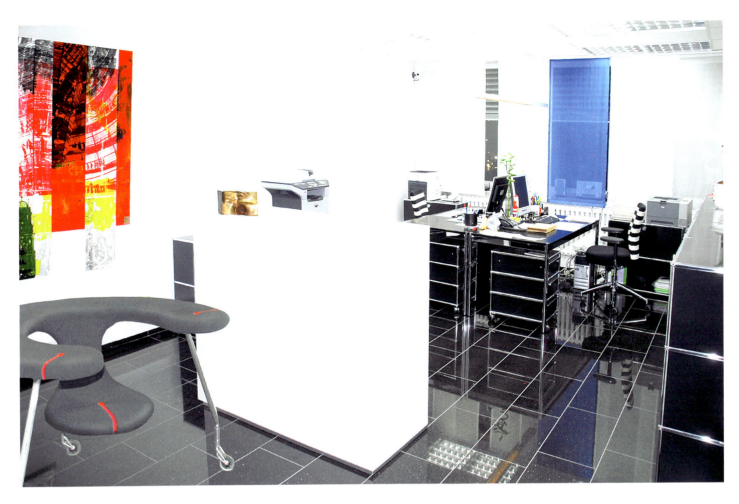

Bei der Behandlung setzt die Münsteranerin auf ein modernes, aus den USA stammendes nicht-invasives Verfahren zur Hauterneuerung: die HydraFacial-Behandlung. Dieses Verfahren bekämpft vor allem den Feuchtigkeitsmangel und befreit die Haut von überschüssigen, abgestorbenen Hautzellen. Ferner reinigt sie porentief, beseitigt Komedonen (Mitesser) und Unreinheiten, spendet nachhaltig aufpolsternde Feuchtigkeit und verfeinert das Hautbild – und alles in einer einzigen Kombinationsbehandlung. Ein ebenmäßiges, reines und intensiv durchfeuchtetes Hautbild ist das Ergebnis. „Die Behandlung ist beruhigend, nicht irritierend und sofort wirksam", bekräftigt die Fachärztin.

Eine HydraFacial-Behandlung eignet sich für alle Hauttypen zur Verfeinerung des Hautbildes. Häufig möchten die Patienten daneben etwas gegen Zornesfalten, Nasolabialfalten oder Fältchen aller Art unternehmen oder leicht vollere Lippen haben. Hier haben sich Behandlungen mit Botulinum und mit Hyaluronsäure bewährt, die Dr. Dr. Bunge mit Einfühlungsvermögen und ästhetischem Verständnis durchführt. Wer will schon Schlauchbootlippen haben? Und obwohl – wie anfangs erwähnt – kein monströser Maschinenpark für eine gute hautärztliche Behandlung erforderlich ist, stehen mehrere Laser für gezielte, ausgewählte Verschönerungsmaßnahmen bereit.

Die Hautalterung ist auch eines der zentralen Themen von Dr. Werner Voss. „Während unseres Lebens ändern sich Zustand und Beschaffenheit der Haut ständig", weiß er zu berichten. In der Kindheit ist sie häufig noch feinporig und zart, während der Pubertät tendenziell eher fettig, im jungen Erwachsenenalter – je nach Anlagen – trocken, ölig oder meistens vom Mischtyp. Im Alter wird sie dann trockener und anspruchsvoller. Diesem Phäno-

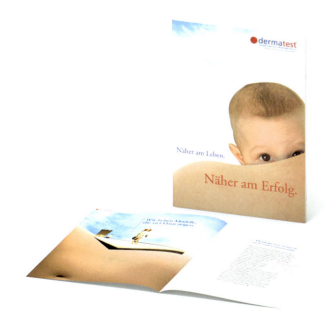

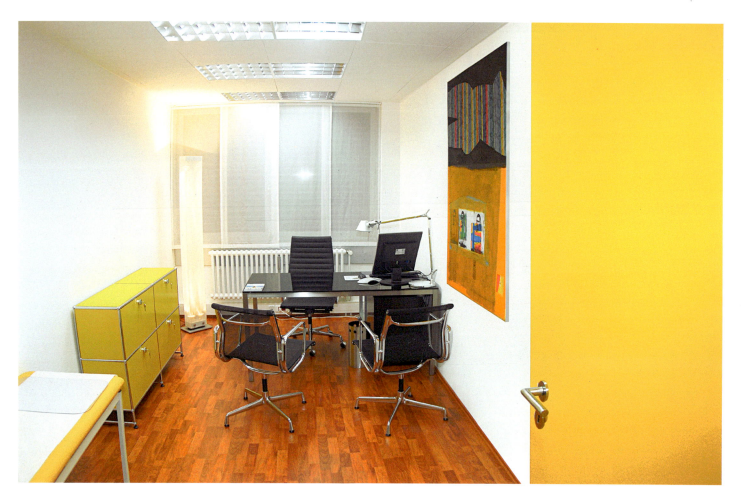

men entgeht niemand, die natürlichen Alterungsprozesse machen sich irgendwann in jeder Haut bemerkbar. Wann diese Veränderungen so stark einsetzen, dass die Haut sehr viel pflegebedürftiger, trockener und empfindlicher wird, hänge, so Dr. Voss, von verschiedenen, insbesondere genetischen Faktoren ab.

So könnten erste Alterszeichen schon in den Jahren zwischen 20 und 30 auftreten. Die Produktion von Collagen und Elastin ver-

langsamt sich. Die Geschwindigkeit der Alterung ist von Mensch zu Mensch verschieden. Ab Ende 20 lässt die Erneuerungsfähigkeit der Hautzellen spürbar nach. Die Haut wird zunehmend dünner, rote Äderchen können vermehrt durchschimmern, ihr Feuchtigkeitsgehalt nimmt signifikant ab. Dr. Voss: „Die Haut verliert an Elastizität, erste Fältchen treten um Augen und Mundpartie auf." Insgesamt verschlechtere sich die Durchblutung der Haut und damit auch die Versorgung mit Sauerstoff und Nährstoffen.

Wenn sich der Organismus dem 40. Lebensjahr nähert, beginnt der „Reifeprozess" der Haut. Je nach Lebensweise werden jetzt schon tiefe Falten und eine ausgedehnte feine Hautfaltenbildung sichtbar. Das Hautrelief ist meistens gröber, die Poren sind größer. Zudem wird die Haut trockener, denn die Talgdrüsen produzieren mit zunehmendem Alter immer weniger Fett. Ebenso nimmt die Fähigkeit ab, Feuchtigkeit zu binden. Die trockene wird zur empfindlichen Haut: Sie neigt zu Spannungsgefühl, zu Rötungen und zu Juckreiz und ist nun deutlich verletzlicher als die jugendliche Haut. Und selbstverständlich wirken sich auch die hormonellen Umstellungen im weiblichen Körper auf die Haut aus: der Collagengehalt nimmt ab, die Haare auf dem Kopf werden weniger, die Haare an der Oberlippe und an den Beinen vermehren sich und treten zunehmend störend in Erscheinung.

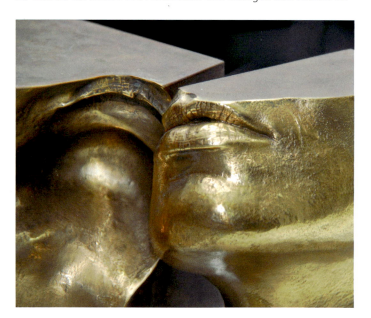

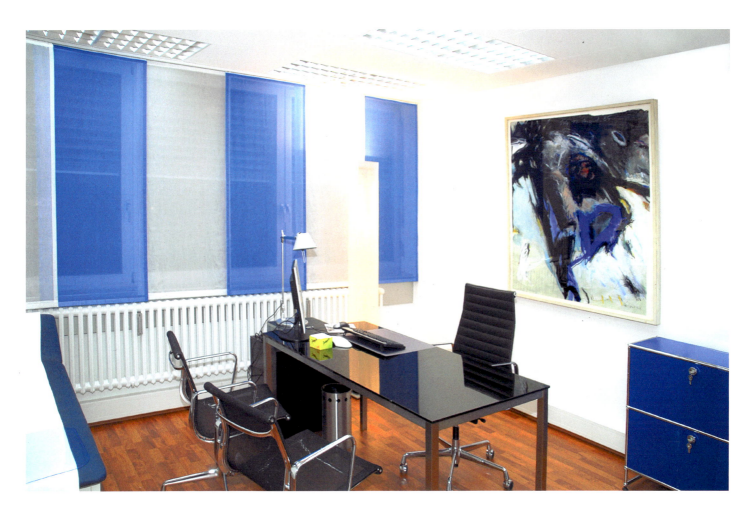

Die Folgen sind unübersehbar und machen unglücklich. Dr. Voss bekämpft sie mit Botulinum und verschiedenen Fillern ebenso wie mit Lasern oder Radiowellentechnologie, Thermage- und Accent XL-Gerät. Diese schonende Methode verjüngt die Haut, steigert die Spannkraft und behebt schlaffe Hautpartien. Neben einer sofortigen Faltenverminderung wird die Collagen-Neubildung angeregt. Besonders erfreulich: Da alles ohne Betäubung und den Einsatz eines Skalpells abläuft, bleiben keine Narben zurück. Die Hautoberfläche wird nicht beschädigt.

Die Praxisgemeinschaft in der Münsteraner Engelstraße unterscheidet sich von vielen vergleichbaren dermatologischen Einrichtungen durch den hohen Stellenwert, den hier Wissenschaft und Forschung innehaben. Bereits 1978 hat Dr. Werner Voss neben der Praxis die DERMATEST GmbH gegründet, deren Geschäftsführer er noch heute ist. Damals sei es vorrangig darum gegangen, „Testungen an Kosmetika mit höchstem wissenschaftlichen Standard schneller durchzuführen als in universitären Einrichtungen normal üblich", erklärt der Allergologe. Dieses Ziel ist längst erreicht – mit äußerst positiven Auswirkungen für die Patienten: „Wir setzen dermatologische Forschungsmethoden in praktisch anwendbare Verfahren um und entwickeln international anerkannte allergologische Testmethoden."

Die Stammkunden aus der Kosmetikbranche im In- und Ausland schätzen insbesondere die gewachsene dermatologische Kompetenz und Zuverlässigkeit des Instituts. Schnell, individuell und wissenschaftlich objektiv werden hier dermatologische Studien durchgeführt. Die Ergebnisse gelten als belastbar. Gutachten, Zertifikate und das DERMATEST-Gütesiegel bieten Sicherheit und schaffen Vertrauen. „Und wenn Institutionen wie Ökotest bei grundsätzlichen Fragen zur Dermatologie unsere Fachärzte befragen, dann wird deutlich, wo dermatologische Kompetenz zu Hause ist", sagt Dr. Voss nicht ohne Stolz.

Engelstraße 37
48143 Münster

Telefon 02 51 / 98 11 34 76
Telefax 02 51 / 4 90 27 27

www.privatpraxis-dr-voss.de

PRIVATÄRZTLICHE
PRAXISGEMEINSCHAFT
DR. DR. ILSABE BUNGE,
DR. GERRIT SCHLIPPE,
DR. WERNER VOSS

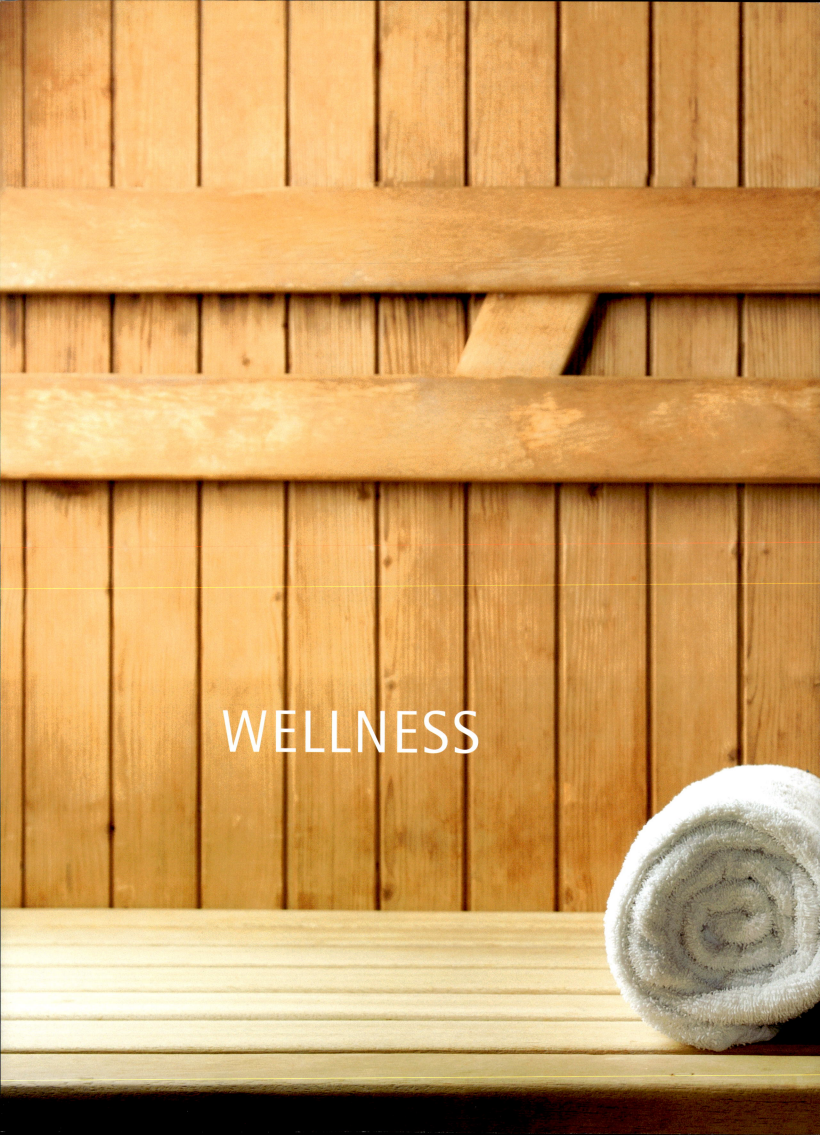

WELLNESS

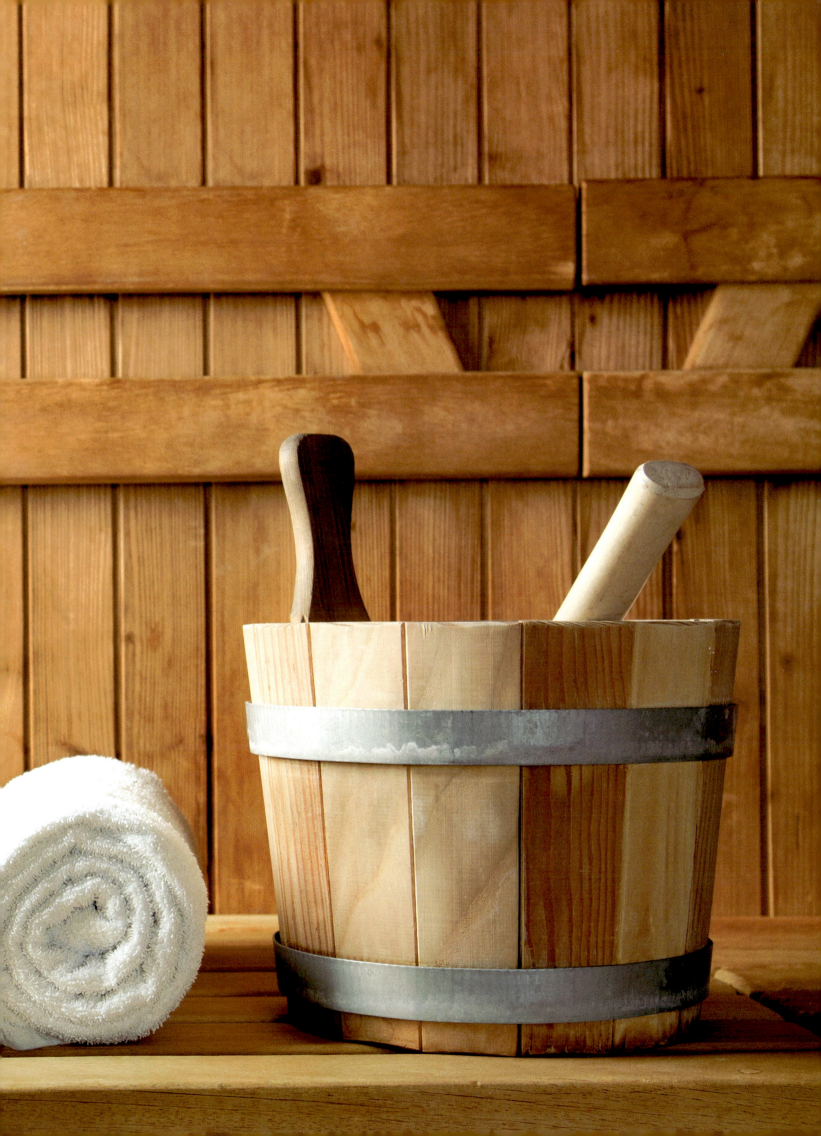

# Wellness

Sie müffelte nicht einmal mehr streng, sie war tot. Mausetot. Opas Kur hatte ausgedient. Wer, bitteschön, fand denn noch Gefallen an Wannenbädern in altbackenen, hellblau oder lindgrün gefliesten Nasssälen? Auch an den bedächtigen Konzerten im Kurpark und den ritualisierten abendlichen Tanzteestunden konnte sich niemand mehr erwärmen. Nein, um die gute, alte Kur war es geschehen.

Dann kam Wellness. Wie ein Wirbelwind brauste der Begriff Ende der 1980er Jahre durchs Land und mutierte dabei mir nichts, dir nichts zur alleskönnenden Wollmilchsau. Yoga und Yoghurt, Orangendampf- und Kaffeebäder, Erdbeerpeelings und Schokoladenmassagen – alles wurde plötzlich zur Wellnessanwendung. Und wenn

jemand ein Luftvernebelungsgerät im Wintergarten installierte, sprach er keck von einer trendigen Kristallsauna. Wellness war alles und Wellness war nichts – so schien es wenigstens eine Zeit lang.

Bis heute gibt es keine eindeutige Definition, was das Wort nun eigentlich präzise bedeutet. Die einen sehen darin eine Gegenbewegung zu allem Schnelllebigen, Stressigen und Mühsamen. Andere sprechen von einem Lebensstil, einer Philosophie gar. Dritte schließlich wittern in Wellness lediglich eine Verkaufshilfe, also die modische Verpackung seit langem bekannter Inhalte – womöglich Opas Kur in neuen Gewändern.

Alles Unsinn. Doch so leicht, wie man es gerne hätte, ist Wellness nicht zu greifen. Das liegt im Wesentlichen daran, dass Wellness in erster Linie mit Individualität zu tun hat. Vor allem mit ihrer Bewahrung. Gefragt ist die Erkenntnis, selbst verantwortlich für sein Leben zu sein. Für dessen Bedingungen, für dessen Führung, für dessen Qualität. Niemand kann einem diese Verantwortung

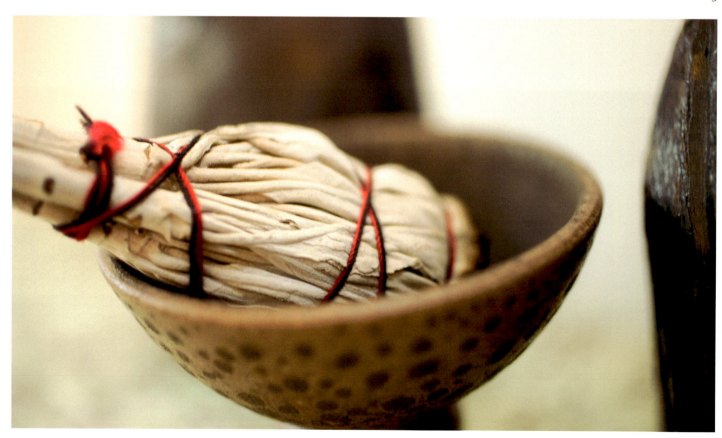

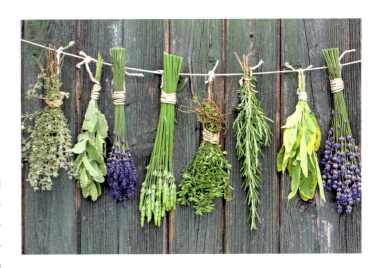

abnehmen. Niemand kann das Leben eines anderen führen. Von dieser Einsicht aus ist es nur noch ein Katzensprung bis zur Entscheidung für einen gesunden Lebensstil. Und damit sind wir wieder bei Wellness angekommen. Wer Wohlbefinden, Ausgeglichenheit und Lebenszufriedenheit steigern möchte, muss damit im Kopf beginnen.

Lutz Hertel, Vorsitzender des Deutschen Wellness Verbandes, kann von allerlei Skurrilem und Absurdem aus dem Wellness-Umfeld erzählen. Mittlerweile lassen ihn allerdings solche Angebote kalt. Der Grund liegt auf der Hand: Wellness boomt. Und das vor allem bei Menschen, die weder krank sind, noch sich krank fühlen. Sie haben aber ein klares Ziel: Sie wollen entspannen und sich verwöhnen lassen. Sie wollen als Gast behandelt werden, nicht als Patient. Sie wollen Urlaub vom Alltag machen. Und dabei selbstverständlich Spaß haben.

Die Angebote sind entsprechend vielfältig. Shirodara und Lomi Lomi, Pantai Luar, Thalasso und Rasul – schon die Namen stecken voller Mythen, exotischer Rätsel und Geheimnisse. Erklären? Kaum möglich. Probieren? Unbedingt! Alles zielt auf die Schaffung und Wiederherstellung des Wohlbefindens und berücksichtigt dabei den Dreiklang aus Körper, Geist und Seele. Die Zeit wird angehalten, der vorgegebene Gang der Dinge unterbrochen. Ruhe kehrt ein, Stille gibt neue Kraft, das Ich rückt ins Zentrum des Geschehens. Damit Wellness wirkt, kann bereits ein kurzes Innehalten genügen, eine vorübergehende Abwechslung. Schon mit kleinen Mitteln lässt sich Großes bewegen. Manchem reichen dafür wenige Stunden. Andere wollen die Verwöhnoasen am liebsten gar nicht mehr verlassen.

Michael Altewischer vom Verband Wellness-Hotels Deutschland weiß vom „Trend zu Tagesfluchten" zu berichten, bei denen sich Manager wie Hausfrauen eine Auszeit gönnen. Statt vier Wochen am Stück zu verreisen, genehmigen sich immer mehr Menschen eine Hand voll kurzer Zwischenstopps im Jahr. Häufig ist es die Sorge vor dem Burnout, die sie nach Wellness-Programmen suchen lässt. Heutzutage herrscht in der Bevölkerung ein deutlich stärkeres Bewusstsein für emotionale Erschöpfung als früher. Wellness-

Hoteliers freut's: Jeder dritte bemerkt ein gesteigertes Interesse seiner Gäste an Anti-Stress-Programmen. Und die Entwicklung ist bei weitem noch nicht an ihrem Endpunkt angelangt. Mehr als 60 Prozent der professionellen Gastgeber konnten auch 2011 noch eine zunehmende Nachfrage registrieren. Dabei haben sie heute eine neue Zielgruppe im Visier: Männer.

Lange Zeit galt Wellness als reine Frauensache. Schönheitsfarmen waren ausschließlich der Weiblichkeit vorbehalten, in manchen Wellness-Hotels machte sie rund 80 Prozent der Besucher aus. Und die Dominanz der Damen bestärkte manche Herren noch in ihren Vorbehalten: Sie hielten sich fern von Stutenmilch und Gurkenmaske und brachten sich damit um Verwöhnerlebnisse der besonders intensiven und erholsamen Art. Nun aber holen die Wellness-Männer auf, weil ihnen maßgerecht zugeschnittene Angebote unterbreitet werden. So ist der Umdenkungsprozess in vollem Gange. Erstaunlich dabei: Paare bildeten 2011 mit einem Anteil von 53 Prozent die größte Gruppe unter den Wellness-Urlaubern.

Verbandschef Altenwischer kann der Entwicklung natürlich nur Positives abgewinnen. „Der Begriff Wellness kommt jetzt endlich seiner eigentlichen, ganzheitlichen Bedeutung nahe", sagt er und beruft sich auf eine Formulierung, die schon vor Jahrzehnten geliefert wurde. Demnach stellt Wellness die „lustvolle Möglichkeit, wirkungsvoll und nachhaltig etwas für die Gesundheit zu tun" dar.

Aber: Wer unter Wellness lediglich einen kurzfristigen Frischekick versteht, verschenkt sein Potenzial. Die kleinen Fluchten sind gut, schön und wichtig. Fluchten bleiben sie dennoch. Es ist der Alltag, der die Frischzellenkur benötigt. Bekommt er sie, schafft Wellness die Grundlagen, um das Leben auf die beste und genussvollste Weise zu gestalten.

# Das kleine Wellness-Lexikon

ÄTHERISCHE ÖLE | Auf schonende Weise gewonnene pflanzliche Öle, die sowohl anregend als auch entspannend wirken können.

ALOE VERA | Entzündungshemmende Heilpflanze.

ANTI-AGING | Unter diesem Begriff werden Maßnahmen zusammengefasst, die zum Ziel haben, das biologische Altern des Menschen hinauszuzögern und die Lebensqualität im Alter möglichst lange auf hohem Niveau zu halten.

AROMATHERAPIE | Einsatz von Duftstoffen und ätherischen Substanzen zur Stimulation von Psyche und Körper.

AYURVEDA | Aus Indien stammende Lehre vom langen und gesunden Leben. Eine Ayurveda-Kur ist für stressgeplagte Menschen die optimale Regenerationsmöglichkeit.

BIOENERGETIK | Therapie zur Lösung von Verspannungen und zum Abbau innerer Blockaden.

DAMPFBÄDER | Geschlossene feucht-warme Räume mit Sitz- und Liegemöglichkeit. Sehr populär zu Zeiten des Römischen Reiches.

FARBLICHTTHERAPIE | Behandlung, bei der die Wirkung von Farben auf die menschliche Psyche und damit den menschlichen Organismus eingesetzt wird.

FUSSREFLEXZONENMASSAGE | Massage der Füße zur Stimulation von erkrankten Organen und Körperbereichen.

HAMAM | Türkisches oder orientalisches Bad. Sein Zentrum ist der Göbbek, ein beheiztes, kniehohes Podest, auf das sich der Badegast legt, um sich mit Wärme vollzutanken.

INHALATION | Einatmen gasförmiger Wirkstoffe, insbesondere bei Erkrankungen der Atemwege.

KLANGMASSAGE | Auf den Körper aufgesetzte, angeschlagene oder angeriebene Schalen übertragen den Schall und erzeugen so Vibrationen. Resultat ist das Gefühl tiefer Entspannung und des Wohlbefindens.

MEDICAL WELLNESS | Dieser Begriff beschreibt eine Entwicklung, die einzelne Wellness-Angebote mit medizinischen Leistungen kombiniert. Dazu zählen etwa Maßnahmen zur eigenverantwortlichen Gesundheitsvorsorge sowie zur Stabilisierung der Gesundheit, die eine nachhaltige Verbesserung der individuellen Lebensqualität und des subjektiven Gesundheitsempfindens anstreben.

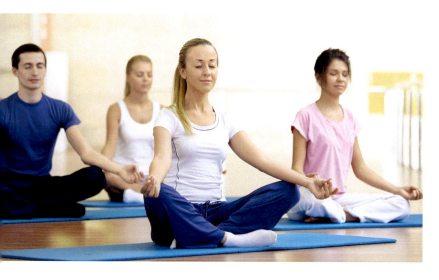

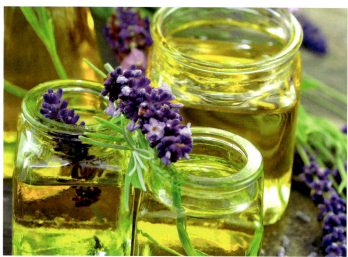

**MOORBÄDER** | Moor hat nicht nur eine hohe Wärmebindung, sondern gibt die Wärme nur langsam an den Körper ab. So kommt eine lang anhaltende Wärmewirkung zustande, die tief in den Körper eindringt.

**PEELING** | Intensive Tiefenreinigung, bei der locker sitzende Hornschüppchen der oberen Hautschicht abgetragen werden. Die Haut ist danach von Grund auf gereinigt und aufnahmefähiger für Wirkstoffe.

**PERMANENT MAKE-UP** | Dunkle Pigmente werden in die Augenbrauen, Lippenkonturen oder als Lidstrich dauerhaft in die Oberhaut implantiert.

**QI GONG** | Meditations-, Bewegungs- und Atemtechnik aus der Traditionellen Chinesischen Medizin (TCM), die regulierend auf das vegetative Nervensystem und gegen funktionelle Störungen wirkt.

**RASUL** | Alte ägyptische Behandlung mit Heilerde: Unterschiedliche Pflegeschlämme werden auf die einzelnen Körperpartien verteilt und in einer Akklimatisierungsphase im Kräuterdunstraum einmassiert.

**REIKI** | Japanische Massagetechnik, die die Selbstheilungskräfte des Körpers durch Energiefluss mobilisiert. Durch die Hände des Therapeuten sollen heilende Wärmeströme fließen, die den Empfänger energetisch aufladen.

**SHIATSU** | Auf den Kenntnissen von Akupunktur und Akupressur beruhende Massagetechnik. Die Stimulierung der Druckpunkte soll Glückshormone und schmerzlindernde Stoffe freisetzen.

**SPA** | Allgemeiner Gattungsbegriff für Gesundheits- und Wellness-Einrichtungen, insbesondere im Bade- und Nassbereich.

**THALASSO** | Heilbehandlung durch das Meer mit Wasser, Algen und Schlick.

**YOGA** | Aus Indien stammendes Körpertraining, mit dem eine Balance zwischen körperlichem und seelischem Wohlbefinden erreicht werden soll.

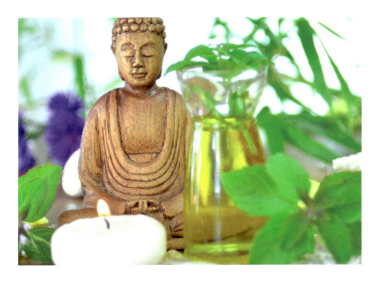

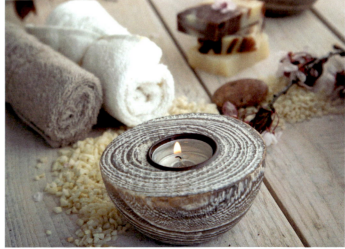

# Wellness ist der Gegenpol zu Prävention, Ärzten und Medizin.

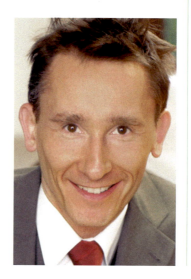

Lutz Hertel

*Wie lassen sich gute Wellnessangebote von weniger guten unter-
scheiden? Mit dieser Frage befasst sich Lutz Hertel, Gesundheits-
psychologe und Vorsitzender des Deutschen Wellness Verbandes.*

**Frage: Können Sie in wenigen Sätzen sagen, was aus Ihrer Sicht
Wellness beinhaltet?**

**Hertel:** Wellness ist ein Lebensstil, eine geistige Haltung, und
gründet auf menschliche Fähigkeiten zur Erlangung nachhaltiger
Lebensqualität. Hierzu gehören tiefere Einsichten in den Sinn des
Lebens, Erkenntnisse wie etwa aus dem Tao: Der Weg ist das Ziel.
Aber auch Freiheit, selbstbestimmt zu denken und zu leben, die
Lösung von Dogmen, Indoktrination, Bewusstlosigkeit und schlechten Gewohnheiten. Daneben geht es nicht minder um sämtliche
Disziplinen zur Pflege und Ausbildung unserer körperlichen, geistigen und seelischen Potenziale. Das bewusste, genussvolle Aus-
kosten dieses Reichtums begründet schließlich das Wohlbefinden
und die Gesundheit, die sich auf dem Wellness-Weg zwangsläufig
einstellen.

**Der Begriff Wellness wird in Deutschland etwas unscharf ver-
wendet. Wo ziehen Sie die Grenze, etwa zum Bereich Fitness und
zu medizinischen Anwendungen?**

**Hertel:** Fitness im Sinne des biologischen Potenzials eines Menschen ist integraler Teil des Wellness-Lebensstils. Wellness ist andererseits keine Dienstleistung, keine Kur, keine Behandlung,
grundsätzlich nichts, was andere an mir vollbringen oder für

mich ermöglichen. Es ist der Gegenpol zu Prävention, Ärzten und
Medizin.

**Was ist der Unterschied zwischen Wellness und Medical Well-
ness?**

**Hertel:** Medical Wellness ist ein Nonsens-Begriff. Es gibt keine
medizinische Wellness. Menschen, die an einer manifesten Gesund-
heitsstörung leiden, können aber in manchen Fällen, insbesondere
bei typischen Zivilisationserkrankungen, durch einen Wellness-
Lebensstil ihren Gesundheitszustand verbessern. Medizin und
Wellness können sich also sinnvoll ergänzen.

**Für wen sind solche Ergänzungsangebote sinnvoll?**

**Hertel:** Ursächliche Zusammenhänge zwischen gesundheitlichen
Störungen und Lebensstil sind erwiesen bei Rückenproblemen,
Bluthochdruck, Adipositas, koronarer Herzkrankheit, Diabetes Typ
2, vielen Krebsarten, Störungen des Hormon- und Immunsystems,
psychischen und psychosomatischen Störungen und Erkrankungen. Ein entsprechendes Wellnessangebot macht die Zusammenhänge verständlich, motiviert und trainiert Verhaltensweisen und
innere Einstellungen, die sich günstig auf die Störungen bzw.
Erkrankungen auswirken. Solche Programme setzen an den Ursa-

chen der Störung bzw. Krankheit an. Die Kosten im Gesundheitswesen könnten drastisch gesenkt werden, wenn solche Programme gefördert würden. Daran haben aber die Leistungserbringer manchmal kein Interesse.

**Was sind die drei größten Nutzen, die Menschen durch Wellness für sich erzielen können?**

Hertel: Sie werden sich ihrer eigenen Kraft und Macht in Bezug auf ihre Gesundheit und ihr Glück bewusst und lernen, sie anzuwenden. Sie lernen selbstständig zu urteilen und frei zu leben und sind damit weniger den allgegenwärtigen Dogmen, Manipulationen und Abhängigkeiten ausgeliefert. Sie steigern in allen relevanten Lebensbereichen Ihre Lebensqualität, blühen sinnbildlich auf und werden sich auf den Weg zu einem gelingenden Leben machen. Entspannung allein macht übrigens nicht glücklich. Es ist das gut balancierte Wechselspiel zwischen Anstrengung und Erholung, Aufregung und Ruhe.

**Ist Wellness mehr ein Frauenthema, weil Frauen grundsätzlich mehr auf ihr Wohlbefinden achten als Männer?**

Hertel: Frauen achten vielleicht mehr auf ihre Gesundheit als Männer, aber sicher nicht mehr auf ihr Wohlbefinden. Männer haben in verschiedener Hinsicht einfach andere Vorlieben als Frauen, um sich wohl zu fühlen. Sie leben auch riskanter. Letztlich suchen aber alle neben dem Spaß am Leben Wertschätzung, Zuneigung, Liebe, Halt und Geborgenheit. Gesundheit ist ein Nebenprodukt von Wellness.

**Gibt es private oder gesetzliche Krankenkassen, die Wellness-Kosten übernehmen? Und wenn nicht: Wäre dies aus Ihrer Sicht sinnvoll?**

Hertel: Krankenkassen oder -versicherungen geben kein Geld für das aus, was heute üblicherweise als Wellness und Medical Wellness angeboten wird. Wenngleich ich die Ausgabenpolitik der Kostenträger im Gesundheitswesen scharf kritisiere, finde ich das absolut richtig. Es gibt aber Programme, die Menschen mit chronischen Erkrankungen helfen, ihren Lebensstil so zu ändern, dass sie den weiteren Verlauf ihrer Erkrankung positiv beeinflussen können. Die Kostenträger im Gesundheitswesen haben aufgrund vieler unsinniger Wellness- oder Medical-Wellness-Angebote keine gute Meinung über das Thema. Dabei gibt es durchaus sinnvolle und wissenschaftlich evaluierte Programme. Ich würde es sehr begrüßen, wenn etwa das Programm von Prof. Dr. Dean Ornish, das in den USA von staatlicher Seite und Krankenversicherungen voll finanziert wird, auch in Deutschland eine Förderung erfahren würde.

**Thema Qualität: Woran können Kunden erkennen, ob es sich bei einem Wellnessangebot um ein seriöses handelt?**

Hertel: Sie können es in der Regel nicht. Viele Kunden wissen gar nicht, worum es bei guter Wellness überhaupt geht und worauf zu achten ist. Wenn Sie jedoch fragen, woran man ein gutes Kosmetikinstitut, ein gutes Spa, eine gute Therme, ein gutes Urlaubshotel mit Spa-Bereich erkennt: Der Deutsche Wellness Verband führt anerkannte Qualitätsprüfungen in solchen Betrieben durch und zeichnet diejenigen, die den umfangreichen und strengen Test bestehen, mit dem Deutschen Wellness Zertifikat aus. Die Adressen von erfolgreich geprüften Betrieben findet man auf wellnessverband.de im Internet.

**Wie aussagefähig sind Punktsysteme, um die Qualität eines Angebotes zu kennzeichnen, wie etwa die auch in Nordrhein-Westfalen partiell eingesetzten „Wellness-Stars"?**

Hertel: Aus der Testtheorie wissen wir, dass ein System möglichst objektiv, valide und reliabel – also in mehrfacher Hinsicht zuverlässig – sein sollte. Die meisten Siegel im Wellnessmarkt versagen bei diesen Anforderungen. Sie sind nicht viel mehr als Marketinginstrumente und stehen im Verdacht der Verbrauchertäuschung. Die Verbraucherschützer von Ökotest haben die bekanntesten Systeme bewertet und kamen in nahezu allen Fällen zu einem kritischen bis negativen Urteil. Nur die Bewertung des Zertifikats vom Deutschen Wellness Verband fiel uneingeschränkt positiv aus: „Verlässliches Gütesiegel, das auf einer sehr umfangreichen Prüfung basiert."

# Jutta Wilkemeyer
# Permanente Schönheit & Kosmetik

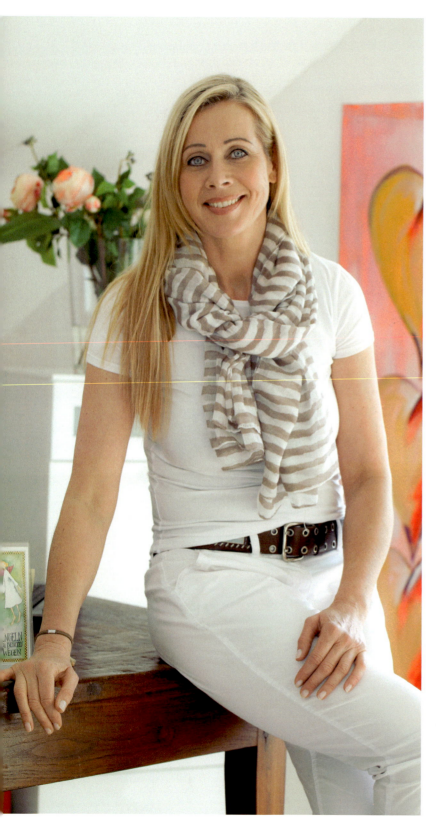

„Schönheit ist wie die Liebe, je mehr man sie pflegt, desto länger bleibt sie erhalten."

Dauerhaft attraktiv aussehen, das wünscht sich wohl jede Frau. Eine Möglichkeit, um das tägliche Schminken zu erleichtern, ist das Permanent-Make-up. Jutta Wilkemeyer, ausgebildete und staatlich geprüfte Fachkosmetikerin, hat sich auf dieses Gebiet spezialisiert.

Bei der Behandlung werden mit einem Spezialgerät mikrofeine Farbpartikel in die oberste Hautschicht eingebracht. Durch eine lokal aufgetragene Betäubung bleibt die Haut unempfindlich, die Kundin verspürt lediglich ein leichtes Kribbeln auf der Haut. Die Expertin greift dabei ausschließlich auf zertifizierte, allergiegetestete und mineralische Farben zurück, die zu den sichersten und besten in Bezug auf Reinheit, Sterilität und Stabilität des Farbergebnisses zählen. Die Farben sind für jeden Hauttyp geeignet und auch bei sensibelster Haut sehr gut verträglich.

Von der Beratung, über das Vermessen des Gesichts, Festlegung des passenden Farbtons, Vorzeichnen der perfekten Konturen, der Überprüfung der Mimik bis hin zum eigentlichen Einbringen der Farbpigmente und der Nachkontrolle ist Permanent-Make-up ein rundes und sicheres Schönheitskonzept und hat sich deshalb in der Beautyszene etabliert – „als kleines, gut gehütetes Geheimnis einer permanenten Attraktivität", wie Jutta Wilkemeyer sagt. Für die Stylistin ist es wichtig, jeder Kundin einen individuellen, persönlichen Service zu bieten. Ziel ist es, Unregelmäßigkeiten auszugleichen und ein natürliches, perfektes Ergebnis im Sinne der Kundin zu erzielen.

Augenbrauen werden durch eine Feinsthärchenzeichnung in Form gestaltet und optisch leicht angehoben, sodass die Gesichtszüge gleich viel freundlicher und jugendlicher erscheinen. Die Lippenkonturen werden sanft nachgezogen und erhalten ein volleres Volumen. Dabei werden kleine Lippenfältchen optimal kaschiert. Die Augen wirken strahlender und größer, so die Spezialistin, wenn der Lidstrich, den sie unter- und oberhalb des Auges nachzieht, eine schönere Form erhält.

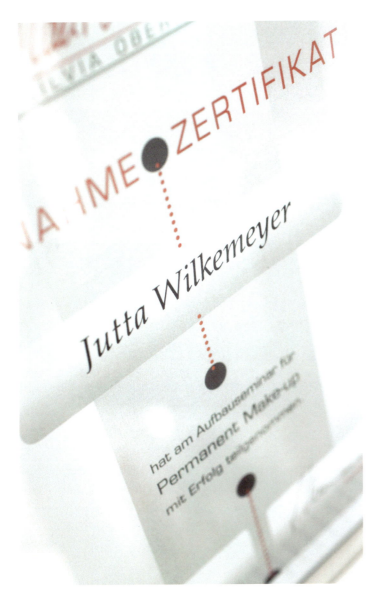

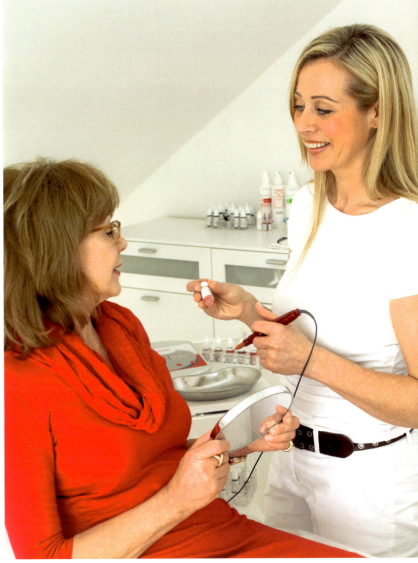

Permanent-Make-up hält zwischen zwei und vier Jahren, die Farben verblassen durch die natürliche Hautaktivität und Hauterneuerung gleichmäßig und kontinuierlich. „Für die harmonische Akzentuierung von Augenbrauen, Lidern und Lippen ist eine absolut sichere Hand notwendig sowie ein Gespür für Formen und Farben", betont die Visagistin.

Seit 25 Jahren arbeitet Jutta Wilkemeyer im Dienste der Schönheit. Sie hat ihren Beruf zur Berufung gemacht, aus Leidenschaft zur Schönheit, Pflege und Kreativität. Das schätzen auch ihre Kundinnen, die großen Wert auf perfekte Qualität legen und ihr das Vertrauen schenken. Die Münsteranerin arbeitet eng mit Hautärzten und Kliniken zusammen. Neben kosmetischen Gründen für ein dauerhaftes Make-up gibt es auch medizinische Indikationen, etwa fehlende Wimpern oder Augenbrauen im Anschluss an eine Chemotherapie. Sowohl das Retuschieren von Narben, als auch die Korrektur von verzeichnetem Permanent-Make-up nach einer fehlerhaften Behandlung übernimmt die Spezialistin.

Dass sie angesichts dieser Aufgaben höchste Ansprüche an Sauberkeit und Hygiene sowie eine gewissenhafte Nachbehandlung hat, versteht sich von selbst. Darüber hinaus engagiert sich die Expertin seit Langem als Schulungstrainerin im eigenen Ausbildungsinstitut und gibt ihr umfangreiches Wissen anderen Fachleuten weiter. Sie haben hohen Ansprüche? Dann sind Sie bei uns richtig.

**JUTTA WILKEMEYER**

Grenkuhlenweg 23
48167 Münster

**PERMANENTE
SCHÖNHEIT & KOSMETIK**

Telefon 0 25 06 / 30 61 08
Telefax 0 25 06 / 30 61 09

www.jutta-wilkemeyer.de

# Kosmetik-Institut Regine Lachniet

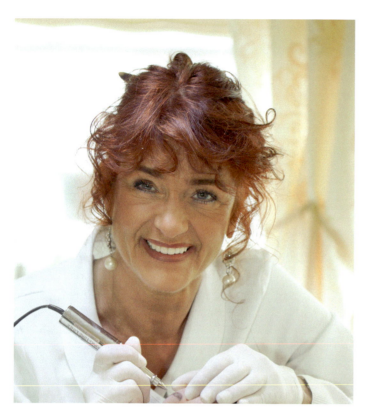

Nein, sie macht nicht viel Aufhebens um ihre Person, die Regine Lachniet – und das obwohl sie schon seit stolzen 30 Jahren in Münster erfolgreich im Dienste der Schönheit tätig ist. „Im Mittelpunkt stehen stets meine Kundinnen und ihre Bedürfnisse nach einer professionellen und perfekten Behandlung", sagt sie und sieht ihre Aufgabe darin, schon vorhandene Schönheit auf natürliche und schonende Weise zu unterstreichen und zu verfeinern. Das sorgt für neue Lebensfreude und eine gesteigerte Lebensqualität.

„Ich freue mich jedes Mal, wenn eine Kundin mir sagt, dass sie sich äußerlich und innerlich wie verwandelt fühlt", bekräftigt Regine Lachniet, die mit ihrem Institut mitten im Zentrum von Münster anzutreffen ist. Tatsächlich hat das Körperbewusstsein der Menschen in den letzten Jahren nochmals einen richtigen Schub bekommen. Hollywood-Stars wie Madonna oder Nick Nolte zeigen es: Niemand muss heute mehr auf Ästhetik und Individualität verzichten, selbst wenn die 40 bereits überschritten sind. Schönheit ist eine wichtige Grundlage für die Zufriedenheit mit dem eigenen

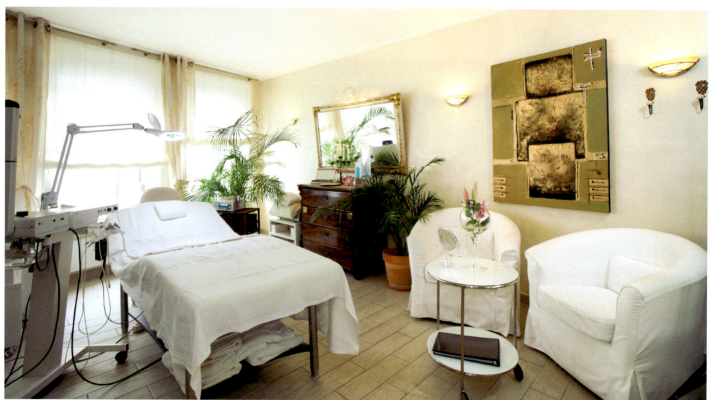

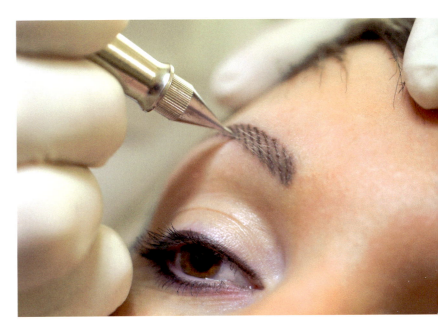

Leben, fürs Selbstbewusstsein und Selbstwertgefühl. Dabei geht es nur selten um eine Rundum-Auffrischung, häufig genügen bereits einzelne Akzente, um den Typ und Charakter zu betonen. Anti-Aging ist also ein Angebot, dem von der Natur bestimmten Lauf der Dinge ein Schnippchen zu schlagen.

Drei Anwendungen führt Regine Lachniet im Angebot. Da wäre zunächst Permanent-Make-up, also die dauerhafte Schmink-methode mit Akzentuierung unter anderem der Augenbrauen, Augen und der Mundpartie. Dabei werden mithilfe eines Pigmen-tiergerätes allergiegetestete Farbpigmente in die obere Haut-schicht injiziert. „Permanent-Make-up ist eine hoch künstlerische Tätigkeit", sagt die erfahrene Kosmetikerin, „die mit großem Ver-antwortungsbewusstsein und Präzision ausgeführt werden muss." Einfühlungsvermögen und Routine sind dabei neben dem sicheren Gefühl für Farben und Formen von großem Nutzen. All dies besitzt Regine Lachniet in hohem Maß, da sie sich seit rund 20 Jahren mit dem Thema beschäftigt und sich durch Weiterbildungen stets auf den neuesten Stand der Forschung bringt.

Als „geradezu sensationell" bezeichnet die Münsteranerin die Möglichkeiten, die die meso|Beauty Therapie bietet. „Mithilfe die-ses Verfahrens aus den USA wird das komplette Hautbild geliftet", erklärt sie. Wer Spritzen und Skalpell zuvorkommen möchte, wird sich darüber freuen. Die Methode, die hilft, die Blut- und Lymph-zirkulation zu steigern, findet ihre Anwendung vorwiegend bei der Gesichtshaut, im Dekolleté und am Hals. Dabei werden regenerie-rende Biomoleküle und straffende Hyalurone mit modernster Computertechnik in die Hauttiefen geschleust, Mimikfalten myo-tonologisch straff trainiert. So wird die Haut von innen gut „gepolstert". „Der Teint wirkt um Jahre jünger, die Haut frisch, rein, straff und ebenmäßig schön", beschreibt Regina Lachniet das Ergebnis.

Zum dritten kümmert sie sich in ihrem Studio um die Fettredukti-on. Mittels eines innovativen Ultraschallsystems rückt sie unschö-nen Fettpölsterchen an den Hüften, Rettungsringen am Bauch und wenig vorteilhaften Reiterhosen zu Leibe. Eine Überlagerung von Ultraschall- und Druckwellen versetzt die Fettzellen in Schwin-gung und lässt die Zellmembran durchlässig werden, sodass das eingelagerte Fett austreten und über das Lymphsystem abfließen kann. Selbstverständlich alles schmerzfrei.

Regine Lachniet legt grundsätzlich großen Wert darauf, dass die Bemühungen um die Schönheit keinerlei Stress auslösen. Die ent-spannende Atmosphäre im Institut trägt dazu bei, die Kundinnen zur Ruhe kommen zu lassen.

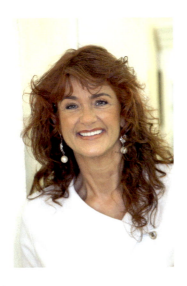

**KOSMETIK-INSTITUT
REGINE LACHNIET**

Salzstraße 7

48143 Münster

Telefon 02 51 / 5 88 66

www.kosmetik-lachniet.de

# Dermasence von P & M Cosmetics

Kaum zu glauben: Die Medizin kennt heute mehr als 2 000 verschiedene Hautkrankheiten – von Akne bis Zysten. Sie alle nerven, einige sind gefährlich. Die konsequente medizinische Hautpflege ist also ein entscheidender Punkt, wenn es um Gesundheit, Ästhetik und Wohlbefinden geht. Diesem Thema hat sich das in Telgte angesiedelte Unternehmen P & M Cosmetics verschrieben, das im Mai 1991 in Münster von einer Apothekerin und fünf Dermatologen gegründet wurde. Entstanden ist daraus die medizinisch-kosmetisch ausgerichtete Dermasence-Pflegelinie.

Geschäftsführer Detlef Isermann ist nahezu von Beginn an dabei. Die über alle Jahre anhaltende Zusammenarbeit mit Ärzten und Apothekern hält er für einen der Grundsteine des Unternehmenserfolges. „Nur auf diesem Wege ist es uns möglich, so hochwertige Produkte zu entwickeln", sagt er. Mithilfe der gesammelten Erfahrungen und durch die Umsetzung innovativer Ideen sei ein Programm zusammengekommen, „das für jeden Hauttyp die richtige tägliche Pflege und optimale Lösungen für Problemhaut bietet". Basis dafür sind zum einen stets pharmakologisch bewährte Wirkstoffe höchster Qualität, die mit modernen Rezepturen kombiniert

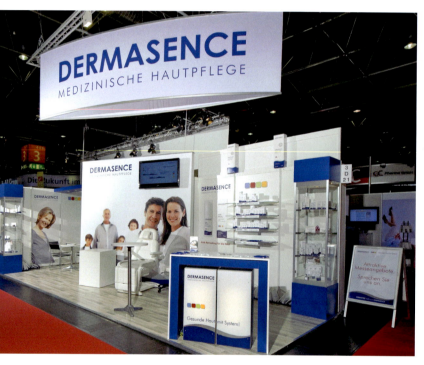

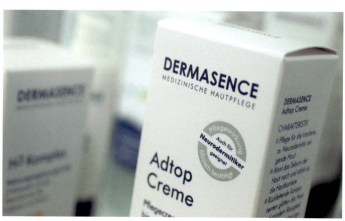

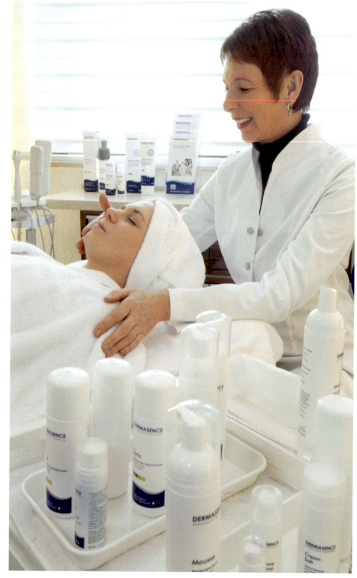

werden. Darüber hinaus werden auch kosmetisch hohe Ansprüche gestellt, um Wirksamkeit und optimale Verträglichkeit zu kombinieren. So kommen hochgradig aufgereinigte und optimal aufbereitete Substanzen bei der Hautpflege und Regeneration zum Einsatz, etwa Nachtkerzensamenöl, Hyaluronsäure und Vitamingruppen. Der Beruhigung dienen beispielsweise Hamamelis und das besonders gut verträgliche Bisabolol, eine aufgereinigte Essenz aus der Kamille, die über eine bessere Verträglichkeit verfügt.

Um den Kunden mit unterschiedlichen Hauttypen ihre optimalen Pflegeprogramme aufzuzeigen, hat Isermann eine Reihe von Informationsblättern erstellen lassen. Hier erfahren etwa Akne-Betroffene, dass zur täglichen Pflege leichte, feuchtigkeitsspendende Gele, Cremes oder Lotionen mit geringem Fettanteil gewählt werden sollten. Bei Neurodermitis steht die schonende Reinigung durch eher fetthaltige Produkte an erster Stelle. Häufiger Wasserkontakt und warmes Wasser, das der Haut weiter Fett und Feuchtigkeit entzieht, sollten dagegen vermieden werden. Bei Altershaut geht es vorrangig um den Schutz des Säureschutzmantels und den Aufbau der Barrierefunktion gegen Feuchtigkeitsverlust. „Dazu sollten nur milde, seifenfreie und pH-hautneutrale Syndets, Emulsionen auf Lipidbasis oder Pflegeöle verwendet werden, die die Haut nicht austrocknen", empfehlen die Experten aus Telgte.

Das innovative Dermasence-Programm wird über die Apotheken vertrieben, hier wird die entsprechende Beratung gewährleistet. Auch in einigen europäischen Ländern sind Produkte der Serie erhältlich. Darüber hinaus gibt es Kontakte nach Asien, insbesondere nach Südkorea. „Ein interessanter Markt", konstatiert Detlef Isermann, „denn die Haut von Asiaten ist in der Regel um einiges empfindlicher als die von Europäern". Das heißt nichts anderes, als dass die bisherigen Rezepturen nicht mehr gelten und die Mischungen für die Kunden in Fernost neu abgestimmt werden müssen.

Internationalität schön und gut. Aber seine Wurzeln im Westfälischen hat P & M Cosmetics nicht vergessen. Das Unternehmen verfügt in der Region als Ausbildungsbetrieb über einen exzellenten Ruf und lädt Schülerinnen und Schüler der örtlichen Realschule gern zum Biologie- und Chemie-Unterricht in die eigenen Schu-

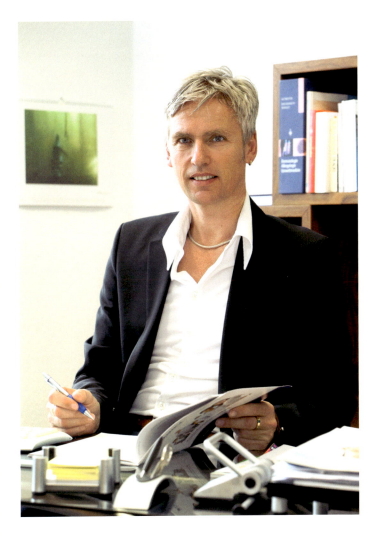

lungsräume ein. Viel Zeit und finanzielle Mittel fließen zudem in die Weiterbildung und in Qualifizierungsseminare für Apotheker. Es passt in dieses Bild, dass man sich daneben auch als Förderer im sozialen und kulturellen Bereich sowie im westfälischen Sport versteht. Besonders intensiv ist etwa die Kooperation mit der in Münster lebenden Vielseitigkeitsreiterin Ingrid Klimke, die selbst Dermasence zur Pflege nutzt. „Nur wenn ich mich in meiner Haut wohl fühle, kann ich Topleistungen abrufen und meinen eigenen Ansprüchen gerecht werden", sagt die mehrmalige Goldmedaillengewinnerin bei Olympischen Spielen und Weltmeisterschaften.

P & M COSMETICS
GMBH & CO. KG

Orkotten 62
48291 Telgte

Telefon 0 25 04 / 9 33 24 50
Telefax 0 25 04 / 9 33 24 30

www.dermasence.de

# Institut für ästhetische Dermatologie

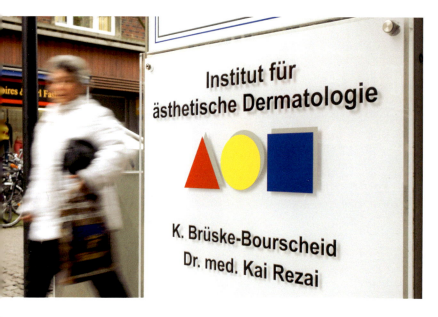

Ein jugendliches und frisches Aussehen ist den Menschen viel wert. Einigen sogar noch viel mehr. Dr. Kai Rezai, einer der renommiertesten Fachärzte für Dermatologie in Deutschland, kennt das. „Es gibt nur wenige Menschen, die tatsächlich komplett mit ihrem Erscheinungsbild zufrieden sind." Aber deshalb nacharbeiten? Der Spezialist empfiehlt zum einen, nichts zu überstürzen, sondern sich vorab ausführlich zu informieren. Und zum anderen rät er: „Suchen Sie sich den richtigen Arzt!"

„Empfehlungen", sagt Dr. Rezai, „die meisten unserer Patienten kommen über Empfehlungen zu uns ins Institut". Ein gutes Zeichen, denn Ärzte, deren Können sich herumspricht, werden gewiss ihre Vorzüge haben. Vor allem, so bestätigt der Dermatologe, orientieren sie sich an den Wünschen und Bedürfnissen ihrer Patien-

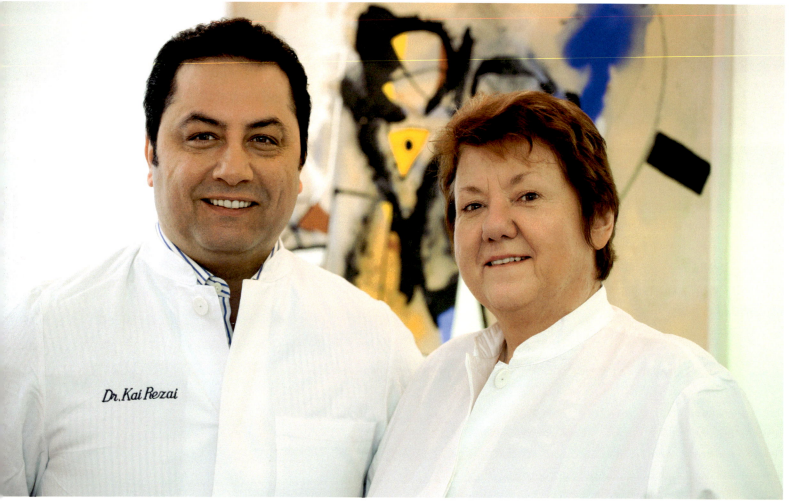

ten. Seine ersten Fragen im Besprechungszimmer lauten deshalb stets: „Was ist ihr Wunsch, womit kann ich Ihnen helfen?" Und diese Fragen sind genau so gemeint. Dr. Rezai lässt sich nicht vom ersten, schnellen Eindruck leiten, sondern versucht Ursachen zu ergründen. Die Antworten fallen sehr unterschiedlich aus – gemein ist ihnen aber immer eine gewisse Unzufriedenheit.

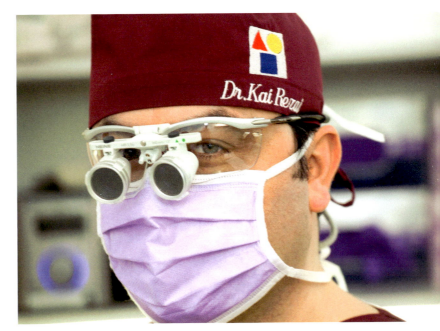

Auf falsche Erwartungen reagiert Dr. Rezai mit Augenmaß, Gelassenheit und großer Sicherheit. Er weiß, dass das Schönheitsbewusstsein heute stark durch die ständige Präsentation vermeintlich makelloser Körper in den Medien geprägt wird. „Ich höre mir deshalb sehr genau an, was meine Patienten zu sagen haben, und erläutere Ihnen dann, was man machen kann. Aber eben auch, was sinnvoll für sie ist." Kommen beide dann auf einen gemeinsamen Nenner, erstellt er im nächsten Schritt ein individuelles Beautykonzept, das als Grundlage für die weitere Behandlung dient.

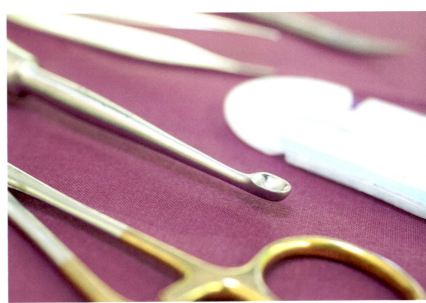

Beispiel Augenlid-Operationen. „Augenlider verändern sich mit dem Alter und durch Erschlaffen des Bindegewebes entsteht bei manchen Menschen ein Überschuss an Lidhaut", erklärt Dr. Rezai. Das überhängende Lid kann auf die Wimpern drücken oder in extremen Fällen sogar das Sichtfeld einschränken. Man spricht in solchen Fällen von sogenannten Schlupflidern. In einigen Fällen treten gleichzeitig auch kleine, in der Augenhöhle liegende Fettpölsterchen hervor, die die Augen müde und verquollen aussehen lassen. „Das will niemand", weiß der Mediziner. Deshalb zählt die Korrektur von Schlupflidern und Tränensäcken zu den am häufigsten durchgeführten ästhetisch-chirurgischen Eingriffen weltweit. Schon mit einem kleinen Eingriff lässt sich eine deutliche Verbesserung erreichen und der Gesichtsausdruck nachhaltig verändern. Die Augen erscheinen wacher und jugendlicher als zuvor.

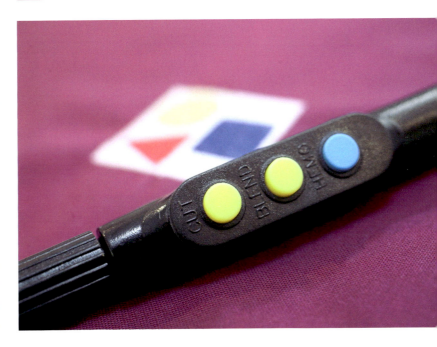

Die Straffung des Oberlides dauert etwa eine Stunde, die des Unterlides benötigt sogar noch etwas weniger Zeit. Beide Operationen finden unter örtlicher Betäubung statt und sind für den Patienten absolut schmerzfrei. Dr. Rezai gilt bei Augenlid-Operationen als ausgesprochene Koryphäe und ist ein gern gesehener Redner auf internationalen Kongressen. „Der fachliche Austausch mit anderen Experten ist mir sehr wichtig – nur so kann ich meinen

Horizont erweitern", sagt er. Besonders enger Kontakt bestand zum inzwischen verstorbenen New Yorker Kollegen Stephen Bosniak und besteht zum weltbekannten tunesischen Augenarzt Dr. Chedly Bouzouaya, der bereits im Institut zum Erfahrungsaustausch gastierte.

Ein weiterer Schwerpunkt in der Arbeit des Instituts ist die Faltenkorrektur mit Botoliniumtoxin, besser bekannt unter dem Kurznamen Botox. „Ich gehörte Mitte der 1990er Jahre zu den ersten Ärzten in Deutschland, die sich mit dieser Methode vertraut machten", blickt Dr. Rezai zurück. Seitdem hat er unzählige Behandlungen erfolgreich und routiniert absolviert. Die Patienten kennen seine Erfahrung und wissen von seinen Fähigkeiten, sodass sie sich bei

der Behandlung vertrauensvoll in seine Hände begeben. Möglich ist ein Eingriff bei zu tiefen Zornes- oder Stirnfalten sowie Krähenfüßen, welche durch hohe Aktivität der mimischen Muskulatur auftreten. Die Botox-Injektion führt zu einer Glättung oder sogar zum kompletten Verschwinden der Falten. Das Gesicht wirkt nun entspannter und freundlicher. „Und es sieht weiterhin sehr natürlich und keineswegs maskenhaft aus", bestätigt der Mediziner, der Botoliniumtoxin darüber hinaus auch bei chronischer Migräne und Spannungskopfschmerz einsetzt.

Das Institut für ästhetische Dermatologie ist auch im Bereich Lasermedizin top ausgestattet. Dr. Rezai hat bereits sehr früh mit Lasern Erfahrungen gesammelt. „Ich zähle sicherlich zu den ersten Ärzten in Deutschland, die sich mit ästhetischer Lasermedizin beschäftigt haben", sagt er. Daraus hat sich eine enorme Sicherheit im Umgang mit den unterschiedlichen Geräten entwickelt. Seine Vorgehensweise ist stets ein Zusammenspiel zwischen Souveränität und Individualität. Das zeigt sich besonders deutlich am Beispiel des Lasereinsatzes.

Nicht jedes Gesicht ist gleich, nicht jedes Problem entspricht dem anderen. „Der Laser ist ein großartiges Werkzeug, aber ich muss die Parameter kennen, nach denen er sich verstellen lässt. Ich kann nicht immer mit den vorgegebenen Standardprogrammen agieren". Kein Arzt kann und darf sich nur auf die Technik verlassen – und sei sie noch so raffiniert. Erfahrung ist ein unverzichtbarer Bestandteil aller Behandlungen.

Für ein besonders sanftes Lifting kommt die Pellevé Methode zur Anwendung. Durch Pellevé lassen sich die behandelten Stellen deutlich straffen – und das ohne Nebenwirkungen. Das Prinzip besteht darin, durch Radiofrequenz in tieferen Hautschichten ein Zusammenziehen des Kollagens zu bewirken. Nach drei bis vier Behandlungen stellt sich ein Langzeiteffekt ein, der durch eine Neubildung von Bindegewebsschichten entsteht. „Meine Patienten können sofort nach der 20-minütigen Behandlung ohne Narben, Blutergüsse oder Schmerzen nach Hause gehen und sind sofort wieder gesellschaftsfähig", verspricht der Münsteraner Hautarzt.

Häufig gefragt ist auch die schonende Entfernung unerwünschter Tattoos. Die Gründe dafür sind unterschiedlich – mal erscheint die Tätowierung beruflich nicht opportun, mal hat sich die Einstellung zu dieser Art von „Körperschmuck" grundlegend geändert. In solchen Fällen leistet der Versa Pulse® Pigmentlaser gute Dienste. In diesem Gerät vereinen sich mehrere modernste Laser, die mit ver-

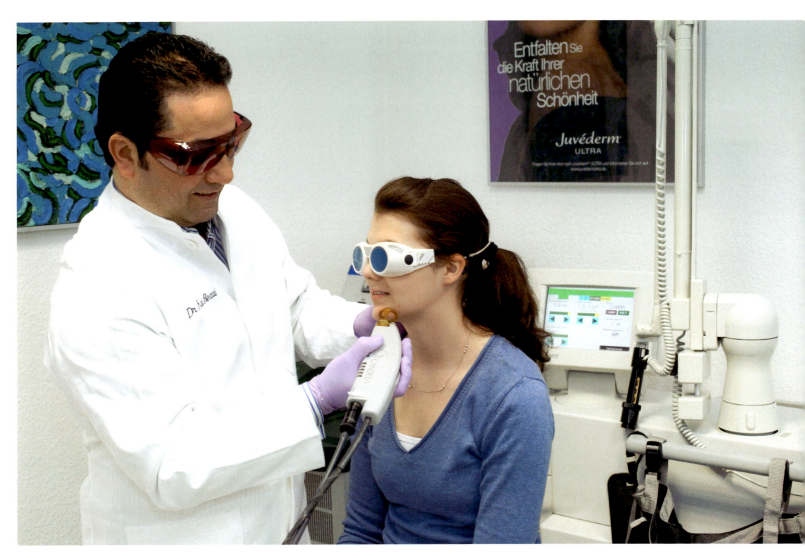

Das Institut für ästhetische Dermatologie in Münster wird von der Ärztin Kornelia Brüske-Bourscheid und Dr. Kai Rezai gemeinschaftlich geleitet. Frau Brüske-Bourscheid ist Expertin für ästhetische Venenchirurgie und die Beseitigung von Besenreisern und rundet damit das sehr breite Behandlungsspektrum des Instituts ab. Beide sind bereits seit Jahren in der ästhetischen Medizin zu Hause und erweitern ihr Arbeitsfeld ständig.

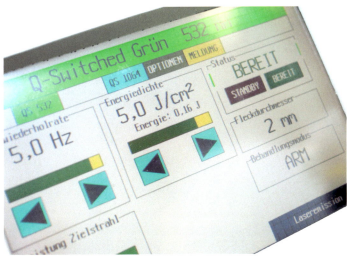

schiedenen Wellenlängen arbeiten und so Farben, Intensitäten und Beschaffenheiten von Profi- oder Laien-Tätowierungen erfolgreich und sicher ohne Narbenbildung entfernen können. Das gelingt, indem die in die Haut eingebrachten Farbpartikel zersprengt werden, sodass der Körper in der Lage ist, sie abzutransportieren. Mit dem gleichen System lässt sich auch Permanent-Make-up entfernen.

Windthorststraße 16
48143 Münster

Telefon 02 51 / 4 20 51
Telefax 02 51 / 4 14 00 34

www.hautarzt-muenster.de

INSTITUT FÜR ÄSTHETISCHE
DERMATOLOGIE

KORNELIA
BRÜSKE-BOURSCHEID
DR. MED. KAI REZAI

# Sun for Soul
# Skin and Beauty Care

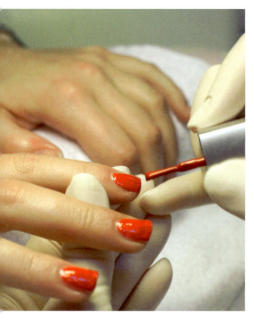

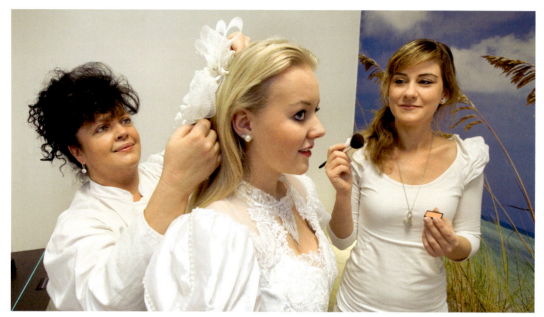

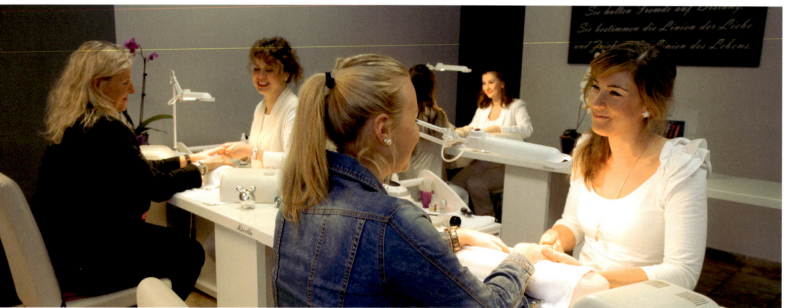

Kosmetikstudios gibt es wie Sand am Meer. Und es werden eher mehr als weniger. Das Gute daran: Männer und Frauen legen offensichtlich mehr Wert auf ihr äußeres Erscheinungsbild. Sonst würde sich die Sache für die Studioinhaber schließlich nicht lohnen. Aber selbstverständlich sollten Frau und Mann die Schönheitspflege nicht irgendwem überlassen, sondern auf ihrem Weg zur Perfektion schon beim ersten Schritt die richtige Richtung einschlagen.

Sandra Battarinos Studio in Münster-Mecklenbeck, das auf den schönen Namen „Sun for Soul | Skin and Beauty Care" hört, ist dafür ein guter Kandidat und wird von ihr seit Sommer 2011 geführt. Wer einen ersten Blick hineinwirft, staunt: ganz schön groß! Denn mehr als 300 Quadratmeter Gesamtfläche stehen bereit. „Das war einer der Gründe, warum ich mich entschieden habe, das Geschäft zu übernehmen", sagt Frau Battarino, die hier zuvor bereits elf Jahre lang als angestellte Kosmetikerin tätig war.

Ein reines „Weiter wie bisher" kam für sie indes nicht infrage. Dafür ist Sandra Battarino nicht der Typ. Die Ideen sprudeln nur so aus ihr heraus. Einen Brautservice hat sie bereits seit geraumer Zeit eingeführt, quasi eine Rundumversorgung für den schönsten Tag im Leben. Auch eine Schminkschule für junge Mädchen bietet sie an denn gerade unerfahrene „Anfängerinnen" sollten sich dem Thema Schminken mit der gebotenen Zurückhaltung annähern. Großer Beliebtheit erfreut sich zudem die Schminkrunde für erwachsene Damen. Die können sich bei einem Gläschen Sekt und in der geselligen Runde so richtig verwöhnen lassen. „Dafür halten wir die ganze Palette unserer Dienstleistungen bereit", sagt sie.

„Langweilig war gestern", scheint Battarinos Devise zu sein. Und diesem Motto folgend hat sie auch die Übernahme des Studios mit Bravour gemeistert. Ihre nächste Neuerung? „Fisch-Spa wäre hier in der Region etwas völlig Neues, das würde meine Kundinnen begeistern." Sie kann das so sagen, denn einen großen Teil ihrer Kundschaft kennt sie seit Langem und weiß um ihre Vorlieben. Dass die Kundinnen an den Knabberfischen Gefallen finden könnten, scheint keineswegs abwegig.

Von selbst versteht es sich, dass trotz aller Innovationen das klassische Angebot aus wohltuenden Massagen, Pedi- und Maniküre, Nagel-Modellage und erfrischenden gesichtskosmetischen Behandlungen nicht vernachlässigt wird. Insgesamt neun fachlich versierte Mitarbeiterinnen (darunter drei Auszubildende) kümmern sich mit Hingabe um die Wünsche der Kundinnen. Ein großes Thema ist „French Feet", also das Verzieren der Fußnägel mit einer weißen Spitze. Die Haltbarkeit beträgt je nach Wachstum der Nägel rund zwei Monate.

„Wir bieten Wellness für Haut und Seele", verspricht Sandra Battarino. Der Alltag und seine unangenehmen Begleiterscheinungen bleiben draußen vor der Tür. Wer das Studio betritt und sich den Kosmetikerinnen anvertraut, taucht ein in die Welt aus Schönheit und Wohlbefinden. Für Kenner der Branche ist dabei wenig erstaunlich, dass der Anteil der männlichen Besucher stetig zunimmt. „Gerade Geschäftsleute legen verstärkt Wert auf gepflegte Hände, die eine Art Visitenkarte für sie sind."

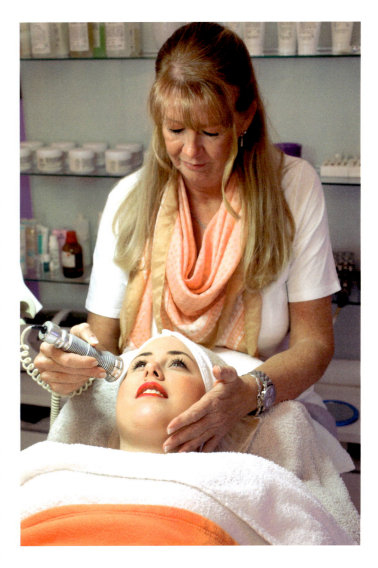

Sandra Battarino und ihr Team verstehen sich als geduldige und gut geschulte Ratgeberinnen für Schönheit. „Wir wissen genau, was wir tun und welche Behandlung zu welchem Ergebnis führt – aber entscheiden, was sie wollen, müssen unsere Kunden natürlich selbst", sagt die Inhaberin, die gern dazu rät, es ihr gleich zu tun und – zumindest gelegentlich – Mut zu Neuem zu beweisen.

SUN FOR SOUL
SKIN AND BEAUTY CARE

Dingbängerweg 46
48163 Münster

Telefon 02 51 / 7 47 72 87
Telefax 02 51 / 7 47 72 89

www.sunforsoul.de

# eymannSauna

Ach ja, die Finnen! Mit der Erfindung der Sauna haben sich die Nordmänner ein Denkmal für die Ewigkeit gesetzt. Seit den 60er- und 70er-Jahren des vergangenen Jahrhunderts haben es die hölzernen Schwitzkästen auch in Deutschland zu erheblicher Beliebtheit gebracht. Aber welche Unterschiede tun sich auf: Da gibt es die kleinen Heizkammern in verstaubten Hinterzimmern ebenso wie großzügige Anlagen, die an Wellness-Oasen erinnern. Eine solche findet sich im Münsteraner Stadtteil Amelsbüren – und man ahnt von außen gar nicht, welches Paradies sich im Inneren verbirgt.

Ihren Anfang nimmt die Geschichte Mitte der 1970er, als Schreinermeister Klaus Eymann für einen Kunden zur Demonstration eine kleine Sauna baut. Im Laufe der Jahre wächst die Anlage immer mehr. Heute präsentiert sich in Amelsbüren ein unvergleichlicher Wohlfühlplatz mit sechs kompletten Sauna-Anlagen und 15 Sauna-Kabinen. Rund 5 000 Quadratmeter umfasst allein der überdachte Sauna- und Freizeitbereich, unter anderem mit Erdsauna und Dampfbad, Eukalyptussauna und Solarium, Gastronomie und Ruheräumen. Von dort aus gewähren die großen Fensterflächen einen Blick hinaus auf den weitere 10 000 Quadrat-

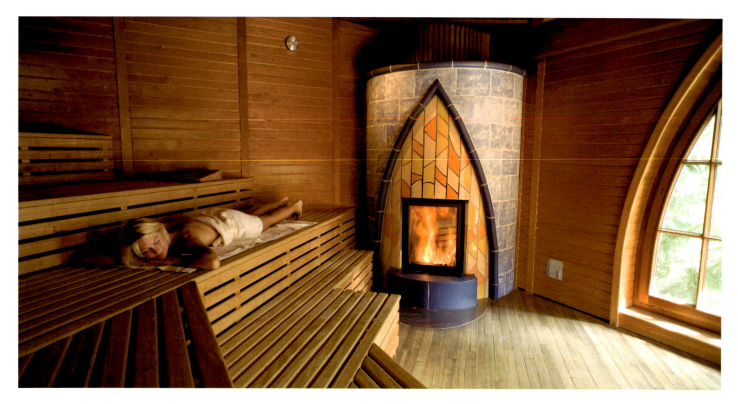

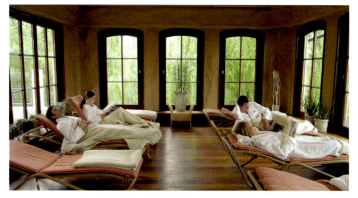

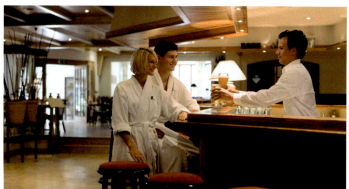

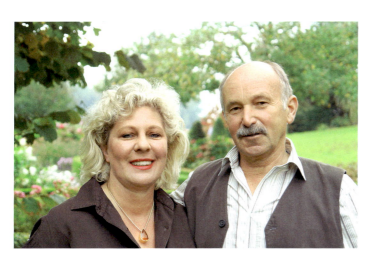

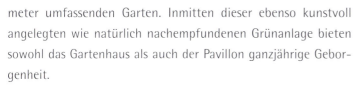

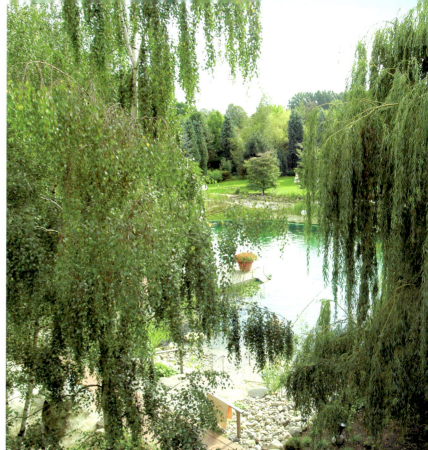

meter umfassenden Garten. Inmitten dieser ebenso kunstvoll angelegten wie natürlich nachempfundenen Grünanlage bieten sowohl das Gartenhaus als auch der Pavillon ganzjährige Geborgenheit.

Klaus und seine Ehefrau Lisa Eymann haben sich intensiv Gedanken darüber gemacht, womit Saunafreunde sich begeistern lassen. Schließlich lässt der zunehmend hektischer werdende Alltag die Sehnsucht nach unmittelbarer Nähe zur Natur stetig wachsen. „Mehr und mehr suchen wir wieder die elementaren Erfahrungen des Lebens", sagt Lisa Eymann. „Hier hat jeder Besucher Gelegenheit, seine Gedanken fliegen zu lassen und sich auf das Wesentliche zu besinnen." Das stimmige Ambiente, die warmen Farben und geschmackvolle Details tragen dazu ihren wichtigen Teil bei. Kein Wunder, dass heute rund 80 Prozent der Besucher Stammgäste sind. Und wer zum ersten Mal kommt, erhält nicht nur eine Einweisung durch die fachkundigen Mitarbeiter, sondern auch einen Plan für das Gelände.

Als kleines Stück vom Paradies entpuppt sich das Gartenareal: Am Rande des riesigen Schwimmteichs wartet eine Liegewiese auf Ruhebedürftige. Nur ein paar Schritte entfernt lockt – angeschlossen an die Gartensauna – ein Tauchbecken. Und noch ein Stückchen weiter sorgt der „blühend" gestaltete Garten für gute Stimmung. Die Moorlandschaft oder das mit Seerosen geschmückte Biotop ist eine Augenweide für jeden Parkbesucher. Ganz neu ist der sogenannte Toskana-Bereich, der dank des mediterranen Land-

hausstils eine schöne Zeit in der angenehmen Atmosphäre südländischen Flairs verspricht. Von der Terrasse aus wandern die Augen auf einen eigens angelegten Weinberg.

„Bei uns stehen der Urlaub für alle Sinne und das Auftanken der Lebenskraft und Lebensfreunde im Vordergrund", betont Lisa Eymann. Dass das im Sommer bestens funktioniert, versteht sich von selbst. Aber die ganze Anlage ist so konzipiert, dass sie auch während der kalten Jahreszeit Freude bereitet. Und das durchaus für ein paar Stunden. Wer die volle Pracht genießen möchte, kommt mit einem halben Tag Aufenthalt kaum aus. Das gilt gerade und insbesondere für die Damen. Denen ist in der eymannSauna nicht – wie andernorts – ein eigener Tag vorbehalten, sondern gleich ein ganzer Bereich, zu dem Männer grundsätzlich keinen Zutritt haben.

EYMANNSAUNA

Gropiusstraße 4
48163 Münster-Amelsbüren

Telefon 0 25 01 / 57 77

www.eymann-sauna.de

# Britta Bülter

„Tue deinem Körper Gutes, damit die Seele Lust hat, darin zu wohnen" – das Zitat wird dem britischen Staatsmann Winston Churchill zugeschrieben. Ob er sich je danach gerichtet hat, lässt sich nur noch schwer sagen. Dass Britta Bülter es zu ihrem Leitmotiv auserkoren hat, ist dagegen kein Zufall. Im Sommer 2008 hat die Kosmetikerin sich ihren Wunsch von einem eigenen Kosmetikstudio erfüllt. In diesem Studio, im kleinen Örtchen Elte bei Rheine, empfängt sie seither Kundinnen und Kunden, denen der Sinn vor allem nach einem steht: danach, ihrem Körper Gutes zu tun.

Schon als Kind habe sie ihre Puppen gepflegt und geschminkt, erinnert sich Britta Bülter mit einem Schmunzeln. Später waren dann Familie und Freunde dran. Es folgten die Ausbildung zur Arzthelferin bei einer Hautärztin und die an der Kölner Kosmetikfachschule sowie einige Jahre als angestellte Kosmetikerin. „Ich habe aber recht bald erkannt, dass für mich nur die Selbstständig-

keit infrage kommt, wenn ich meine ganz persönlichen Vorstellungen verwirklichen will." Ihre Vorstellungen – wie diese aussehen, lässt sich bei einem Besuch in Elte schnell erkennen: Britta Bülters Kunden treffen auf eine verspielt-romantische, idyllisch-entspannte Atmosphäre in einem fast privaten Ambiente. Warmes Holz und leise Meditationsmusik sorgen für ein Gefühl von Geborgenheit. „Ich möchte, dass man sich bei mir wirklich fallenlassen kann", sagt sie. Die Bedingungen dafür hat sie geschaffen. Montags steht für gestresste Mütter, die nicht wissen, wohin mit den Kleinen, sogar eine Kinderbetreuung zur Verfügung.

Die Selbstständigkeit ist für Britta Bülter kein Selbstzweck. Unabhängig zu arbeiten, das bedeute, „die Kunden noch individueller, noch persönlicher beraten und behandeln zu können", betont sie. Und das sei Grundvoraussetzung ihrer Tätigkeit. Jeder Mensch ist schließlich anders und braucht eine andere Behandlung und Pflege. Entsprechend umfangreich ist die Angebotspalette. So

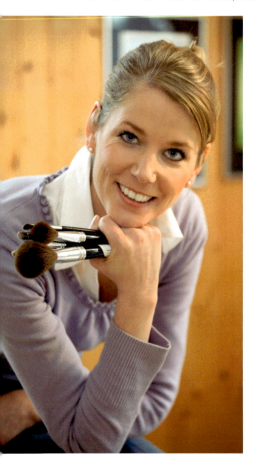
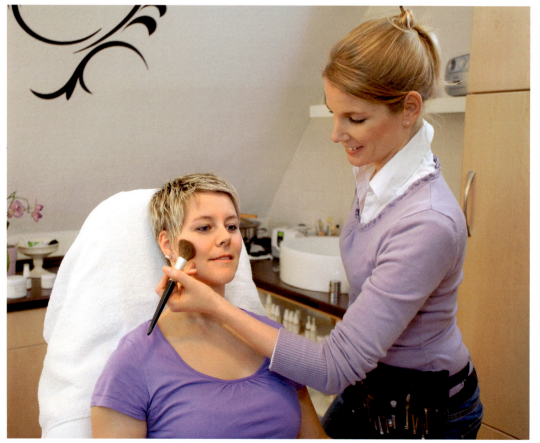

verbirgt sich hinter dem Namen Royal Aquamarine eine sanfte Massage mit Bergkristallstäben, die für eine innere und äußere Ausgeglichenheit sorgt und die Haut strahlen lässt. Bei der Gold-behandlung wird echtes Blattgold aufgelegt, das die Sättigung der Haut mit Sauerstoff und Feuchtigkeit begünstigt, den Zellauf-bau anregt und entzündungshemmend wirkt. Mit der Enzym-Maske von DMK (Danné Montague-King) lässt sich die Haut ent-giften und totes Zellmaterial beseitigen. Wichtig dabei: „Alle verwendeten Präparate enthalten keine Fette auf Basis von Erdöl, da diese die positiven Eigenschaften der Wirkstoffe wieder zu-nichtemachen könnten."

Einen zweiten Schwerpunkt stellen die Körperbehandlungen dar. Beim Ganzkörper-Salzpeeling etwa verschmelzen entschlackendes Salz und wertvolles Öl auf der Haut zu einem einzigartigen Kör-perpflegeprodukt, das Peeling, Pflege und Aromabehandlung zugleich ist. „Das ist die optimale Behandlung vor einer Körper-

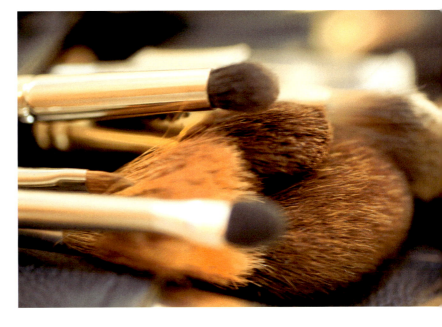

massage", sagt Britta Bülter. Ebenfalls im Programm hat sie die Hot Stone Massage und die Körperstempelmassage. Während sich bei ersterer leichte Berührungen und angenehmer Druck der war-men Steine abwechseln und zu einer Lockerung der verspannten Muskulatur führen, entfaltet letztere ihre entspannende und rei-nigende Wirkung auf der Haut durch die speziellen Inhaltsstoffe und die Wärme feucht erhitzter Kräuter.

Britta Bülter räumt übrigens mit dem Vorurteil auf, dass die kos-metische Dienstleistung nur etwas für Damen wäre. „Herren brau-chen vielleicht etwas länger, bis sie den Weg in ein Studio finden. Aber wenn sie dann einmal Gefallen an den Behandlungen gefun-den haben, dann werden sie sehr häufig zu Stammkunden." Speziell für ihre männliche Klientel hat sie deshalb eine Men Vita-lity Behandlung im Angebot, die für Entspannung und neue Ener-gie sorgt und stark beanspruchte Haut reinigt und ihr Feuchtigkeit zurückgibt.

Wer Churchills Empfehlung folgen möchte, findet in Elte also kompetente und einfühlsame Unterstützung. Ob männlich oder weiblich, ob alt oder jung – das spielt dabei keine Rolle.

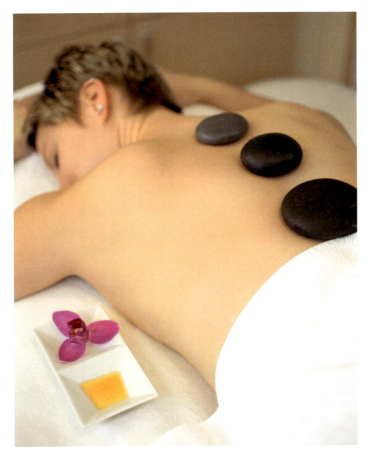

**BRITTA BÜLTER**

Rossweg 65

48432 Rheine-Elte

Telefon 0 59 75 / 91 92 37

www.britta-buelter.de

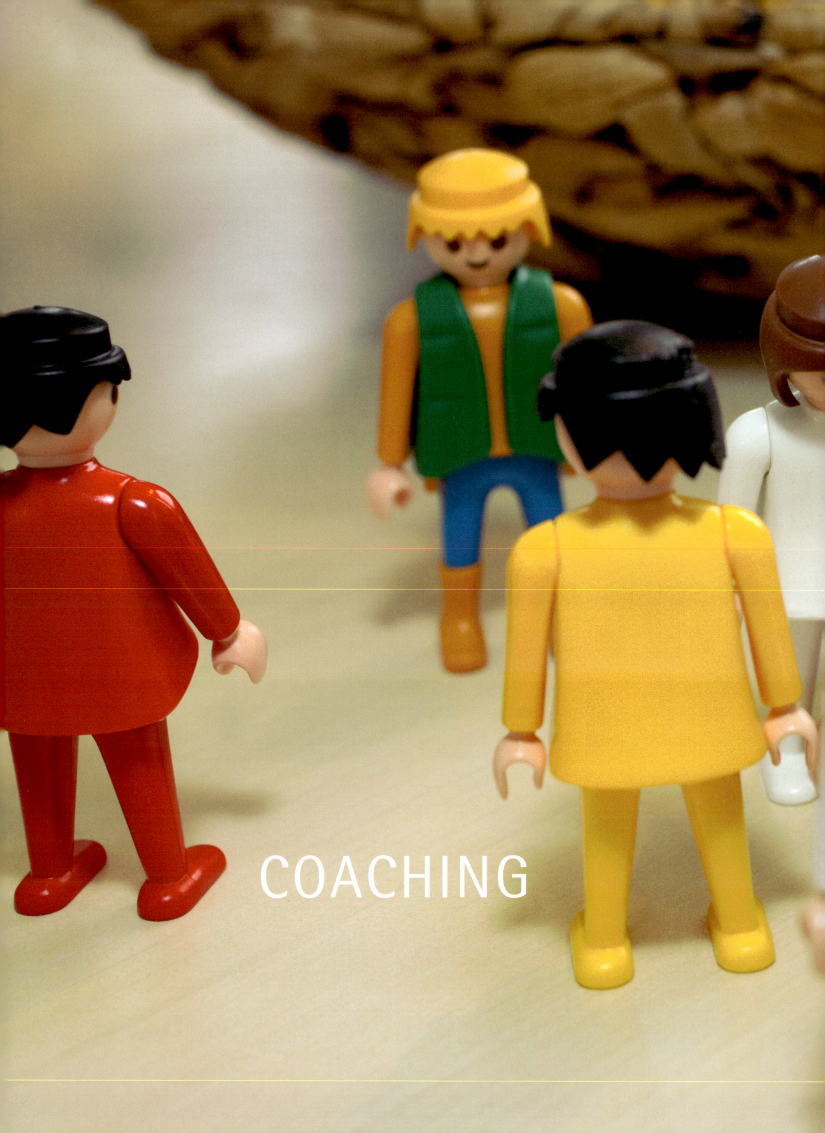

COACHING

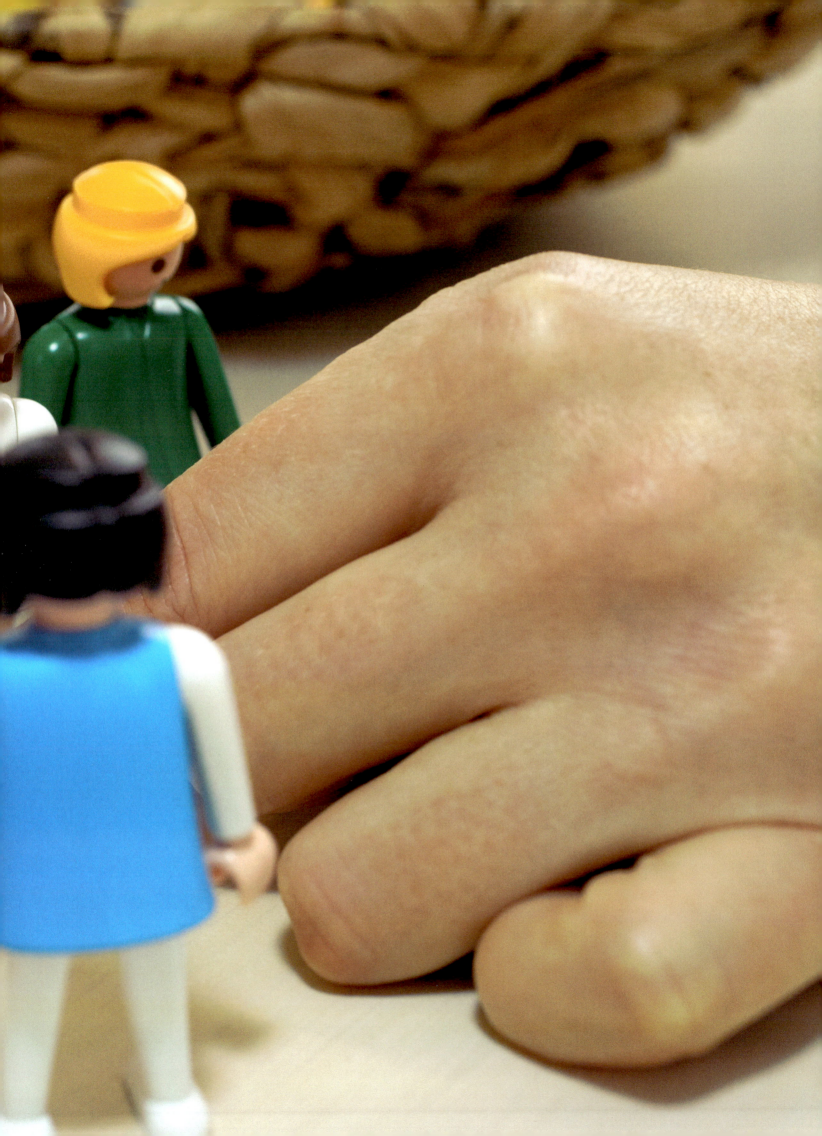

# Coaching

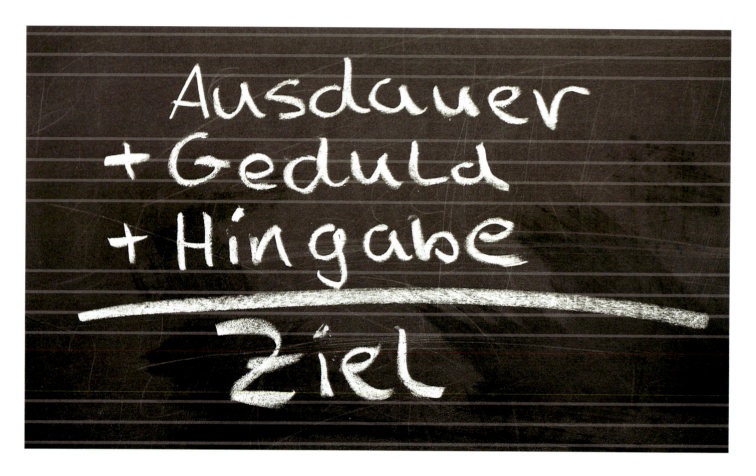

„ES GIBT WICHTIGERES IM LEBEN, ALS BESTÄNDIG DESSEN GESCHWINDIGKEIT ZU ERHÖHEN."

*Mahatma Gandhi*

Immer auf der Überholspur, immer ohne Bremse – wer sein Leben auf diese Weise lebt, bekommt nicht erst langfristig Probleme. Stress zählt nach Angaben der Weltgesundheitsorganisation (WHO) zu den größten Krankmachern unseres Jahrhunderts. Tatsächlich gelten durch berufsbedingte Überlastung hervorgerufene psychische Erkrankungen schon heute als eine der Hauptursachen für Arbeitsunfähigkeit. Und zunehmend rücken zudem, so sagen es die Gesundheitsmanagerin Anke Palumbo und der Geschäftsführer des Fachverbandes Sucht Dr. Volker Weissinger, „auch die körperlichen Auswirkungen psychischer Belastungen ins Bewusstsein, etwa auf die Rückengesundheit und das Herz-Kreislauf-System".

Insbesondere Mitarbeiter der mittleren Führungsebene von Unternehmen sind stark gefährdet. Sie klagen häufig, dass es ihnen im eigenen Hause an geeigneten Ansprechpartnern fehlt. Werden sie ihrer Lage nicht mehr Herr, finden sie keine Vertrauensperson, an die sie sich wenden können. Die Angst davor, möglicherweise als „Weichei" gebrandmarkt oder vom Vorgesetzten mit Sprüchen à la „Wer Burnout bekommt, arbeitet nicht genug, sonst hätte er keine Zeit dafür" empfangen zu werden, verstärkt die Probleme zusätzlich. Leider meinen viele Chefs immer noch, die körperliche und seelische Gesundheit ihrer Mitarbeiter sei deren Privatsache. Andererseits befassen sich immer mehr Unternehmen mit der Frage, wie sie die psychische Gesundheit ihrer Beschäftigten fördern und erhalten können.

Ein probates Mittel ist das Einschalten eines professionellen Coaches. Dessen Ziel wird es stets sein, die verschiedenen Aspekte des Lebens seines Klienten (wieder) in Balance zu bringen. Klar ist

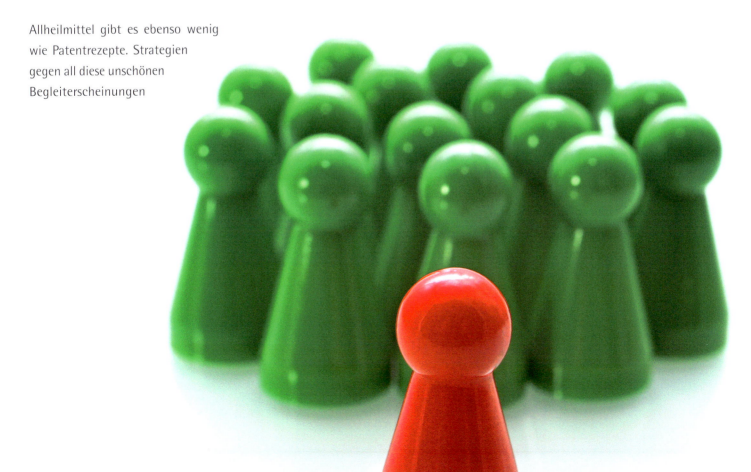

dabei, dass Stress nicht gleich Stress ist und individuell sehr unterschiedlich wahrgenommen wird. Was manch einer als lähmenden Druck empfindet, löst bei anderen bereits Panikattacken aus. Ein dritter hingegen lässt sich von der Situation womöglich kaum schrecken, sondern meistert sie souverän. Selbstvertrauen und Selbstbewusstsein sind dafür unerlässlich.

Ein Coach, der sein Handwerk versteht, wird seinen Patienten deshalb immer mit Wertschätzung und Respekt begegnen und ihre Persönlichkeit akzeptieren. Er verhält sich neutral, gibt Rückmeldung und tritt wie ein Sparringspartner auf. Dafür braucht es viel Fingerspitzengefühl und Menschenkenntnis. Beantwortet werden muss etwa die Frage, welchem Stresstyp der Klient entspricht – dem des Kämpfers, des Vermeiders und des Versagers. Der Kämpfer ist stets auf 180, ungeduldig und rastlos. Mit Stillstand und Ruhe kann er nichts anfangen. Der Vermeider, nun ja, vermeidet eben alles, was ihm Ärger einbringen könnte. Er frisst die Probleme in sich hinein, kommt damit einer Lösung jedoch keinen Schritt näher. Der Versager schließlich zeigt sich hilflos und überfordert. Er stellt seine Aktivitäten ein, zieht sich zurück und wird zum ernsthaften Anwärter für eine Depression.

der modernen Zeit müssen auf die Verschiedenartigkeit der Betroffenen Rücksicht nehmen. Dank professioneller Unterstützung kommt man vielleicht auf Lösungen, die einem als Einzelkämpfer nie eingefallen wären. Verdeutlichen sollte man sich zudem, dass Stress heute als ziemlich normal gilt. Ja, eine kleine Portion davon brauchen wir sogar für unsere Entwicklung und unser Wohlergehen. Wer nicht wenigstens ab und zu Situationen durchlebt, die ihn bis zur Belastungsgrenze fordern, verpasst nicht nur den Kick der Adrenalin-Schübe. Er verlernt auch den richtigen Umgang mit eben dieser Belastung. Und wenn dann wirklich und ernsthaft etwas im Leben aus den Fugen gerät, macht sich Hilflosigkeit breit. Erst das Zuviel an Stress macht uns zu schaffen.

Allheilmittel gibt es ebenso wenig wie Patentrezepte. Strategien gegen all diese unschönen Begleiterscheinungen

# Die Chemie zwischen Coach und Klienten muss stimmen

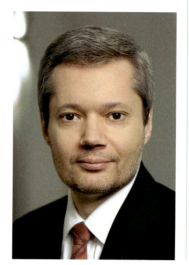

Christopher Rauen

*Coaching kann vieles bewirken. Aber nicht alles. Worauf bei der Suche nach professioneller Unterstützung zu achten ist, erklärt Christopher Rauen, erster Vorsitzender des Deutschen Bundesverbandes Coaching e.V.*

**Frage: Erklären Sie doch bitte einmal, was Coaching eigentlich ist.**

**Rauen:** Coaching ist die individuelle Unterstützung für Personen mit Führungs- und Managementaufgaben. In einer Kombination aus persönlicher Begleitung und Problembearbeitung hilft der Coach als neutraler Feedbackgeber und Sparringspartner. Der Coach nimmt dem Klienten keine Arbeit ab, sondern berät ihn primär auf der Prozessebene. Bei einer Prozessberatung gibt es keine direkten oder vorgefertigten Lösungsvorschläge, der Klient entwickelt eigene Lösungen und wird dabei von dem Coach begleitet. Grundlage dafür ist eine freiwillig gewünschte und tragfähige Arbeitsbeziehung.

**Wer braucht ein professionelles Coaching?**

**Rauen:** Wer an beruflichen Themen arbeiten möchte, um seine Handlungen zu reflektieren und „blinde Flecken" aufzuarbeiten, kann von einem Coaching profitieren. Der Coach fungiert wie ein sozialer Spiegel und gibt dem Klienten das Feedback, das er von seinem Umfeld häufig nicht mehr erhält. Typische Coaching-Themen sind etwa die Verbesserung der sozialen Kompetenzen, der Management- und Führungs-Kompetenzen oder der Abbau von Leistungs-, Kreativitäts- und Motivationsblockaden, Stichwort:

„Innere Kündigung". Ein Coach kann auch bei akuten Konflikten helfen und bei neuen Aufgaben begleitend tätig sein. Er hat die persönliche Entwicklung im Auge, betrachte die Stressbearbeitung und die Work-Life-Balance. Weitere Themen sind die Team-Entwicklung sowie die Überprüfung der Lebens- und Karriereplanung.

**Was unterscheidet Coaching von Psychotherapie?**

**Rauen:** Im Gegensatz zur Psychotherapie richtet sich Coaching an „gesunde" Personen und widmet sich vorwiegend den Problemen, die aus der Berufsrolle heraus entstehen, aber ohne entsprechendes Fachwissen des Coaches nicht bearbeitet werden können. Psychische Erkrankungen, Abhängigkeitserkrankungen oder andere Beeinträchtigungen der Selbststeuerungsfähigkeit gehören ausschließlich in das Aufgabenfeld entsprechend ausgebildeter Psychotherapeuten, Ärzte und medizinischer Einrichtungen.

**Wie finden Klienten einen passenden Coach?**

**Rauen:** Bei der Suche sollte man, wenn möglich, immer mehrere Personen und Angebote wie bei einer Bewerbung vergleichen. Eine Übersicht von Coaches, deren Qualifikation überprüft wurde, findet sich etwa in der Coach-Datenbank im Internet. Weiterhin sollte man sich über die Qualifikation eines Coachs informieren und überprüfen, welche Ausbildungen ihn zum Coaching befähigen und ob er Mitglied im Deutschen Bundesverband Coaching e.V. (DBVC) ist. Coaches haben in der Regel psychologische Kenntnisse und sollten auch soziologisch mit Gruppenstrukturen vertraut sein und ein möglichst breites Schnittfeld von Wissensbereichen und Feldern abdecken. Dies gilt natürlich auch für den betriebswirtschaftlichen Bereich.

### Coaching ist keine geschützte Berufsbezeichnung. Wie können potenzielle Klienten die Qualität der Arbeit eines Coaches vor Beginn eines solchen Prozesses einschätzen?

**Rauen:** Um eine solche Einschätzung vornehmen zu können, sollte man nach einem Vorgespräch fragen, dessen Kosten auf das Coaching angerechnet werden oder sogar ganz entfallen. Dabei ist es ratsam, sich die Vorgehensweise des Coachs genau erläutern zu lassen. Da viele professionelle Coaches spezialisiert sind, sollte man in dem Gespräch die Spezialisierung erfragen und klären, ob er Erfahrung mit Fällen besitzt, die mit dem eigenen vergleichbar sind. Misstrauen ist angebracht, wenn der Coach behauptet, für jedes Anliegen geeignet zu sein. Lockangebote setzen oft auf den Effekt, „es werde schon was bringen" – ohne zu erklären, was dies konkret ist. Gute Coaches können Fakten vorweisen, beispielsweise in Form von Referenzen, Fallbeschreibungen und eigenen Veröffentlichungen.

### Welche Rolle spielt die „Chemie" zwischen Coach und Klient für das Gelingen eines Coaching-Prozesses?

**Rauen:** Sowohl die Person als auch die Herangehensweise müssen vom Klienten akzeptiert werden. Neben rationalen Argumenten dafür ist insbesondere die Akzeptanz des Coachs von emotionalen Faktoren abhängig. Die „Chemie" zwischen Coach und Klienten muss also stimmen. Persönliche Akzeptanz und Vertrauen sind – neben den Faktoren Freiwilligkeit und Diskretion – in besonderem Maße auch von der Rolle des Coachs abhängig. Er muss in der Arbeitsbeziehung als gleichrangiger Partner wahrgenommen werden, der über Coaching-Kompetenz verfügt, integer ist und keine fremden Interessen vertritt.

### Wie wichtig sind klare Honorarabsprachen und Vergütungsvereinbarungen zwischen Coach und Klient? Worauf sollten Klienten beim Abschluss einer Vereinbarung achten?

**Rauen:** Zunächst sollte dem Klienten bewusst sein, dass ein Coaching-Vertrag immer ein Dienstvertrag und kein Werkvertrag ist. Im Dienstvertrag wird kein zuvor definiertes Ergebnis vereinbart, sondern die Erbringung einer Leistung. In dem Vertrag sind unter anderem alle Faktoren zu regeln, die Kosten verursachen können: die Anzahl, Dauer und Abstände der einzelnen Coaching-Sitzungen, die Gesamtdauer des Coachings, die Orte, an denen das Coaching stattfinden soll, die Höhe des Honorars und der Spesen, die Art der Rechnungsstellung und Zahlungsweise und Vereinbarungen über die Kosten für kurzfristig abgesagte Termine. Verträge, die zur Zahlung einer Mindeststundenzahl verpflichten, auch wenn diese gar nicht in Anspruch genommen werden, sollten kritisch beäugt werden, da dies branchenunüblich ist.

### Was kann professionelles Coaching nicht leisten?

**Rauen:** Ein Coaching ersetzt keine Therapie oder zum Beispiel eine juristische Fachberatung. Dazu sind andere Spezialisten aufzusuchen, also Ärzte oder Therapeuten, Steuerberater, Rechtsanwälte oder EDV-Berater. Grundsätzlich kann ein Coach kein Erfolgsversprechen abgeben, da der Erfolg des Coaching-Prozesses nicht von ihm alleine abhängig ist. Auch sind mit Coaching keine tiefergehenden Persönlichkeitseigenschaften oder psychische Störungen bearbeitbar.

# iuventas Hamm

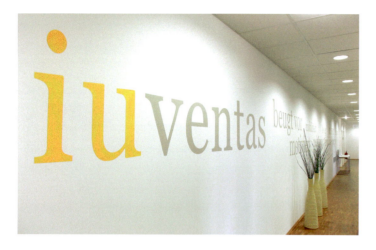

Vom Philosophen Arthur Schopenhauer stammt der Satz, nach dem Gesundheit nicht alles sei, „aber ohne Gesundheit ist alles nichts". Kein Wunder also, dass der medizinischen Rehabilitation nach schweren Krankheiten, Unfällen oder Operationen eine immer größere Bedeutung zukommt. Schließlich kann die Beeinträchtigung individueller Fähigkeiten – etwa in den Bereichen Orthopädie und Kardiologie – nicht nur persönliche und soziale Konsequenzen nach sich ziehen, sondern im schlimmsten Fall auch einen Verlust der Lebensqualität bedeuten. In dem 2009 eröffneten und direkt am Evangelischen Krankenhaus gelegenen Gesundheits- und Rehabilitationszentrum iuventas Hamm liegt der Schwerpunkt deshalb bei der Unterstützung zum Wiedererlangen der Selbstständigkeit und Gesundheit.

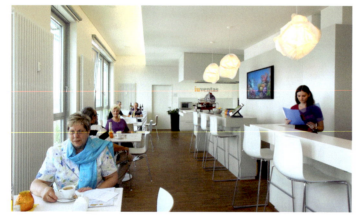

Am Anfang, so erläutert iuventas-Geschäftsführer Carsten Röder, stehe stets eine Definition der angestrebten Ziele. „Der realistischen", wie er betont. Deshalb müssten die individuellen Stärken und Schwächen analysiert und die persönlichen Lebensumstände in die Therapie einbezogen werden. Nichts geht hier nach Schema F. iuventas Hamm hat sich in erster Linie auf die orthopädische und kardiologische Rehabilitation spezialisiert und beschäftigt dafür eine Vielzahl von erfahrenen, speziell ausgebildeten Fach-

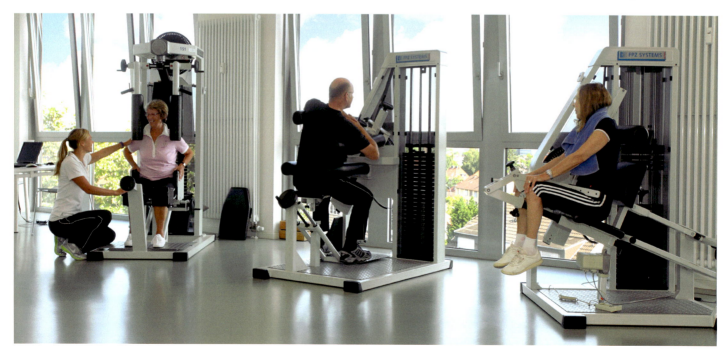

ärzten, Diplom-Sportlehrern und -wissenschaftlern, Physio- und Ergotherapeuten. Sie arbeiten in enger Kooperation mit den vorbehandelnden Kliniken und Ärzten. Ein Therapeut betreut maximal bis zu drei Teilnehmer gleichzeitig. „Das garantiert ein effizientes, sicheres und Spaß bringendes Training", unterstreicht Carsten Röder.

Auf einer Fläche von über 2 000 Quadratmetern bietet das iuventas Hamm ein umfangreiches Kurs-, Sport- und Therapieangebot. Wer sich mit Zumba fit halten oder die Bauch- und Rückenmuskulatur kräftigen möchte, kommt dabei ebenso auf seine Kosten wie Anhänger von Yoga, Qi Gong und Pilates. Auch Themen wie Ernährung, Klettern für Kids und Fußpflege stehen auf dem Programm. Patienten, die sich mit orthopädischen Problemen plagen, bekommen vielfältige Hilfe – etwa bei Erkrankungen von Gelenken und Wirbelsäule, nach Unfällen sowie Operationen am Bewegungsapparat. Die ambulante Rehabilitation ist dabei in ein ungewöhnliches Servicepaket eingebunden: Die Patienten können sich während der dreiwöchigen Maßnahme vom iuventas-Fahrdienst zuhause abholen und wieder dorthin zurückbringen lassen.

Ihren festen Platz im Angebot hat ferner die ambulante kardiologische Rehabilitation. „Nach medizinischen Eingriffen am Herzen oder einer länger bestehenden Herz-/Kreislauferkrankung wollen wir unseren Patienten helfen, schnell und anhaltend fit und gesund zu werden", macht Carsten Röder deutlich. In der ambulanten kardiologischen Rehabilitation werden sie stufenweise und unter ärztlicher Überwachung wieder an körperliche Bewegung, körperliches Training und Alltagsaktivitäten herangeführt. „Im individuell abgestimmten Gesundheitstraining vermitteln wir, wie sich im Alltag das Stress- und Bewegungsverhalten ändern und beispielsweise die Ernährung den persönlichen Bedürfnissen anpassen lässt."

Stichwort Ernährung: Wer fit sein will, darf natürlich nicht essen, bis nichts mehr geht. Gesunde Ernährung ist genauso wichtig wie ein ausgewogenes Verhältnis an Bewegung. Die Teilnehmer an der dreiwöchigen Rehabilitation werden deshalb von der iuventas Lounge zur Mittagszeit mit allerlei Köstlichkeiten verpflegt. Die

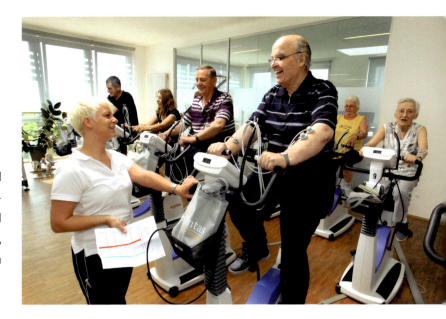

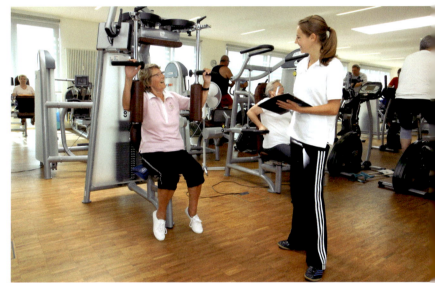

Köche legen größten Wert auf frische, saisonale Zutaten und eine abwechslungsreiche Küche mit westfälischen wie auch mediterranen Gerichten. Der beeindruckende Ausblick auf die Dächer der Stadt Hamm und die helle, freundliche Atmosphäre ziehen im Übrigen auch Gäste an, die bislang nicht bei iuventas trainieren. Aber was nicht ist, kann ja noch werden …

IUVENTAS HAMM

im Facharztzentrum am EVK
Werler Straße 110
59063 Hamm

Telefon 0 23 81 / 1 20 98
Telefax 0 23 81 / 1 20 99

www.iuventas-hamm.de

# Soest Vital

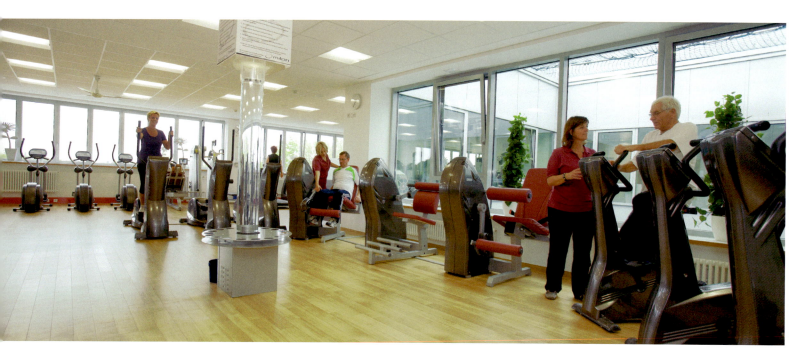

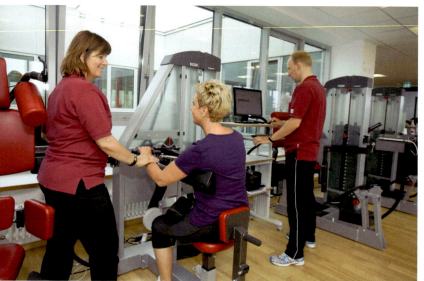

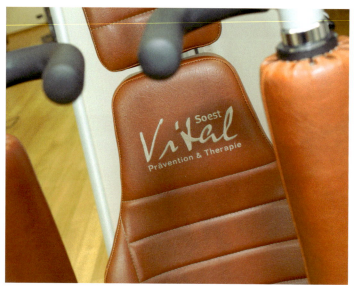

Training mit Aussicht – wer sich für ein Vorsorge- oder Rehabilitationsprogramm im Soest Vital entscheidet, kann nebenbei den Blick über die Dächer der alten Hansestadt genießen. Das Auge trainiert mit. Nach den im Frühjahr 2011 abgeschlossenen Umbauten stehen am Klinikum rund 2 000 Quadratmeter Therapie- und Trainingsfläche zur Verfügung. Hinzu kommen Vital-Sauna und Salz Lounge, die auch die anstrengendsten Übungen schnell vergessen lassen.

Besucher profitieren im Soest Vital von einem Dreiklang: Das Zentrum ist mit hochmodernen Geräten ausgestattet, dem Training liegen zukunftsweisende Konzepte zugrunde, eine exzellente sportmedizinische Betreuung sorgt für Sicherheit. Wer zum ersten Mal kommt, wird zunächst von den Ärzten, Diplom-Sportlehrern und Physiotherapeuten auf Herz und Nieren gecheckt. Die Untersuchung des aktuellen Gesundheitszustandes bildet die Basis für den individuellen Trainingsplan. „Für akute Erkrankungen oder

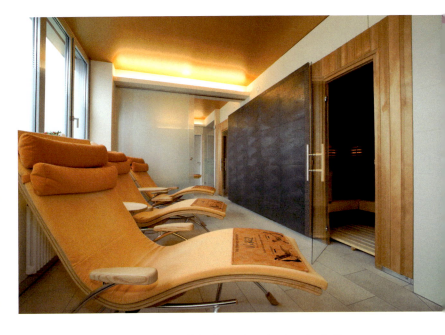

Vorerkrankungen setzen wir indikationsspezifische Programme ein, die exakt auf die Probleme und Notwendigkeiten der jeweiligen Erkrankung abgestimmt sind", erklärt Therapieleiterin Stefanie Meiner-Kaim und nennt jene fünf Punkte, die von der medizinischen Trainingstherapie erwartet werden dürfen: „Gute Muskulatur und eine stabile Wirbelsäule, eine bessere Herz-Kreislauf-Funktion, mehr Beweglichkeit und Koordination, eine bessere Haltung und schließlich Entspannung und Stressabbau."

Das Angebot ist äußerst vielfältig und reicht von medizinischer Rehabilitation, Physio- und Ergotherapie über Präventionskurse und eine betriebliche Gesundheitsvorsorge bis zu Logopädie und Wellness. In allen Bereichen ist die Kompetenz der Mitarbeiterinnen und Mitarbeiter gefragt, zugleich setzt man aber auf Erkenntnisse aus Forschung und Wissenschaft. Im Rückenzentrum etwa werden Patienten, die etwas gegen ihre Schmerzen tun wollen, zunächst einer umfangreichen und computergestützten Eingangsanalyse unterzogen. So lassen sich körperliche Schwächen und die Ursachen von Rückenschmerzen feststellen. Ziel des daraus entwickelten Trainingsplans ist der Aufbau der Muskulatur, die die Wirbelsäule stabilisiert. Neben Gerätetraining stehen Gymnastik und Dehnübungen auf dem Programm. Um den körperlichen Zustand dauerhaft zu verbessern, wird das Training nach dieser Startphase und einer ersten Erfolgskontrolle auf 90 Minuten pro Woche gesteigert.

Das Befinden des Patienten steht im Mittelpunkt aller Bemühungen. Beispiel Physiotherapie: „Unsere Physiotherapeuten behandeln die Patienten ambulant oder bei einem stationären Aufenthalt in ihrem Zimmer oder in den Räumen von Soest Vital", sagt Stefanie Meiner-Kaim. Der kontinuierliche Austausch mit den Ärzten und dem Pflegepersonal stellt dabei sicher, dass man sich genau auf den individuellen Zustand und Genesungsfortschritt einstellen kann. Zudem arbeiten im stationären und im ambulanten Bereich dieselben Therapeuten. „Wenn wir Sie nach einem stationären Aufenthalt als ambulanten Patienten weiter betreuen, wird Ihre Behandlung nahtlos fortgesetzt." Dass bei den Behandlungszeiten Rücksicht auf den Arbeitsrhythmus Berufstätiger genommen wird, versteht sich von selbst. Für die ambulante orthopädische Reha steht ein eigener Fahrdienst bereit, der die Patienten abholt und nach den Behandlungen wieder nach Hause bringt.

An Stellenwert gewonnen haben Wellness- und Verwöhnprogramme – beginnend bei Massagen und längst nicht endend bei Gesichtsbehandlungen. Weitere Möglichkeiten bietet die Vital-Sauna. Gerade nach dem Sport wird hier die Regeneration der Muskeln gefördert. Auf Anspannung folgt Entspannung. Eine zusätzliche Attraktion ist die Salz Lounge, die ein kontrolliertes Mikroklima aus Trockensalz-Aerosol bereithält und eine echte Alternative zu kostenintensiven Kuraufenthalten darstellt. Die reine, salzangereicherte Luft reinigt die Atemwege, bessert Infektionen und allergische Reaktionen und verhilft zu einer freieren Atmung.

**SOEST VITAL**

Senator-Schwartz-Ring 8
59494 Soest

Telefon 0 29 21 / 90 12 70
Telefax 0 29 21 / 90 15 55

www.soestvital.de

# Hypnose-Praxis
# für Coaching und Beratung

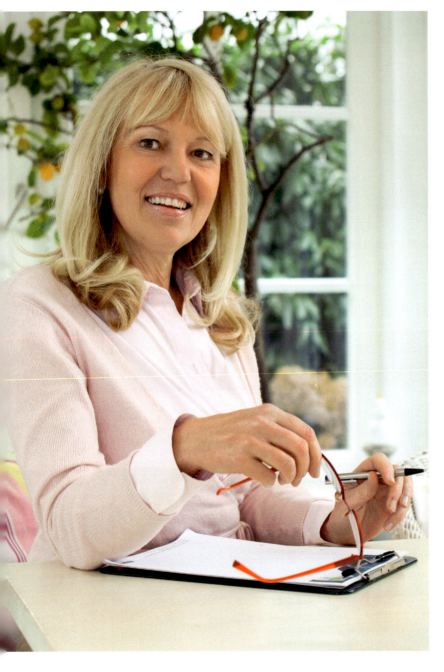
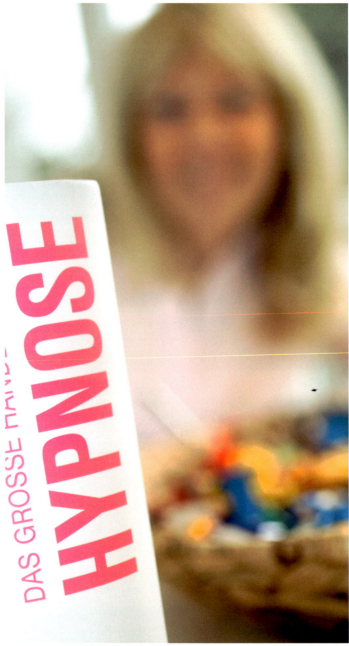

„Manchmal", sagt Sigrid Schulte mit einem Schmunzeln, „komme ich mir vor wie ein Detektiv." Wo liegt das Problem? Wo findet sie die Lösung? Wie kann sie dauerhaft helfen? Da ist häufig tatsächlich Spürsinn gefragt. Und jede Menge Einfühlungsvermögen und Intuition. Denn die Themen, mit denen sich die sympathische Münsteranerin beschäftigt, gehen häufig ins Mark, dulden keine Oberflächlichkeiten. Als

Hypnose-Coach hat sie es in erster Linie mit Klienten zu tun, die sich selbst durch unbewusste Verhaltensmuster blockieren. Dadurch fällt es ihnen schwer, Konflikte zu meistern, Wesentliches von Unwesentlichem zu unterscheiden oder Vertrauen aufzubauen. Wege aus Sackgassen und Engpässen zu finden, darin sieht sie ihre zentrale Aufgabe.

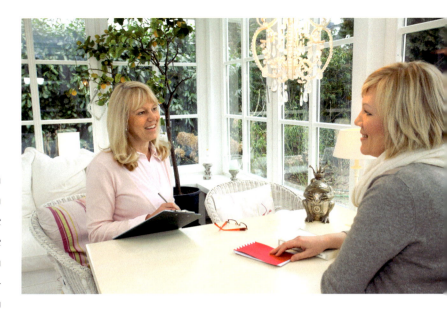

Ein großer Teil ihrer Klienten wird durch Ängste gelähmt – durch Ängste im Alltag, Angst vor einer Prüfung, Überforderung im Beruf, Schwierigkeiten in der Partnerschaft. Solche Ängste, die häufig zu Selbstzweifeln führen, sitzen tief und verhindern die Entwicklung der Persönlichkeit. Meist haben sie ihre Ursachen in traumatischen und schmerzhaften Erlebnissen in der Vergangenheit. Diese belasten nicht nur den Geist, sondern beeinflussen energetisch den gesamten Körper. „Negative Gefühle, Trauer und körperliche Reaktionen müssen abreagiert werden, damit die Auswirkungen des Traumas gelöscht werden", weiß Sigrid Schulte.

Wichtigste Voraussetzung ihrerseits: „Ich kann Ursachen von Problemen erkennen und individuelle Lösungen mit dem Klienten erarbeiten." Achtung, Respekt und Wertschätzung der Persönlichkeit der Klienten sind für sie wichtige Elemente des „geschützten Raumes", in dem sie mit ihren Klienten arbeitet. Besonderen Wert legt sie auf absolute Diskretion, Verschwiegenheit und Sicherung der Vertrauensbasis. Von ihren Klienten erwartet sie im Gegenzug, dass sie den Wunsch nach einem Wandel mitbringen. Schließlich beginnt Veränderung immer bei sich selbst.

Um an den Gründen von Blockaden zu arbeiten, versetzt Sigrid Schulte ihre Klienten in eine Art Trancezustand. Der Körper bleibt dabei entspannt, der Geist konzentriert, aufnahmefähig und wach. „Nun haben wir die Möglichkeit, unser Unterbewusstsein in unser Wachbewusstsein zu integrieren", erklärt sie. So werden jene Gefühle wahrgenommen, die zuvor ausgefiltert wurden, aber im Unterbewusstsein negativ auf den Gefühlszustand wirkten. In der Folge können sich unerwünschte Verhaltensmuster, Glaubenssätze oder Gewohnheiten ins Positive wenden lassen, sodass in späteren Situationen ein neutrales Gefühl auftritt. Sie nimmt Menschen die Angst vor der Hypnose, die Furcht vor dem Verlust der Eigenkontrolle. „In der Hypnose werden Sie nie Dinge tun, die Sie im Wachzustand ablehnen. Sie behalten die völlige Kontrolle und können die Trance jederzeit beenden", versichert Sigrid Schulte.

Und, so betont sie, bei dieser Art der aufdeckenden Hypnose ist die aktive Mitarbeit des Klienten wie dessen Offenheit unverzichtbar. Wenn das gegeben ist, können sich schon nach wenigen Sitzungen Erfolge erkennen lassen. Innerer Frieden stellt sich ein, eine angenehme Gelassenheit, ein neuer, nach vorn gerichteter Blick aufs Leben. Statt um Probleme geht es dann eher um Chancen und Herausforderungen.

Sigrid Schulte übt ihren Beruf seit 2006 aus. Zuvor war sie viele Jahre als Führungskraft im mittleren Management eines großen Elektronikkonzerns tätig. Themen wie Arbeitsüberlastung, Mobbing oder Burnout sind ihr also nicht fremd. Sie absolvierte umfangreiche Ausbildungen in Hypnose mit aufdeckenden, tiefenpsychologischen Verfahren, Trancearbeit mit dem Unbewussten, Ideomotorische Abfrage, Kommunikationstechniken, Regressionstechniken, Phobienbearbeitung, Systemische Familienaufstellungen in der Schweiz und in Deutschland. Alles das gibt ihr eine fundierte Qualifikation für ihren heutigen Beruf.

Daneben hat sie sich als Frau, Mutter und Ehefrau eine Vielzahl an sozialen Kompetenzen erworben. Ihre Klienten spüren schon bei der ersten, meist telefonischen Kontaktaufnahme die Empathie und innere Zugewandtheit, die sich viele Menschen wünschen.

HYPNOSE-PRAXIS FÜR
COACHING UND BERATUNG

Ginsterweg 5
48155 Münster

Telefon 02 51 / 3 79 54 84
Telefax 02 51 / 3 83 47 16

www.hypnosecoach-muenster.de

# Beate Schiffmann, Personal Trainerin

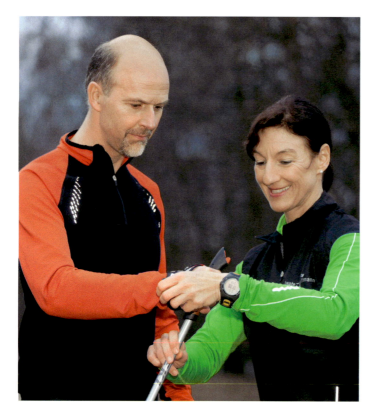

Es ist die Schattenseite des technischen Fortschritts: Immer mehr Menschen machen es sich in ihrem Leben zu bequem, immer weniger ertüchtigen sich körperlich. Gleichzeitig sind viele dem stetig steigenden Lebenstempo nicht mehr gewachsen und leiden unter Stress. Die Vernachlässigung des eigenen Körpers ist ebenso eine Folge wie Übergewicht und Burnout. „Soweit muss man es nicht kommen lassen", sagt Beate Schiffmann, Personal Trainerin aus Ibbenbüren.

Personal Training stammt aus den USA. Wichtigstes Merkmal ist die persönliche Betreuung. Personal Trainer stecken mit ihren Klienten gemeinsame Ziele und arbeiten dann auf deren Erreichen hin. „Ich erstelle ein individuell zugeschnittenes ganzheitliches Bewegungs- und Ernährungsprogramm", unterstreicht die begeisterte Marathonläuferin und Triathletin. Dass dabei die Wünsche und Möglichkeiten der Klienten im Vordergrund stehen, versteht sich von selbst. Schließlich geht es darum, im Zweierteam – einhergehend mit dem Körpergefühl – die körperliche Leistungsfähigkeit, das Wohlbefinden und die Gesundheit zu erhalten und zu verbessern.

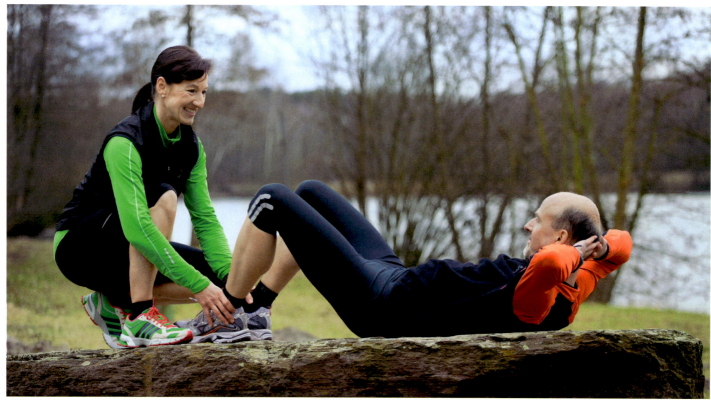

Selbstständige und Unternehmer, Menschen in Führungspositionen und Manager gehören zu der Gruppe der heute gesundheitlich besonders Gefährdeten. Häufig geben sie vor, keine Zeit für sich selbst zu haben. „Aber wenn man die regelmäßige Trainingsstunde ebenfalls als verbindlich im Terminkalender vermerkt, dann geht das natürlich", wischt Beate Schiffmann das vermeintliche Argument mit einem Lächeln vom Tisch. Das Prinzip der Work-Life-Balance, der Ausgeglichenheit zwischen Arbeit, Familienleben und Freizeit, funktioniert nämlich nur, wenn man sich bewusst dafür entscheidet und konsequent bleibt. Personal Training ist wesentlich mehr, als „nur" ein Bewegungsprogramm.

Aber: Es sind nicht ausschließlich die beruflich hoch oder gar zu hoch Belasteten, die sich von Beate Schiffmann ein individuelles Trainingsprogramm auf den Leib schneidern lassen können. Ihre älteste Klientin ist 89 Jahre alt. „Sie ist seit einem Jahr mit einfachen Geh- und Bewegungsübungen dabei, um so dem Rollstuhl zu entgehen", sagt sie. Mit Erfolg: Den elektrischen Rollstuhl hat die Dame der Krankenkasse inzwischen zurückgegeben.

Die Motive, die Dienste eines Personal Trainers in Anspruch zu nehmen, sind also sehr vielfältig. Stressabbau, Burnout-Prävention und Gewichtsreduktion sind die am häufigsten genannten. Manchmal ist es auch ein neuer Lebensabschnitt, der eingeläutet werden soll. Beate Schiffmann nennt als Beispiel einen 20-Jährigen, der sich bei seinem Eintritt ins Berufsleben fit und gesund präsentieren und speziell etwas für den Muskelaufbau tun wollte.

Die Trainingsschwerpunkte sind so unterschiedlich wie die Klienten. Der eine möchte mit Joggen oder Nordic Walking etwas für die Ausdauer tun oder seine Mobilität und Beweglichkeit sichern, die andere benötigt womöglich Entspannung durch Progressive Muskelrelaxation oder eine Ernährungsumstellung. Um all das in Erfahrung zu bringen, steht vor dem ersten Training grundsätzlich ein kostenloses, unverbindliches Kennenlernen an. „Wir müssen beide wissen, mit wem wir es zu tun haben und wohin die Reise gehen soll", betont Beate Schiffmann.

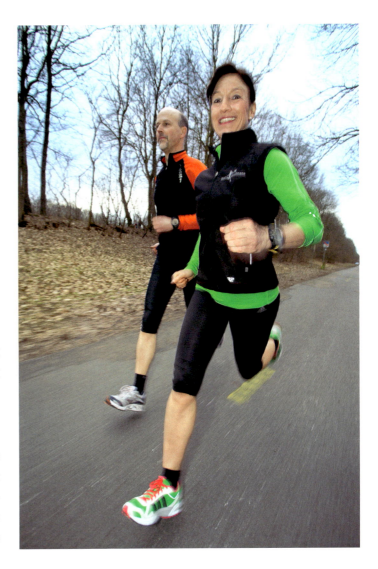

Ein gesunder und leistungsfähiger Körper braucht natürlich die richtige Ernährung. Als zertifizierte LOGI-Trainerin (LOw Glycemic and Insulinemic Diet) erklärt die Inhaberin der Personal Trainer A-Lizenz ihren Klienten sehr anschaulich und überzeugend den Vorteil einer kohlenhydratreduzierten, eiweißreichen Ernährung und hilft auch bei der Beantwortung der Frage, was tatsächlich in einen sinnvoll gefüllten Kühlschrank gehört. Diese leicht umzusetzende Ernährungsform eignet sich nicht nur besonders gut zur Gewichtreduzierung, sondern auch für Diabetiker. Auf Wunsch übt die Trainerin mit den Klienten sogar das Einkaufen und Kochen.

**BEATE SCHIFFMANN**

49477 Ibbenbüren

Telefon 0 54 51 / 9 36 07 68

www.personal-trainerin.net

# Inhypnos
# Institut für Hypnotherapie und
# Hypnosystemische Lösungen

Viele Sportler kennen das: Im Training glänzen sie, aber wenn es im Wettkampf ernst wird, bleiben sie hinter ihren Leistungen zurück. Oder ein einzelner Fehlschlag löst eine ganze Serie von weiteren Fehlschlägen aus. „Ein ganz typisches Phänomen", sagt Elmar Woelm, Leiter von Inhypnos, dem Institut für Hypnotherapie und Hypnosystemische Lösungen, in Osnabrück. Studenten, die eine Prüfung ablegen sollen, seien ein ganz ähnlicher Fall. Zuhause sitzt der Stoff, vor dem Prüfer geht dann nichts mehr. Es gebe viele Gründe für solche Rückschläge, betont Woelm, der seit 2001 als Trainer, Coach und Therapeut tätig ist. Und immer seien daran „mentale Prozesse beteiligt, die Dinge, die wir innerlich zu uns sagen, die Art und Weise, wie wir über uns und unsere Herausforderungen denken."

Woelm weiß, dass das Bemühen, einen Fehler zu vermeiden, die Aufmerksamkeit ungewollt gerade auf den Fehler lenkt und damit die Wahrscheinlich groß ist, das Ungewünschte zu verstärken. Richtiger wäre es, die Aufmerksamkeit auf das Erreichen des gewünschten Zieles und Zustandes zu richten. Statt den Druck und die Nervosität weiter zu erhöhen, geht es ihm deshalb darum, durch Coaching und insbesondere durch Methoden des mentalen Trainings individuell passende und wirkungsvolle Lösungsstrategien zu entwickeln, die sich selbstständig anwenden und weiterentwickeln lassen.

In seinem Institut gibt Woelm Einzelsitzungen zur individuellen Unterstützung von Menschen in persönlichen Lebenskrisen, zur Entspannung und Stressbewältigung sowie zur Förderung des inneren Wachstums und Coaching im Sport- und Leistungsbereich. Dabei verknüpft er Elemente der Klientenzentrierten Gesprächsführung, des Focusing und der Hypnotherapie mit verschiedenen körperorientierten Verfahren und Übungen sowie systemischen Aspekten. Außerdem integriert er Elemente des Neuro-Linguistischen Programmierens, der Verhaltenstherapie und der energetischen Psychotherapie. Seine Vorgehensweise bezeichnet er als „lösungs- und ressourcenorientiert". Dabei, so unterstreicht er, konzentriere man sich darauf, wie das vom Klienten formulierte Ziel erreicht werden kann: „Ich bin überzeugt, dass jeder Mensch grundsätzlich alle Fähigkeiten besitzt, um seine Probleme zu lösen. Wir entdecken sie wie in einer gemeinsamen Forschungsreise."

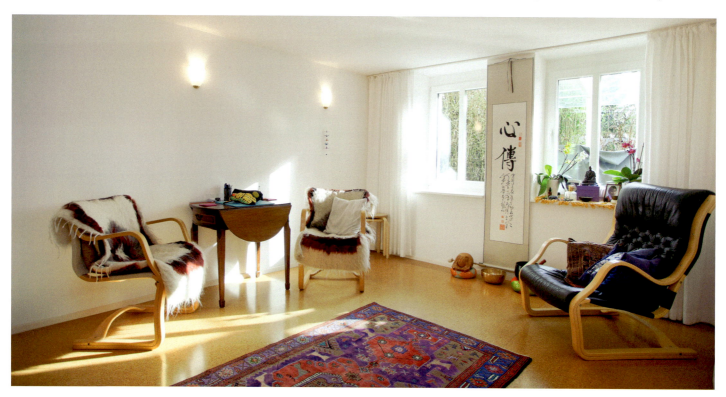

Neben der Arbeit in seiner psychologischen Praxis kümmert sich Elmar Woelm mit seinem Inhypnos-Kollegen Jörg Dierkes um qualifizierte Aus- und Fortbildungen im Bereich Hypnotherapie, Beratung, Kommunikation und Coaching. Der Schwerpunkt liegt in der Hypnoseausbildung in Ericksonschen und systemischen Ansätzen der Hypnotherapie, der klinischen Hypnose. In diesem Rahmen wird eine fundierte, praxisorientierte Hypnoseausbildung einschließlich Hypnocoaching (Coaching mithilfe von Methoden der Hypnotherapie) angeboten. Sie ist für alle Menschen in therapeutischen, beratenden und pädagogischen Arbeitsfeldern geeignet.

Mit der traditionellen autoritär direktiven Hypnose habe all dies nichts zu tun, betont der agile Mittfünfziger. Vielmehr handele es sich um „überaus kreative innere Prozesse, die uns helfen, unsere wahren Potenziale zu entfalten und zu unserem eigentlichen ursprünglichen Sein zurückzukehren." Für Woelm ist der Hypnotherapeut niemand, der mit Tricks anderen Menschen zu ihrem vermeintlichen Glück zu verhelfen sucht. Er hält die positive Wechselbeziehung, den Rapport zwischen Therapeut und Klient für entscheidend. Der Therapeut der Ericksonschen Hypnotherapie und Hypnose führt das Unterbewusstsein dahin, auf kreative Weise selbst nach Lösungen und Alternativen zu suchen. Diese befinden sich dann wirklich im Einklang mit den innersten Wünschen, Zielen und Fähigkeiten des Klienten. „Alles, was die Hypnose bewirkt, ist also nichts, was der Therapeut erzeugt, sondern was sich der Klient selbst gibt", fasst Elmar Woelm zusammen. Der Therapeut helfe lediglich den Raum zu schaffen, in dem das möglich werde.

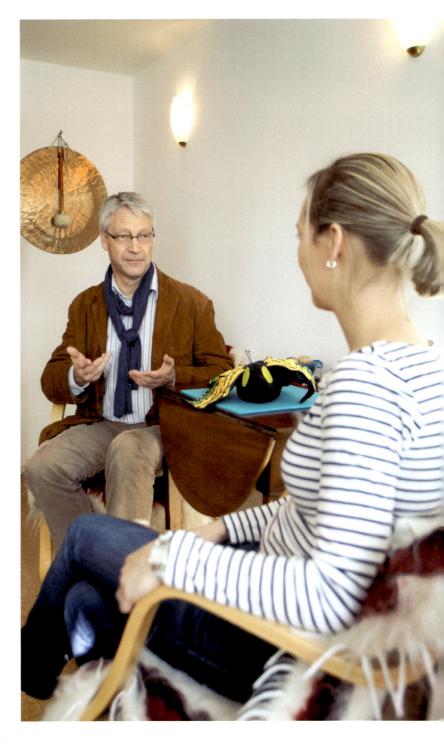

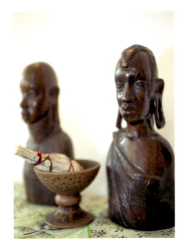
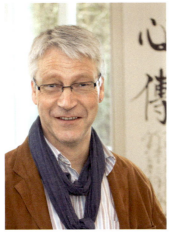

INHYPNOS

Beethovenstraße 23
49076 Osnabrück

INSTITUT FÜR
HYPNOTHERAPIE UND
HYPNOSYSTEMISCHE
LÖSUNGEN

Telefon 05 41 / 4 08 22 68
Telefax 05 41 / 4 08 22 67

www.inhypnos.de

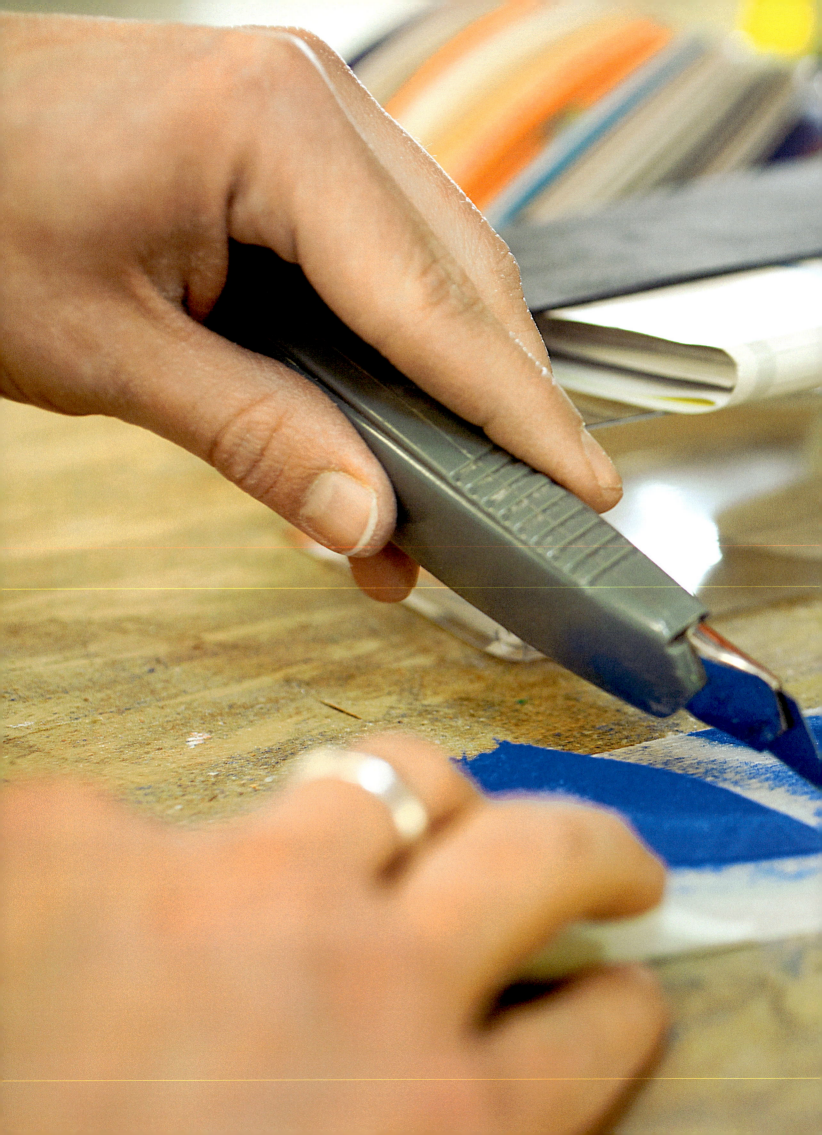

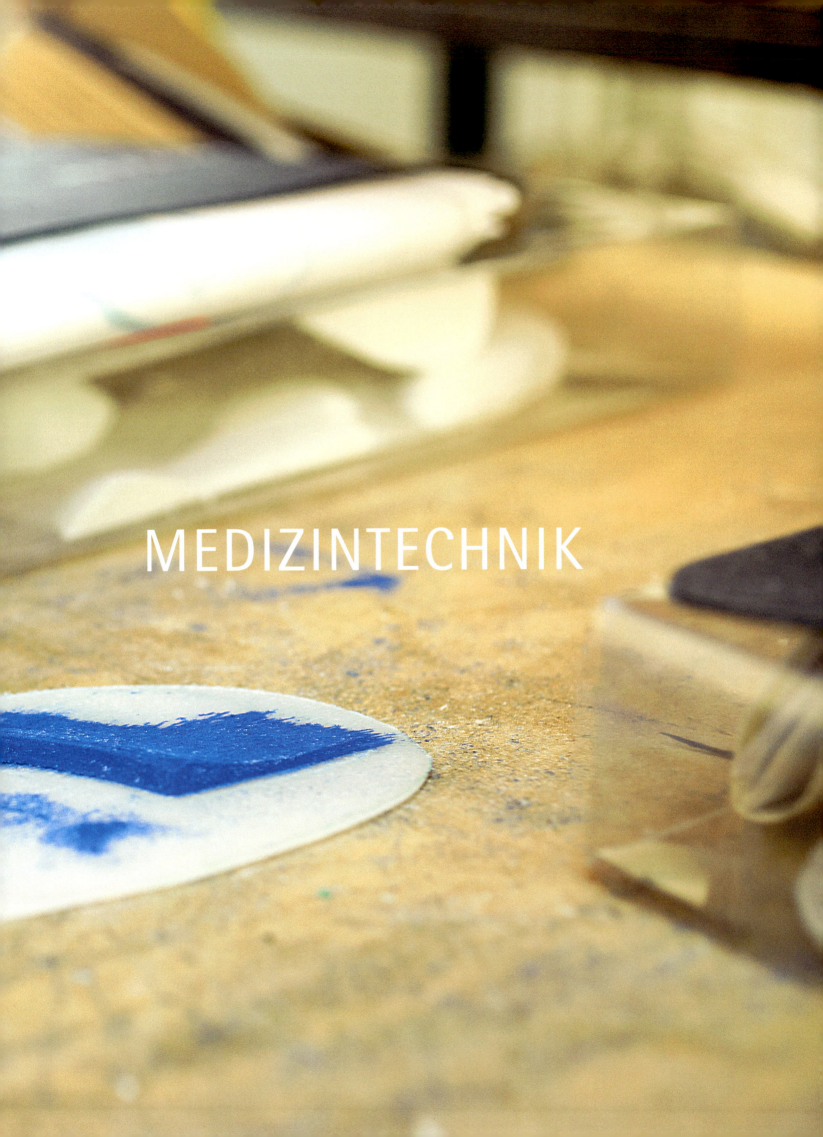

MEDIZINTECHNIK

# Medizintechnik

Stephan Farfler war von Beruf Uhrmacher. Seinen Platz in den Geschichtsbüchern sicherte er sich allerdings als Erfinder des mit Muskelkraft betriebenen Rollstuhls. Mitte des 17. Jahrhunderts konstruierte der an den Beinen behinderte Nürnberger eine Art Dreirad, das er mittels eines Kurbelantriebes bewegen konnte. In der Folgezeit wurden weitere Modelle entwickelt, zumeist schlichte Holzstühle mit Rädern oder Rollen. Den entscheidenden Technologiesprung gab es 1933. Der nach einem Unglück gelähmte Grubenarbeiter Herbert Everest hatte mit seinem Freund Harry Jennings die Idee für eine faltbare und besser transportable Mobilitätshilfe aus einem leichten Rohrgestänge – den Vorläufer für die auch heute noch genutzten Rollstühle. Noch immer gehört ihr gemeinsames Unternehmen „Everest & Jennings" zu deren weltweit führenden Herstellern.

Auch ein Engländer namens Miller Reese Hutchinson hat sich um die Medizintechnik verdient gemacht. Er gründete 1898 die „Akouphone Company" und meldete wenig später einen Telefon-Transmitter als erstes elektrisches Hörgerät zum Patent an. Er nannte es „Acousticon". Zu den ersten Besitzerinnen der stationären Apparate gehörte die fast taube englische Prinzessin Alexandra. Anlässlich der Krönungsfeierlichkeiten ihres Mannes Eduard VII. benutzte sie 1901 ein zwölf Kilogramm schweres Hutchinson-Gerät mit vier Kohlemikrofonen.

An diesen Beispielen wird eines deutlich: Die Medizintechnik hat sich rasant entwickelt – nicht nur in der Orthopädie oder bei den Hörgeräten, sondern auch in vielen anderen Bereichen. Und so, wie es heute etwa die verschiedensten Varianten von Rollstühlen gibt, so ist die ganze Welt der Medizintechnik extrem vielfältig. Kardiologische Implantate bringen schwache Herzen wieder in Rhythmus. Die Endoprothetik ermöglicht kranken Gelenken schmerzfreies Bewegen. Künstliche Linsen und die refraktive Chirurgie bringen kranke Augen zum Sehen. Moderne Implantate und Geräte lassen taube Ohren wieder hören. Mit all den innovativen Verfahren und

Produkten wird eine signifikante Steigerung der Lebensqualität erreicht. Drei Viertel der Bundesbürger gehen nach einer Umfrage des Forsa-Instituts zudem davon aus, dass die Medizintechnik entscheidend dazu beitragen kann, ihr Leben zu verlängern.

Die Medizin kommt ohne moderne Apparate und Gerätschaften längst nicht mehr aus. Im Gegenteil: Vielfach bieten sie Patienten neue Perspektiven. Die Medizintechnik bildet deshalb das Rückgrat der Gesundheitswirtschaft. Sie zählt deutschlandweit mit rund 5,5 Millionen Beschäftigten (Stand: 2011) zu den Branchen mit den meisten Arbeitnehmern. Einer Prognose des Bundeswirtschaftsministeriums zufolge werden hier bis 2030 noch weitere zwei Millionen Menschen mehr tätig sein.

Dafür, dass die Entwicklung in den nächsten Jahren mit voller Dynamik weiter anhalten wird, sprechen viele Gründe. Zu ihnen zählen die demografische Entwicklung, das steigende Interesse an medizinischen Dienstleistungen und insbesondere die Innovationskraft der vorwiegend mittelständisch aufgestellten Branche. Schon heute werden in Deutschland beispielsweise 160000 Hüft- und 80000 Kniegelenke im Jahr implantiert. Die rund 11000 hierzulande registrierten Unternehmen stecken durchschnittlich neun Prozent ihres Umsatzes in die Forschung. Ein Ergebnis dieser Investition: Knapp ein Drittel der auf dem Markt befindlichen Medizinprodukte ist weniger als drei Jahre alt. Ein großer Teil der Produkte ist für den Export bestimmt. „Health made in Germany" gilt als Gütesiegel und als Grundlage für Großkliniken, die zukünftig komplett ausgestattet und schlüsselfertig in andere Länder geliefert werden sollen.

Aber es gibt auch Hiobsbotschaften. Obwohl die Medizintechnik zweifelsfrei als Wachstumsbranche gelten kann, schlagen nicht wenige ihrer Vertreter Alarm. Das liegt vorrangig am Mangel an Fachkräften. Die Branche leidet darunter, dass sich die Berufswünsche jüngerer Menschen in den letzten Jahren erheblich verändert haben. Früher standen Lokomotivführer, Astronaut oder Tierärztin ganz oben auf der Wunschliste. Heute werden eher Rennfahrer, Pilot oder Topmodel genannt. Oder gelegentlich auch gern mal „irgendwas mit Medien". Schuld an solch wenig realistischen Vorstellungen sind häufig die Berufsdarstellungen in Fernsehserien, sagen Wissenschaftler des Instituts für Kommunikationswissenschaft der Universität Münster. Und in der TV-Welt kommen eben besonders oft Menschen aus dem Medienbereich, der Gastronomie oder der Modebranche vor. Von Augenoptikern, Chirurgiemechanikern oder Hörgeräteakustikern ist hingegen eher selten die Rede.

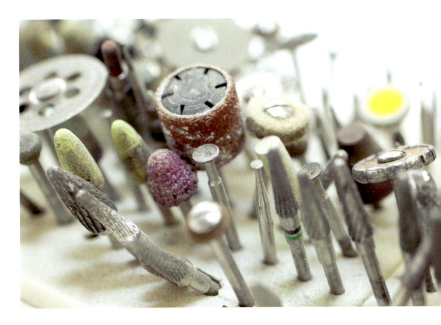

Aller Voraussicht nach werden schon bald mehrere Tausend ausgebildete Mitarbeiter fehlen. 96 Prozent der Unternehmen haben nach Untersuchungen des Bundesverbandes Medizintechnologie offene Stellen aufzuweisen und sind dadurch in ihrem Bestreben nach Expansion gehemmt. Unterschieden wird im Bereich der Gesundheitsfachberufe zwischen vier medizinisch-technischen Berufen (Medizinische(r) Dokumentar/-in, Medizinisch-technische Assistenten für Funktionsdiagnostik, Laboratorium, Radiologie, Veterinärmedizin, Gesundheitsaufseher/-in und Desinfektor/-in) sowie fünf medizinisch-technischen Berufsfeldern aus dem Handwerk (Augenoptiker/-in, Hörgeräteakustiker/-in, Orthopädietechniker/-in, Orthopädieschuhtechniker/-in und Zahntechniker/-in). Wer den Beruf des Medizintechnikers anstrebt, muss zunächst eine Ausbildung im Metall- oder Elektrobereich absolviert und sich anschließend weiterqualifiziert haben. Wer diesen Beruf ergreift, arbeitet später mit Ingenieuren für biomedizinische Technik, Ärzten und der medizinischen Assistenz zusammen und hat sich dabei sowohl um den Erhalt der Funktionstüchtigkeit der medizinischen Geräte als auch um die Erprobung neuer Anlagen zu kümmern.

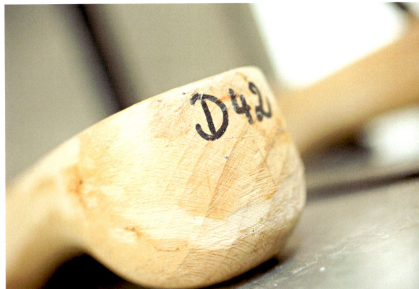

In der Branche gefragt sind in erster Linie Mitarbeiterinnen und Mitarbeiter, die ihre Tätigkeiten verantwortungsbewusst und gewissenhaft verrichten. In der Medizintechnik gelten höchste Standards, schon leichte Abweichungen von der Norm gefährden die Qualitätsansprüche. „Oberflächen müssen hier nicht nur rein, sondern absolut makellos oder steril sein", heißt es etwa bei Plasmatreat, einem international agierenden Anbieter atmosphärischer Plasmatechnologie. Um den Mangel an Fachkräften vor allem im Bereich Forschung und Entwicklung in den Griff zu bekommen, streben Wirtschaft und Wissenschaft inzwischen eine enge Kooperation an. Schließlich warten auf die Medizintechnik in den kommenden Jahren weitere Herausforderungen.

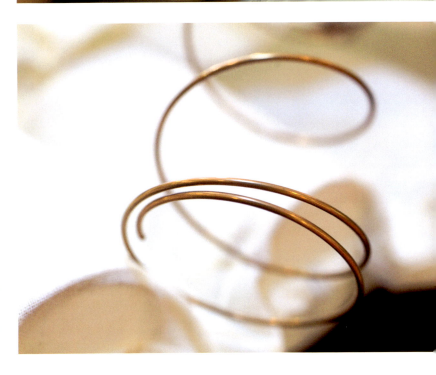

# Bettenhaus Schründer

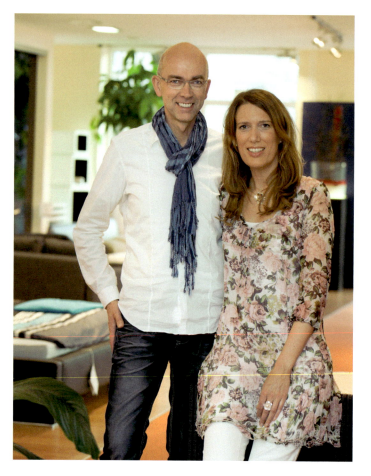

Acht Stunden pro Tag, 56 Stunden in der Woche – rund ein Drittel seines Lebens verbringt der Mensch im Schlaf. Diese Ruhezeit ist extrem wichtig für die Erholung von Geist und Körper und trägt viel zur Erhaltung der Gesundheit bei. Wer schlecht schläft, kann nicht fit sein und nicht dauerhaft aktiv am Leben teilnehmen. Damit das eigene Bett tatsächlich zu einer Oase der Entspannung werden kann, ist fachkundige und kompetente Beratung vonnöten. Zu den renommiertesten Fachgeschäften Deutschlands zählt das Bettenhaus Schründer in Münster.

Einfach nur Betten zu verkaufen, das kommt für Gerd Schründer und Christiane Winterhoff nicht infrage. Gemeinsam führen sie das 1933 von seinen Großeltern gegründete Traditionshaus mit dem Anspruch, stets die optimale Schlaflösung zu finden. „Dafür betrachten wir das Schlafumfeld ganzheitlich", unterstreicht der diplomierte Innenarchitekt. Heißt: Jeder Kunde wird nicht nur nach seinen Vorstellungen und Gewohnheiten befragt, sondern auch exakt vermessen. Die nach dem Gespräch und dem Maßnehmen erarbeitete Bedarfsanalyse bildet die Basis für die weitere Beratung. Und die fängt beim Grundsätzlichen, dem Bettsystem, an und macht vor Unterfederung und Matratze, Kissen oder

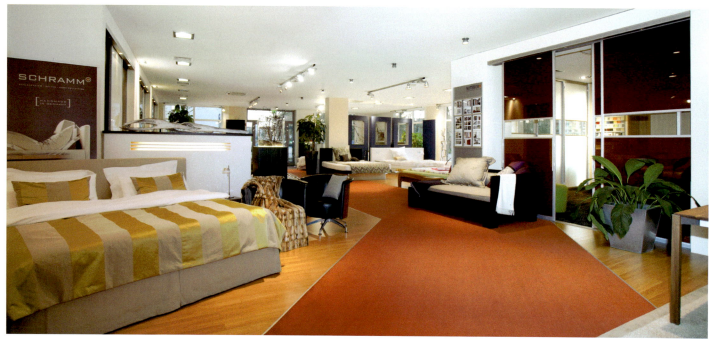

Nackenrollen nicht halt. „Schlechter Schlaf hat manchmal ganz simple Ursachen, da entscheiden Kleinigkeiten", weiß Christiane Winterhoff aus ihrem Berufsalltag zu berichten.

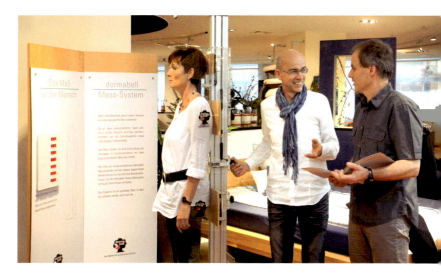

Mit dem „Matratzenladen um die Ecke" verbindet Schründer nichts. Neben der Beratungskompetenz machen vor allem die Unternehmensphilosophie und der wissenschaftliche Ansatz den Unterschied aus. Erstere ist geprägt von Werten wie Wahrhaftigkeit und Ehrlichkeit sowie dem unbedingten Bekenntnis zum Qualitätsdenken – auch beim Service. Das beginnt schon bei der entspannten Begrüßung an der Kaffeebar, geht über die nach jedem erfolgreichen Kundengespräch überreichte Flasche Rotwein bis zur Montage des gekauften Schlafmöbels in der Wohnung der Kunden. Sogar die alten, ausrangierten Betten werden anschließend von den Handwerkern mitgenommen. „Alles Selbstverständlichkeiten", meint Gerd Schründer.

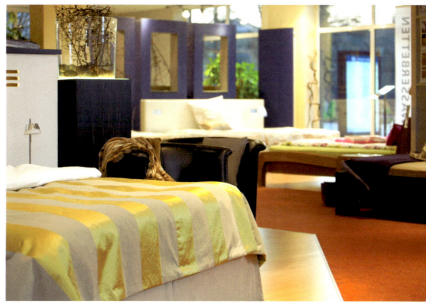

Dass sein Unternehmen bereits als „Bettenhaus des Jahres" ausgezeichnet wurde, erstaunt auch angesichts dieses Engagements nicht. Mit der Zertifizierung zum „Kompetenz-Zentrum Gesunder Schlaf" und der Schründer-Schlafschule kommt es dem gestiegenen Informationsbedarf der Kunden darüber hinaus noch einen weiteren Schritt entgegen. Auch die enge Zusammenarbeit mit dem Ergonomie Institut München, sowie mit Orthopäden und Physiotherapeuten trägt zur Kompetenz der Mitarbeiterschaft bei. Zudem sind Gerd Schründer und Christiane Winterhoff regelmäßig auf den wichtigsten Möbelmessen zu Gast. Und nicht nur sie: Auch für die Mitarbeiter steht der Besuch ebenso auf dem Programm wie die obligatorischen Schulungen und Weiterbildungsmaßnahmen.

Das über 800 Quadratmeter große Bettenhaus an der Weseler Straße versteht sich als Trendsetter, in dem immer wieder aktuelle Produkte der besten Marken gezeigt werden. Seine Inhaber erwarten in den kommenden Jahren eine noch stärkere Entwicklung hin zur kompletten Schlafraumgestaltung. Dabei werde die Inneneinrichtung noch mehr an Gewicht gewinnen: „Es geht schon längst nicht mehr nur ums Bett." Also finden sich auch heute schon moderne und hochwertige Anrichten und Kommoden, Kleider-

schränke und Kastenmöbel im Sortiment – allesamt großzügig und ansprechend präsentiert. „Unsere Kunden sind sehr anspruchsvoll", sagt der Firmenchef, „mit zweitklassigen Lösungen geben die sich nicht zufrieden". Kein Wunder, schließlich geht es ihnen um ein Drittel ihrer Lebenszeit …

BETTENHAUS SCHRÜNDER

Weseler Straße 77
48151 Münster

Telefon 02 51 / 7 13 26 13
Telefax 02 51 / 66 33 78

www.schruender.de

# Möller Orthopädie-Schuh-Technik

„Schuster, bleib bei deinem Leisten" – so heißt ein altes Sprichwort. Es bedeutet, man solle sich auf das beschränken, was man so schon immer getan hat und deshalb wohl auch beherrscht. Ganz schön entwicklungs- und fortschrittshemmend also, diese Einstellung. Vor allem für Schuster, wie das Beispiel des Münsteraner Orthopädieschuhmachermeisters Michael Möller eindrucksvoll zeigt. Wäre er nämlich tatsächlich bei seinem Leisten, also dem hölzernen Modell eines Schuhs, geblieben, dann hätte es eine der bemerkenswertesten Erfolgsgeschichten der Region wohl nie gegeben.

Seit 1899 bereits steht der Name Möller in Westfalen für gute und gesunde Schuhe. Michael Möller führt das traditionsreiche Familienunternehmen seit 1995 in der nunmehr vierten Generation – mit beträchtlichem Erfolg. Er bestätigt, dass der Markt für orthopädische Schuhe und Einlagen einem starken Wandel unterworfen ist, etwa durch die kostengünstigere Produktion im Ausland und Veränderungen in der Kostenübernahme durch die Krankenkassen.

Der einstige Drei-Mann-Betrieb hat sich zu einem florierenden Unternehmen mit mehr als 30 Mitarbeiterinnen und Mitarbeitern

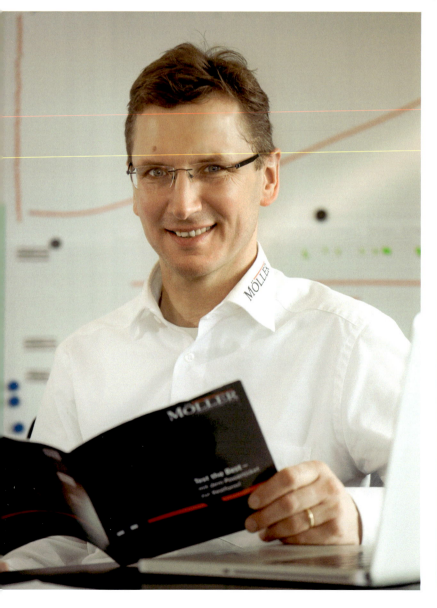

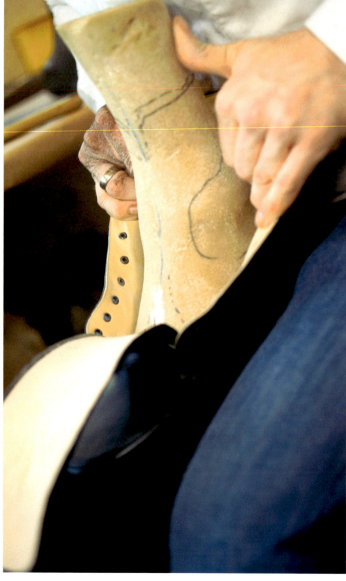

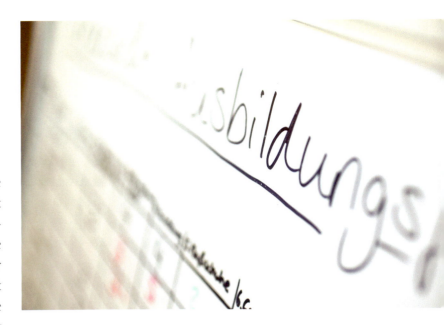

entwickelt. „Wir haben in den letzten Jahren alle Arbeitsschritte professionalisiert", sagt Möller. Zudem wurde die Zusammenarbeit mit dem bundesweit einzigartigen Lehrstuhl für technische Orthopädie an der Westfälischen Wilhelms-Universität zu Münster sowie der örtlichen Fachhochschule ins Leben gerufen und immer mehr intensiviert. Und die Studentinnen und Studenten büffeln nicht nur die Theorie. „In unserer hauseigenen Werkstatt fertigen sie natürlich auch orthopädische Schuhe an", verrät der Inhaber, der an der Fachhochschule selbst als Dozent tätig ist.

Orthopädieschuhtechnik ist in erster Linie Handwerk. Und eine Wissenschaft für sich. Die Verzahnung beider Bereiche bringt eine Vielzahl von Impulsen für Innovationen hervor. Von ihnen, so erläutert Michael Möller, profitieren zunächst die Mitarbeiter und später selbstverständlich jene Menschen, die Probleme mit ihren Füßen haben. Ausgehend von der Stand- und Ganganalyse erhalten sie exklusive und in bester Qualität gefertigte Hilfsmittel zur Gesunderhaltung und Leistungssteigerung des Bewegungsapparates.

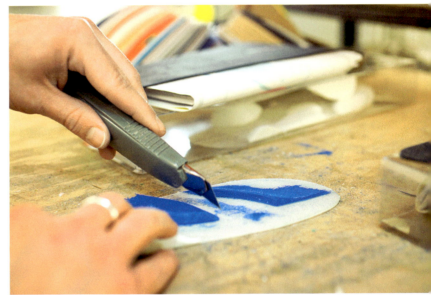

Gewandelt haben sich auch die Arbeitsprozesse. So verabschiedete man sich von der Vorstellung, jeder im Betrieb müsse alles können. „Nein", sagt der Firmenchef, „wir brauchen Spezialisierung". Die Beschäftigten werden nun mit genau den Aufgaben betraut, die ihren Fähigkeiten am meisten entsprechen und in denen sie am besten sind. Die enge Zusammenarbeit des Unternehmens mit medizinischen Netzwerkpartnern bewirkt zudem, dass die Mitarbeiter kontinuierlich von Erkenntnissen aus der Wissenschaft profitieren können. So gibt beispielsweise der Sportwissenschaftler, der die Wirkung von Einlagen untersucht hat, nach dem Modell „Mitarbeiter schulen Mitarbeiter" sein Wissen über Bewegungsabläufe an die entsprechenden Kollegen weiter.

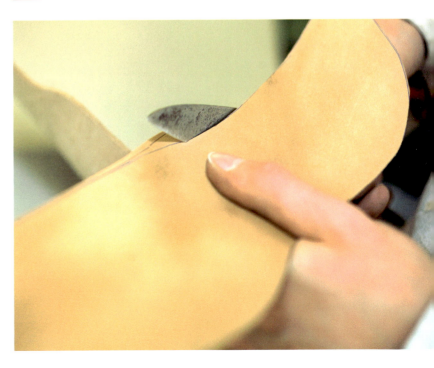

All das ist aber kein Selbstzweck. Die optimale Versorgung der Patienten steht grundsätzlich im Vordergrund aller Bemühungen. „Die Ärzte, Physiotherapeuten und Wissenschaftler bilden ein Netzwerk, in dem beste orthopädieschuhtechnische Versorgungen sichergestellt wird", bekräftigt Michael Möller. Das hat beispielsweise auch der bekannte Triathlet Thomas Caruso erkannt. Nach einer Stressfraktur im Mittelfuß hatte der Münsteraner eine Weile mit dem Training aussetzen müssen. Erst nachdem er von Möller geeignete Schuheinlagen erhalten hatte, konnte er wieder mit seinen Laufübungen beginnen – und bedankte sich nach der absolvierten Qualifikation für den Ironman-Triathlon auf Hawaii mit den Worten: „Ohne Sie hätte ich gar nicht antreten können."

Das Unternehmen – das nicht ohne Grund seit 2005 nicht mehr nur im Stammhaus in Senden-Ottmarsbocholt, sondern auch im Technologiepark im Nordwesten Münsters ansässig ist – setzt im Alltag stark auf technische Hilfsmittel. Bei der Anfertigung eines Maßschuhs etwa nimmt zwar der Meister noch immer vorab einen Gipsabdruck, bei der Bewegungsanalyse im Lauflabor indes, die der Prävention von Bewegungsbeschwerden und der Ursachensuche bei bestehenden Beschwerden dient, kommt aber auch modernste

Videotechnik zum Einsatz. „Da der Körper mit drei digitalen Kameras aus unterschiedlichen Perspektiven betrachtet wird, können wir die Komplexität der gesamten Bewegung berücksichtigen", betont Claudia Möller-Niemann, die im Unternehmen die kaufmännische Seite verantwortet. Mithilfe der Videoaufnahmen lässt sich der Status quo festhalten und die Wirkung von Maßnahmen exakt verdeutlichen. Die Wirkung eines perfekt angepassten Schuhs ist phänomenal: Bei Diabetes-Patienten kann er beispielsweise helfen, eine Amputation zu vermeiden.

Deutlich wird: Akribisches Arbeiten und eine umfassende Beratung gehören zu Möllers Geschäftsphilosophie. Die genauen Bedürfnisse der Kunden sollen ermittelt, Unterstützungsvarianten gefunden werden. Dabei umfasst das Leistungsspektrum alle Bereiche der Orthopädie-Schuhtechnik: von orthopädische Einlagen, Schuhzu-

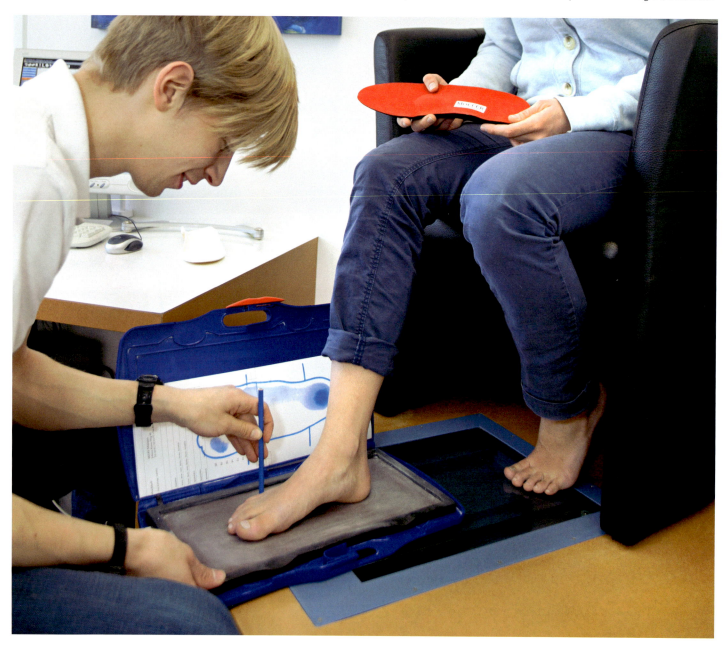

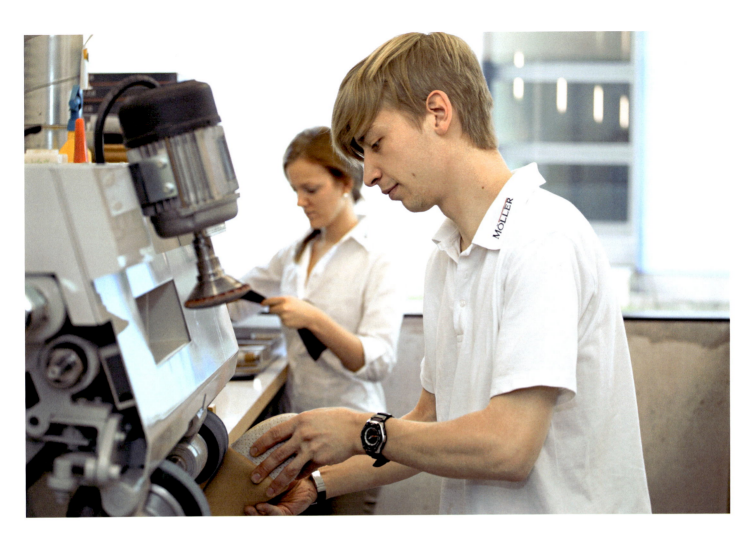

richtungen und orthopädischen Maßschuhe über Fußprothesen, Kompressionsstrümpfe, Bandagen und Orthesen bis hin zu Spezialschuhen sowie Versorgungen etwa für Sportler, Diabetiker oder Rheumatiker. Auch für Kinder mit einer körperlichen oder geistigen Behinderung werden Lösungen erarbeitet.

Den Bedarf an qualifizierten und motivierten Mitarbeitern versucht man in Münster aus dem eigenen Hause zu decken. Dazu führte Michael Möller einen speziellen, achtgliedrigen „Ausbildungsführerschein" ein. Egal, ob „Maßschuhfertigung" oder „Kommunikation mit dem Kunden" – jedes Thema wird mit einer Prüfung abgeschlossen. Zentral ist dabei die Arbeit an konkreten Objekten, wie Schuhen und Sohlen. Die Auszubildenden wissen dabei, dass sie sehr penibel vorgehen müssen. Selbst der kleinste Fehler kann den Patienten später erhebliche gesundheitliche Probleme bereiten. Um diese Verantwortung und die fachlichen Anforderungen meistern zu können, werden die Nachwuchskräfte ganzheitlich, also fachlich, kommunikativ und sozial, ausgebildet. „Unser Ziel ist es, sie team- und kundenfähig zu machen", sagt Claudia Möller-Niemann und verweist darauf, dass auf die Ausbildung nahtlos die Weiterbildung folgt: Regelmäßige Mitarbeitergespräche, die auch als Entwicklungsgespräche dienen, sowie eine

stetig überprüfte Kompetenzmatrix geben Hinweise auf Weiterbildungsmöglichkeiten der Mitarbeiter. Und auch kommunikative Maßnahmen wie „Talk im Team", die wöchentliche Meisterrunde und Projektgespräche bilden eine sinnvolle strukturelle Basis für die weitere Wissensentwicklung. Fest steht: Möller ist eine der besten Adressen für die Mobilität.

MÖLLER ORTHOPÄDIE-
SCHUH-TECHNIK

Johann-Krane-Weg 40
48149 Münster

Telefon 02 51 / 28 91 92-0
Telefax 02 51 / 28 91 92 25

www.moeller-ost.de

# Brandes und Diesing
# Medizinisches Warenhaus und
# orthopädische Werkstatt

Das Unternehmen Brandes und Diesing gehört zu den renommiertesten Sanitätshäusern der Region. Seine Wurzeln reichen zurück bis in die Tage unmittelbar nach dem Ersten Weltkrieg. Im Jahr 1919 gründeten Richard Brandes und August Diesing in Hannover das Stammhaus. Als weitere Standorte kamen Bremen, Braunschweig und Osnabrück hinzu. Die Zeichen standen günstig für die Geschäftsleute, denn der Krieg hatte den Bedarf an orthopädischen Hilfsmitteln sprunghaft nach oben schnellen lassen. Viele Opfer hatten auf den Schlachtfeldern Gliedmaßen verloren, die nun – so gut es beim damaligen Stand der Technik ging – durch Prothesen ersetzt werden mussten.

1930 entschlossen sich die Gründer, fortan getrennte Wege zu gehen. Während Diesing in Hannover blieb, kümmerte sich Richard Brandes vorrangig um das zentral in der Innenstadt gelegene Haus in Osnabrück, das er schließlich bis 1971 führte. Dass es auch nach seinem Tode in Familienhand bleiben sollte, stand da schon lange fest. So übernahm zunächst Sohn Richard Brandes und später dessen Frau Bernhardine das Geschäft. Heute wird die Tradition von Christian Brandes und Christina Werries fortgeführt. Da auch deren Tochter zur Orthopädietechnikerin ausgebildet wurde, dürfte der Faden aller Voraussicht nach nicht abreißen.

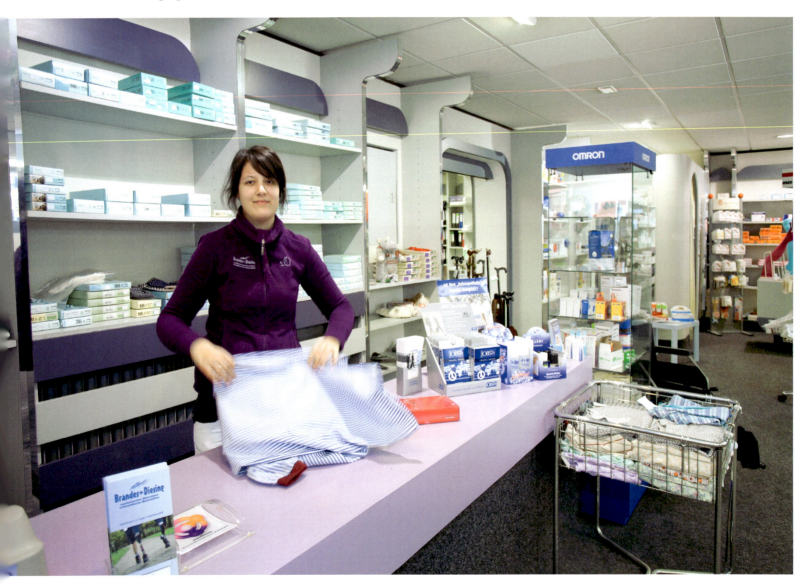

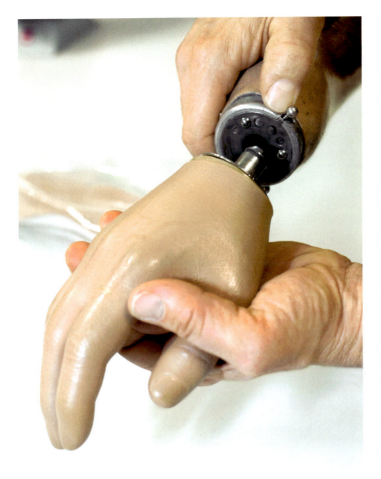

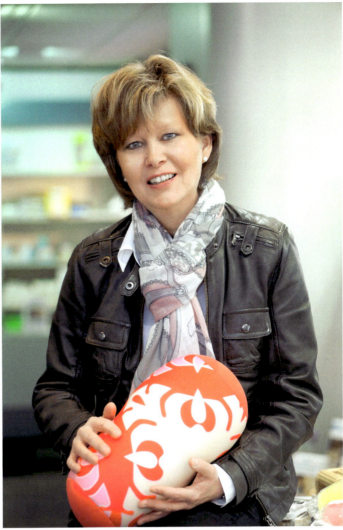

In mehr als neun Jahrzehnten hat sich das Unternehmen Brandes und Diesing einen hervorragenden Ruf erworben. Bereit gehalten wird hier die komplette Bandbreite der Orthopädie- und Reha-Technik. „Unsere Branche hat enorm von der fortschreitenden technischen Entwicklung profitieren können", sagt Christina Werries. So seien nach dem Ende des Zweiten Weltkriegs noch allein in ihrem Haus rund 20 Mitarbeiter damit beschäftigt gewesen, aus Pappelholz Gehhilfen für die Versehrten zu schnitzen.

Während die frühen Prothesenmodelle lediglich als starre Stützen dienten und bestenfalls einfache Bewegungen ermöglichten, sind heute dank mikroprozessorgesteuerter Arm- oder Bein-Prothesen selbst komplexeste Bewegungen und sportliche Betätigungen denkbar. Etwa alle zehn Jahre habe es einen großen Entwicklungssprung gegeben, erinnert sich Christian Brandes. In der Nachkriegszeit seien die Versehrten selbstverständlich schon froh gewesen, überhaupt wieder einigermaßen laufen zu können. Da seien auch die ganz einfachen Hilfsmittel eine wichtige Unterstützung gewesen. Mit Beginn der 1970er-Jahre ging es aber erstmals auch um Komfort: „Die moderne Reha-Technik wurde ein Thema, die in

den 1980ern durch leichtere Materialien und neue Verarbeitungsweisen einen weiteren Schub erhielt." Die Computerisierung führte zu weiteren entscheidenden Verbesserungen. Prothesen und Orthesen sind heute längst Hightech-Hilfsmittel.

Im Vordergrund steht, Menschen mit einer eingeschränkten Bewegungsfreiheit ein möglichst großes Maß an Lebensqualität zurückzugeben oder zu erhalten und ihre Mobilität auch im Alter zu unterstützen. Dafür umfasst das Reha-Sortiment unter anderem eine große Auswahl an Aktiv- und Leichtgewichtsrollstühlen, Elektrorollstühle und elektrische Zusatzantriebe für manuelle Rollstühle, Sitzsysteme, Rehabilitationshilfen für Kinder, Therapiehilfen sowie Hilfsmittel für das Bad. „Unsere Kunden finden hier alles, was Ihnen hilft, ein aktives Leben zu führen", sagt Christina Werries.

Ein breites Spektrum weiterer Angebote ergänzt das Sortiment. So nehmen etwa Bandagen großen Raum ein. Sie bestehen in der Regel aus elastischem Material, mit dem sie weich das schmerzende Gelenk umschließen. „Heute wird weniger operiert als früher,

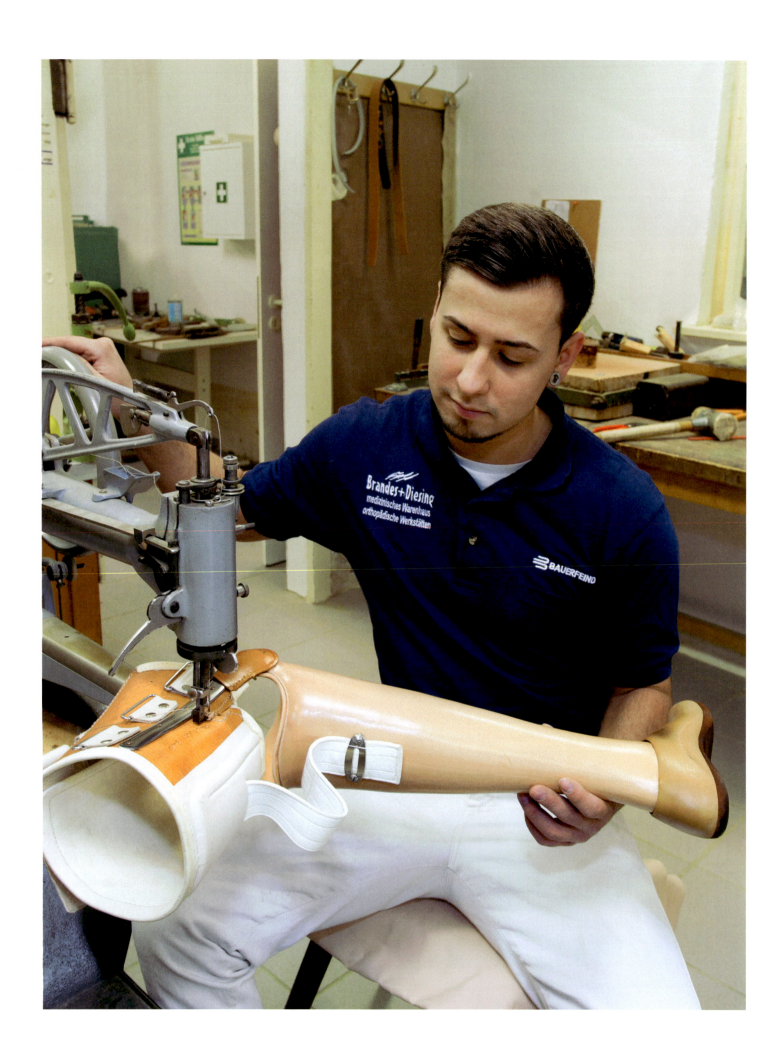

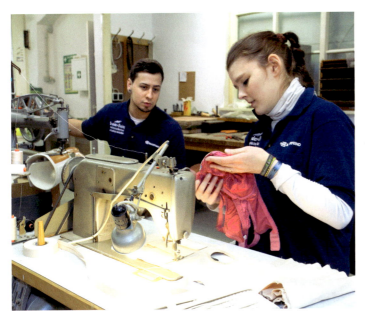

deshalb sind Bandagen umso wichtiger", weiß die Inhaberin. An den geschädigten oder geschwächten Stellen sorgen sie für Entlastung und Stabilität, fördern die aktive muskuläre Stabilität und werden auch prophylaktisch im Sport eingesetzt. Sie fördern die aktive muskuläre Sicherung der Gelenke und unterbinden Schon- sowie Fehlhaltungen – jedenfalls dann, wenn sie gut sitzen.

Beachtlich ist die Auswahl auch an den (heutzutage durchaus ansehnlichen) Kompressionsstrümpfen. „Darüber hinaus", so ergänzt Christina Werries „führen wir Gymnastikartikel ebenso wie Nackenkissen für einen besseren Schlaf, Wäsche, Milchpumpen und Babywaagen für werdende Mütter sowie Magnetfeldmatten und medizinische Geräte". So finden sich neben Blutdruckmessern auch Inhalations- und Massagegeräte in den Regalen.

Einen großen Stellenwert genießt zudem die Fußgesundheit. Mithilfe eines digitalen Fußdruckmesssystems lassen sich die belastungsabhängigen Problemzonen der Füße erkennen und grafisch darstellen. Durch die Visualisierung der Messwerte können Betroffene die Ergebnisse und den Therapieerfolg nach wiederholter Messung leicht nachvollziehen. „Besonders die dynamische Analyse in der Bewegung ermöglicht im Vergleich zum statischen Trittschaum- oder Blauabdruck das zusätzliche Erfassen des Abrollverhaltens und des Körperschwerpunktes", unterstreicht Christina Werries. So steigert die computergenaue Analyse der Belastungszonen die Therapiequalität erheblich. „Wir schaffen damit die besten Voraussetzungen für eine fachgerechte, individuelle und indikationsgerechte Einlagenversorgung."

Als entscheidend für den Erfolg ihres Sanitätshauses, das aufgrund des langjährigen Engagements in der Prävention von Venenleiden

auch als Venenfitnessstudio zertifiziert ist, betrachtet sie den persönlichen Charakter der Dienstleistungen. Jeder Kunde kann sich darauf verlassen, bei Brandes und Diesing individuell bedient und behandelt zu werden. „Wir müssen ein Gefühl für die Kunden entwickeln, denn wir haben es jeden Tag mit so unterschiedlichen Wünschen und Bedürfnissen zu tun, dass wir gar nicht schematisch handeln können." Im Gegenteil: Die Mitarbeiterinnen nehmen sich Zeit, hören geduldig zu und geben Rat. „Häufig sind wir auch als einfühlsame Gesprächspartnerinnen gefragt, gerade weil viele ältere Kunden sonst niemanden mehr haben, mit dem sie reden können."

Oder niemanden, der sich im Alltag um sie kümmert. „Wie wir alle wissen, hat die Tendenz zur Vereinzelung stark zugenommen – wir spüren die Konsequenzen." Eine Folge daraus ist der mobile Service. Hausbesuche oder Fahrten in Krankenhäuser und Altenheime sind für Christina Werries und ihr Team eine Selbstverständlichkeit.

Möserstraße 44
49074 Osnabrück

Telefon 05 41 / 2 78 06
Telefax 05 41 / 20 14 93

www.brandes-und-diesing.de

**BRANDES & DIESING
MEDIZINISCHES WARENHAUS
UND ORTHOPÄDISCHE
WERKSTATT**

# Brillen und Hörgeräte Mondorf

1899? Auf Kuba endet die Herrschaft der Spanier. Im Deutschen Reich werden erstmals Frauen offiziell zu den Staatsprüfungen der Medizin, Zahnmedizin und Pharmazie zugelassen. Die Franzosen machen den Führerschein mit Fahrprüfung zur Pflicht. Und in Osnabrück wird an einem kleinen Ladenlokal in der Innenstadt ein Firmenschild mit der Aufschrift „Mondorf" angebracht. Mehr als ein ganzes Jahrhundert lang steht dieser Name inzwischen für gutes Sehen und Hören.

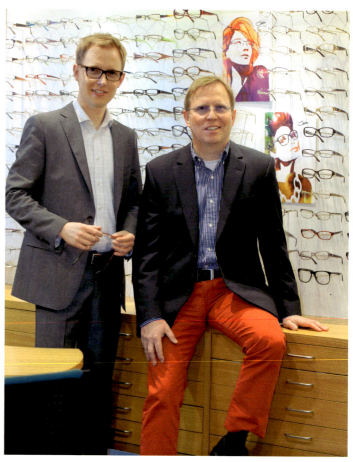

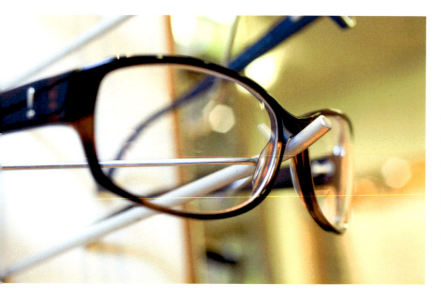

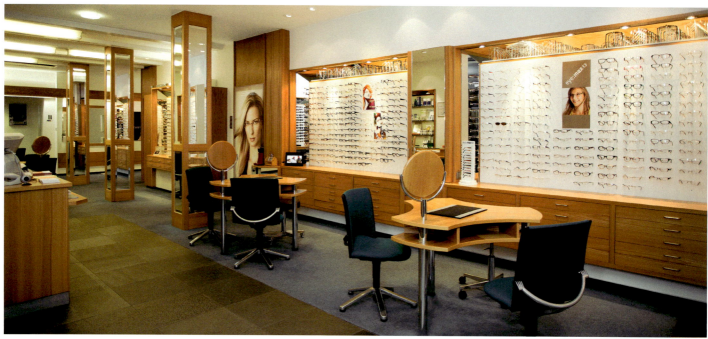

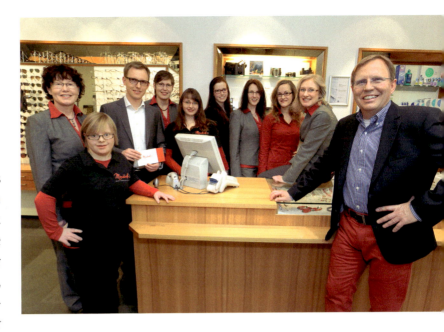

Drei Generationen lang führen die Mondorfs das Geschäft als Familienunternehmen. Anfang 2007 dann wird aus dem bis dahin als Geschäftsführer tätigen Joachim Nowak der neue Inhaber. Manches macht er anders als seine Vorgänger, aber zwei Dinge bleiben: der Name und das Bestreben, jedem Kunden und jeder Kundin einen persönlichen Service zukommen zu lassen. „Alles, was mit dem Sehen zu tun hat, berührt die Menschen ganz besonders", sagt Nowak. Immerhin registrieren sie rund 80 Prozent aller Eindrücke über das Auge. Deshalb müsse man auf spezielle Befindlichkeiten stets Rücksicht nehmen und zuhören, jedem Kunden gegenüber Respekt zeigen und individuelle Lösungen anbieten.

„Das sind Werte, die in diesem Haus immer schon gepflegt wurden", bekräftigt der Firmenchef. Also werden die Kunden – soweit bekannt – mit ihrem Namen und einem Lächeln begrüßt. Also steht ihnen sofort einer der acht Mitarbeiter mit Rat und Tat zur Verfügung. Der Besuch beim Optiker kann sich schon ein wenig in die Länge ziehen. Denn nichts ist wichtiger als das eigene Gesicht und da werden einige Brillen ausprobiert bis das richtige Modell für den jeweiligen Typ gefunden ist. „Ich habe lieber Kunden, die sich Zeit lassen und zufrieden das Geschäft verlassen, als solche, bei denen es huschhusch gehen muss." Die persönliche Atmosphäre und die Beratungskompetenz seien schließlich zwei der wichtigsten Merkmale, mit denen sich ein Optiker wie Mondorf von den Filialisten abheben könne. Und das heißt eben auch, nicht nur auf Standardware zu setzen, sondern Brillen je nach Wunsch zu verändern – also einen anderen Steg einzusetzen oder Bügel auszutauschen. „Ist doch selbstverständlich, oder?", fragt Nowak. Nun ja, sicher nicht überall.

Ein weiteres Plus besteht im Bekenntnis zu Qualität. Mondorf ist erster Zeiss Relaxed Vision Partner in Osnabrück. Das heißt, man profitiert von Forschungs- und Entwicklungserfolgen des renommierten Glasherstellers. Relaxed Vision steht für ein einzigartiges Zusammenspiel von innovativen Zeiss-Messgeräten, augenoptischem Können, hochqualitativen Brillengläsern mit Markenglas-Lasergravur und speziell entwickelten Fertigungsprozessen. Jede Sehhilfe ist maßgeschneidert und garantiert Entspannung für die Augen.

Einen zweiten Schwerpunkt setzt man in der Johannisstraße traditionell auf die Hörgeräteakustik. „Dieser Bereich hat seinen Stellenwert immer mehr gesteigert", verrät Joachim Nowak. Er führt diese Entwicklung in erster Linie darauf zurück, dass die Hörhilfen heute nicht mehr als wenig schöne Zweckgeräte angeboten werden, sondern als eine optisch ansprechende und technisch hochwertige Unterstützung. Drei Aspekte spielen dabei die zentrale Rolle. Zum ersten die Chance, tatsächlich besser hören zu können. Zum zweiten die Möglichkeit, sich auch mit dem Gerät im Ohr wohlzufühlen. Und zum dritten eine leichte Bedienbarkeit.

Seinen besonderen Ruf verdankt das Unternehmen im Übrigen auch dem großen kulturellen Engagement seines Inhabers. Einmal im Jahr lädt er rund 300 Gäste zum Orgelkonzert in die Johanniskirche ein, kooperiert mit dem Stadttheater und lässt im Geschäft regelmäßig Lesungen, Chanson-Abende und Vorträge stattfinden. „Damit möchten wir einfach mal danke sagen." Joachim Nowak hat offensichtlich die richtige Nische für seinen Betrieb gefunden. Und im Hintergrund steht schon sein Sohn Matthias bereit, um das Haus eines Tages im Geiste seiner Gründer weiterzuführen.

### BRILLEN UND HÖRGERÄTE MONDORF

Johannisstraße 96
49074 Osnabrück

Telefon 05 41 / 2 20 34
Telefax 05 41 / 2 24 67

www.mondorf-osnabrueck.de

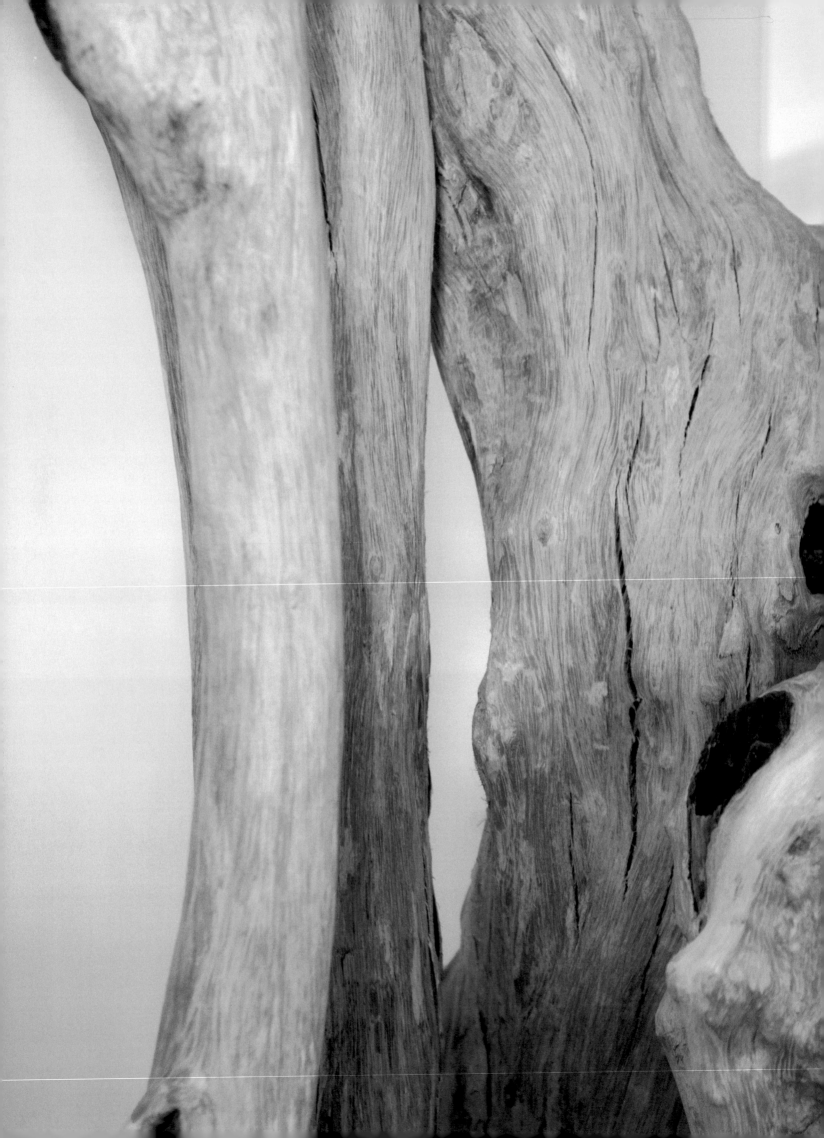

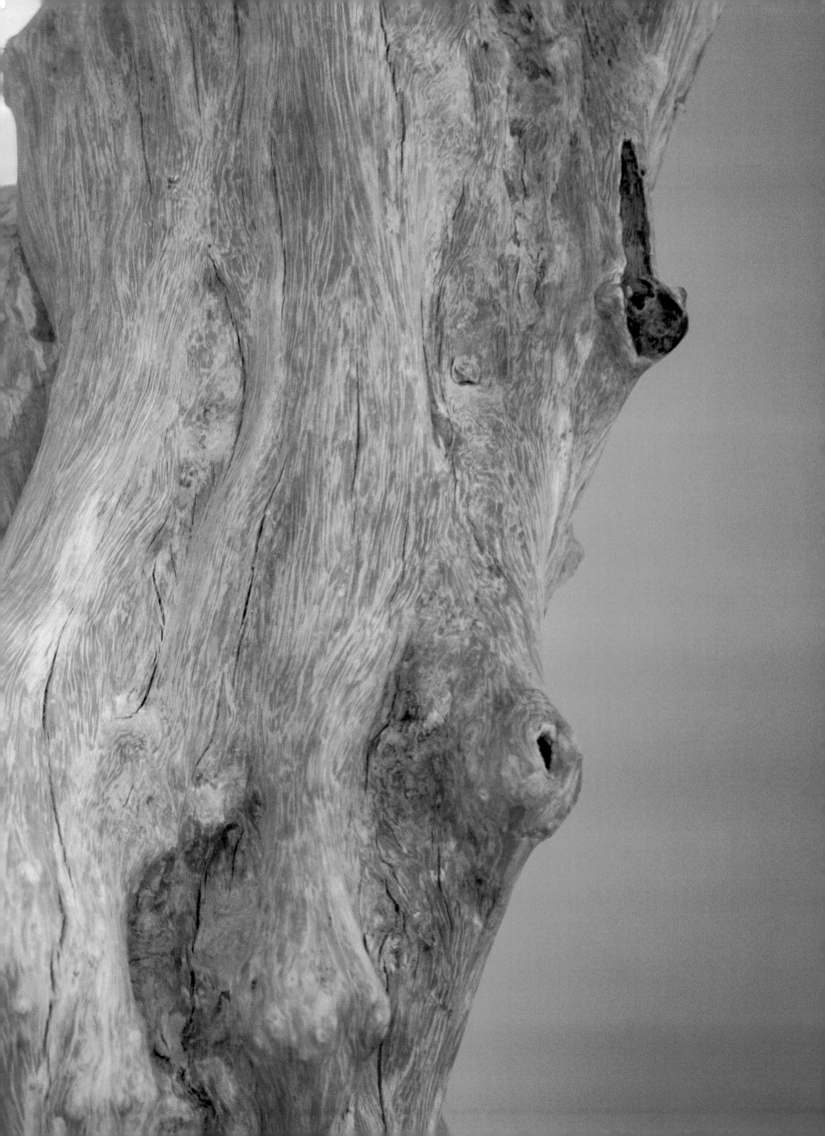

# Alles auf einen Blick

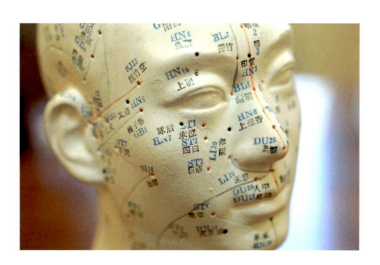

# Besondere Adressen für Sie entdeckt

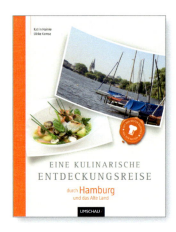

**Hamburg und das Alte Land**
200 Seiten, Hardcover
978-3-86528-512-6

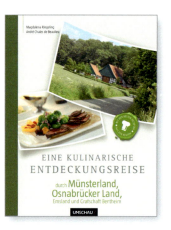

**Münsterland, Osnabrücker
Land, Emsland und Grafschaft
Bentheim**
200 Seiten, Hardcover
978-3-86528-523-2

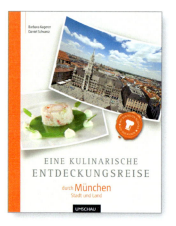

**München – Stadt und Land**
224 Seiten, Hardcover
978-3-86528-498-3

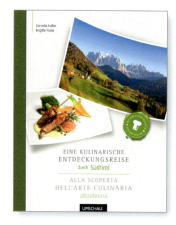

**Südtirol – Alto Adige**
200 Seiten, Hardcover, dt. / ital.
978-3-86528-506-5

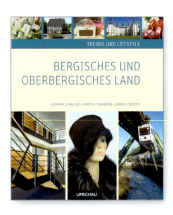

**Bergisches und Oberbergisches
Land**
144 Seiten, Hardcover
978-3-86528-472-3

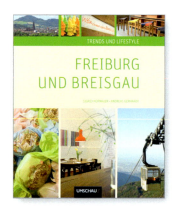

**Freiburg und Breisgau**
200 Seiten, Hardcover
978-3-86528-514-0

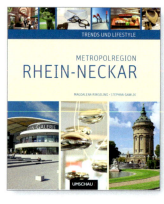

**Metropolregion Rhein Neckar**
184 Seiten, Hardcover
978-3-86528-530-0

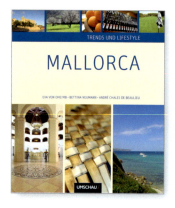

**Mallorca**
248 Seiten, Hardcover
978-3-86528-524-9

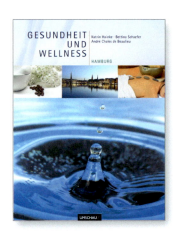

**Hamburg**
208 Seiten, Hardcover
978-3-86528-458-7

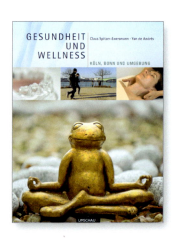

**Köln, Bonn und Umgebung**
200 Seiten, Hardcover
978-3-86528-505-8

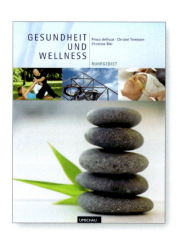

**Ruhrgebiet**
160 Seiten, Hardcover
978-3-86528-516-4

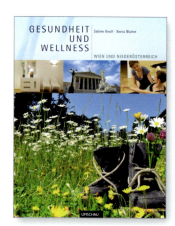

**Wien und Niederösterreich**
152 Seiten, Hardcover
978-3-86528-499-0

# Weitere Empfehlungen für Sie

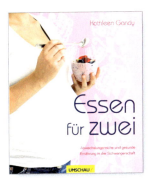

**Essen für zwei**
176 Seiten, Softcover
978-3-86528-724-3

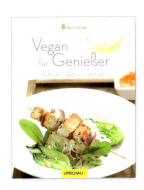

**Vegan für Genießer**
176 Seiten, Hardcover
978-3-86528-728-1

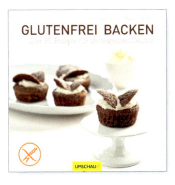

**Glutenfrei backen**
144 Seiten, Softcover mit Klappen
978-3-86528-740-3

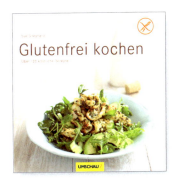

**Glutenfrei kochen**
208 Seiten, Softcover mit Klappen
978-3-86528-129-6

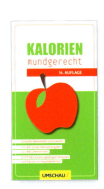

**Kalorien Mundgerecht**
14. Auflage, 264 Seiten
978-3-86528-131-9

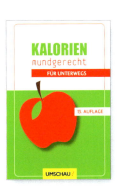

**Kalorien Mundgerecht für unterwegs**
13. Auflage, 96 Seiten
978-3-86528-132-6

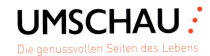

Die genussvollen Seiten des Lebens

Für weitere Informationen über unsere Reihen
wenden Sie sich direkt an den Verlag:

Neuer Umschau Buchverlag
Moltkestraße 14
D-67433 Neustadt / Weinstraße

☎  + 49 (0) 63 21 / 8 77-852
🖷  + 49 (0) 63 21 / 8 77-866
@  info@umschau-buchverlag.de

Besuchen Sie uns auch im Internet:
www.umschau-buchverlag.de

# Impressum

© 2012 Neuer Umschau Buchverlag GmbH, Neustadt an der Weinstraße

Alle Rechte der Verbreitung in deutscher Sprache, auch durch Film, Funk, Fernsehen, fotomechanische Wiedergabe, Tonträger jeder Art, auszugsweisen Nachdruck oder Einspeicherung und Rückgewinnung in Datenverarbeitungsanlagen aller Art, sind vorbehalten.

**Texte**
Claus Spitzer-Ewersmann

**Fotografie**
André Chales de Beaulieu

**Lektorat**
komplus GmbH, Heidelberg

**Herstellung**
komplus GmbH, Heidelberg

**Gestaltung, Satz und Reproduktionen**
posi.tiff media GmbH, Gelnhausen

**Druck und Verarbeitung**
NINODRUCK, Neustadt/Weinstraße

Printed in Germany
ISBN: 978-3-86528-533-1

**Besuchen Sie uns im Internet**
www.umschau-buchverlag.de

**Umschlagfotografie Rückseite (v.l.n.r.):** André Chales de Beaulieu, fotolia Team 5, fotolia Kzenon
**Umschlagfotografie Rücken:** André Chales de Beaulieu
**Umschlagfotografie Titel (v.l.n.r.):** Fotolia Laguna 55, Fotolia Rido, Fotolia Christian Schwier, großes Bild: Fotolia Floydine

**Wir bedanken uns für die uns freundlicherweise zur Verfügung gestellten Fotos bei:**
Fotolia Thomas Francois (S. 14), Christian Schwier (S. 15), Kzenon (S. 46), Robert Kneschke (S. 49), Marco Mayer (S. 68), Valua Vitaly (S. 71), Rido (S. 96), Team 5 (S. 99), Printemps (S. 100, rechts), Deklofenak (S. 100, links), mythia (S. 101, rechts), tinlinx (S. 101, links), Omid Mahdawi (S. 122), Doc Rabe (S. 123 unten), Marek (S. 123 oben), Sabine Vaaßen (S. 32 links), Kirsten Schmidt-Ostlender (S. 34 links unten), Implantatzentrum Münste (S. 56 und Seite 57 oben rechts), Villa Carlshorst (S. 74, oben), Aasee-Park-Clinic (S. 80), Praxisklinik Rütter (S. 87–89), Praxisgemeinschaft Bunge, Schlippe, Voss (S. 92 und 93 unten), P&M Cosmetics (S. 108 oben links), eymannSauna (S. 116–117)